スッキリわかる!

今日から使える 認知行動療法

「思考のクセ」に気づけば、
心はスッと軽くなる

監修
福井 至　東京家政大学教授
貝谷 久宣　赤坂クリニック・名古屋メンタルクリニック理事長

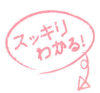

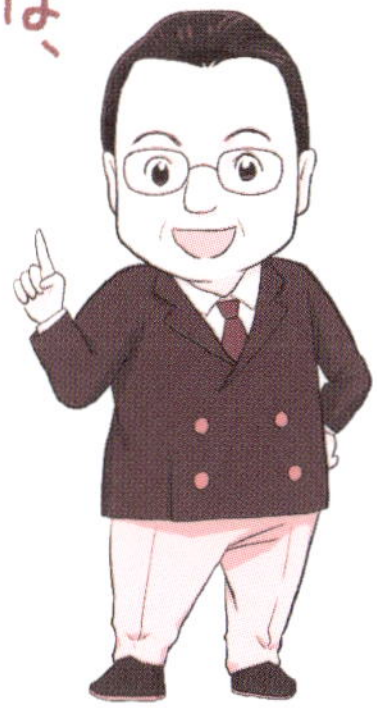

ナツメ社

はじめに

落ち込みや不安、パニック、怒り――このような感情が強いとき、私たちの心は「つらい」「苦しい」という思いでいっぱいになります。このつらさが一生続くかのような、絶望的な気分に陥ることもあるでしょう。しかし、つらさには必ず原因があり、つらくなったきっかけがあるはず。そこに着目し、つらい感情をとり除く技法を体系化したのが、認知行動療法です。「つらいときにどんな思考が浮かぶか」をワークで整理し、認知（ものごとの捉えかた）と行動を変えることで、つらい気分に飲み込まれにくい心の状態をめざします。

認知行動療法には長い歴史があり、最近は、新たな技法も増えています。代表的なのは、思考や感情にとらわれない状態をめざす「マインドフルネス認知療法」、幼少期の体験に着目した「スキーマ療法」など。技法の増加とともに、より多くの人に効果を発揮するようになりました。本書では、このような新しい技法も含め、数多くのワークを紹介しています。人によって、とり組みやすさや好みの違いもあるかもしれません。付録のワークブックを使い、いくつも試していくなかで、あなたにとって「これは効く」と実感できるものを見つけてください。

大切なのは、「心が疲れたな」と感じたときに、早めに対処することです。私たちは、目まぐるしく変化する社会のなかで、膨大な情報にさらされながら生きています。これだけでも大きなストレスなのに、社会の空気は息苦しいものとなり、仕事や学業におけるプレッシャーは増すばかり。仕事と家庭の両立に悩み、疲れ果てている人も多くいます。無理をしすぎて、心の病に至る前に、ぜひ認知行動療法にとり組んでみてください。

同時に、すべてをひとりで抱え込まないことも大切です。心の病かどうかの判断は、ひとりではできません。うつ病ひとつとっても、毎日が苦しくてたまらない「大うつ病性障害」、状況によってはポジティブな気分を感じられる「非定型うつ病」など、複数の分類があり、治療法も異なります。じつはうつ病ではなく、躁症状が比較的軽い「双極Ⅱ型障害」であることも。最近はメンタルクリニックの雰囲気も変わり、受診しやすい医療機関が増えています。つらいときは、一度受診したうえで、認知行動療法にとり組みましょう。

本書を手にとってくださった皆さんが、ご自身の心を大切にし、上手にケアできるようになれば、望外の喜びです。人生の価値や喜びに向かって、いっしょに歩んでいきましょう。

福井 至
貝谷久宣

本書の使いかた

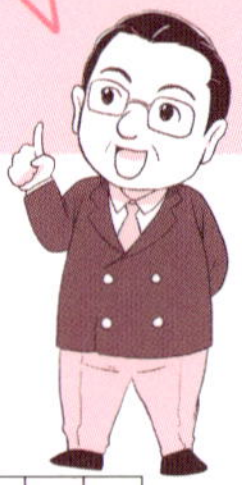
つらい気持ちを
いっしょにラクに
していこう!

マンガの主人公とともに考え、認知行動療法を一歩ずつ理解しながら、ワークを進めていきましょう。

Step 1
導入マンガで、主人公といっしょに考えよう

各章のはじめのマンガで、仕事や人間関係で落ち込む主人公とともに、思考のクセについて考えてみよう。福井先生の解説で、認知行動療法の考えかたも見えてくる。

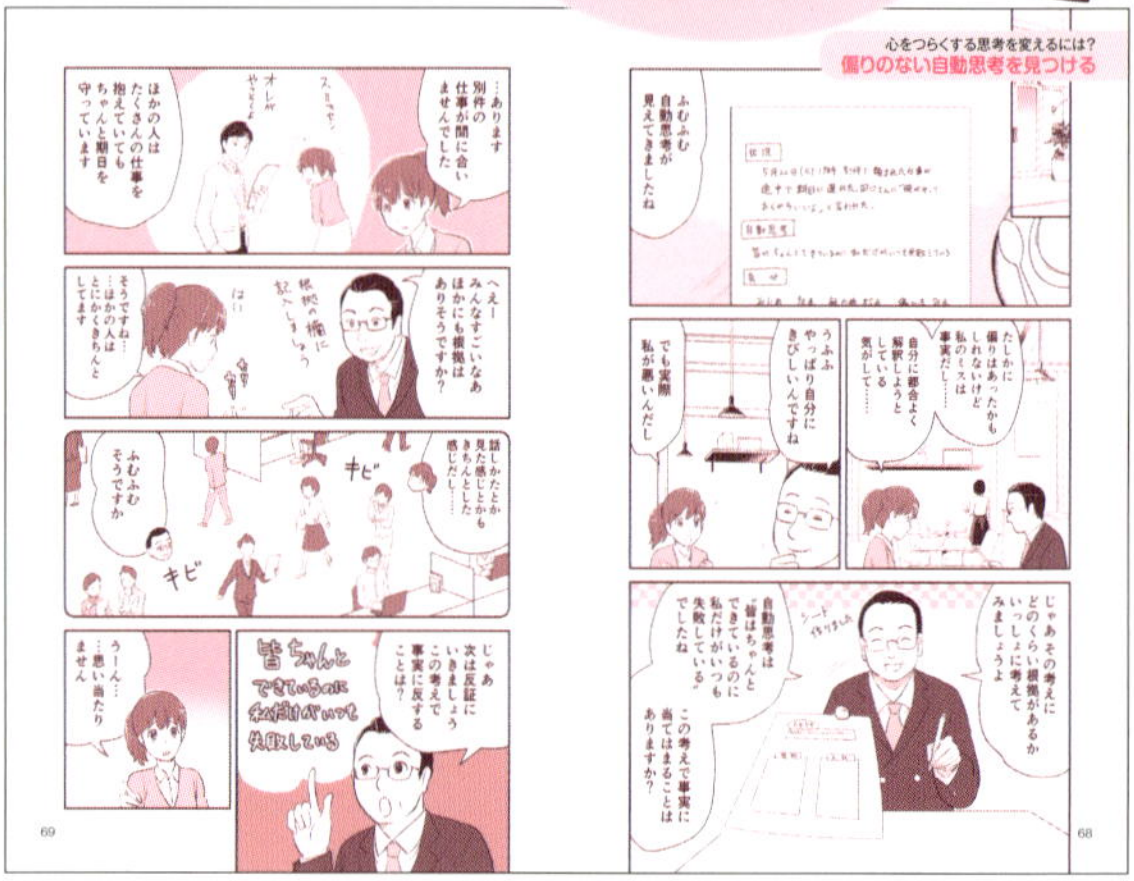

登場人物の紹介

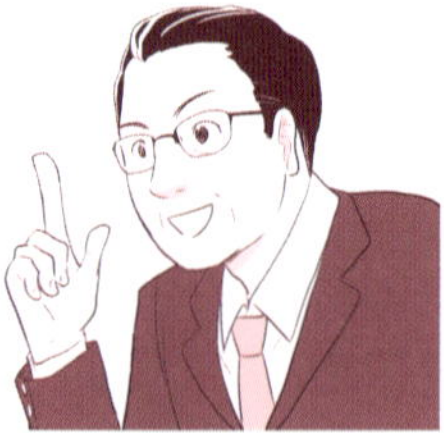

福井先生
心理カウンセラー。認知行動療法を使って、希の悩みに答える

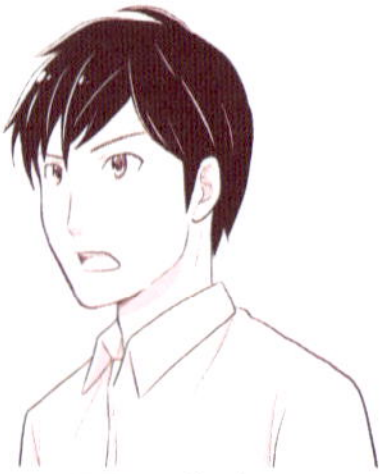

田口さん
希の先輩。同じプロジェクトに携わり、指導してもらうことが多い

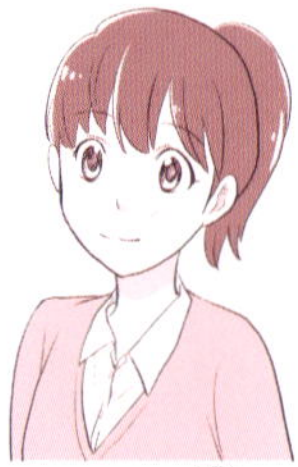

青木 希《のぞみ》
マンガの主人公。26歳の会社員。自分に自信がもてずに悩んでいる

本文とともに、豊富な図解で、認知行動療法を理解。左ページにある、ワークシートの記入例から、実際の活用法が理解できる。

Step2 内容とともにワークシートの記入例をチェック

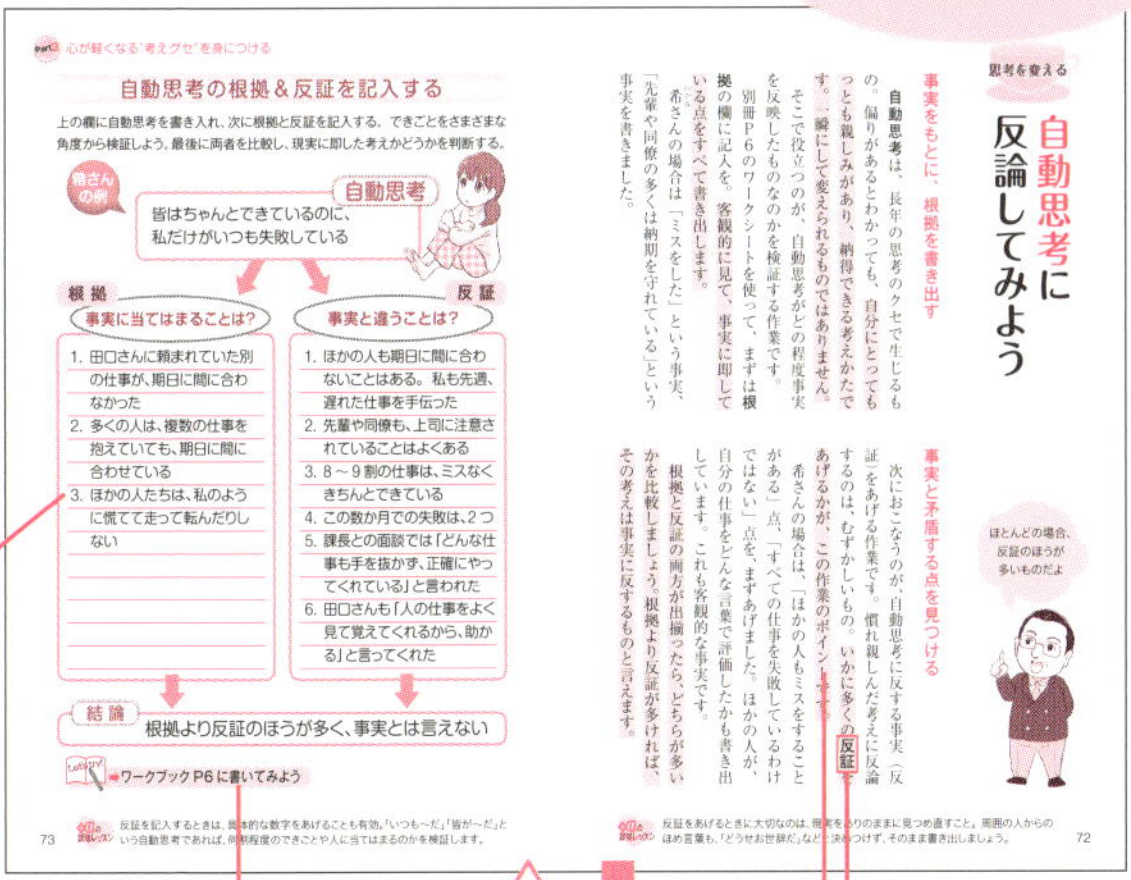

思考を変える

自動思考に反論してみよう

事実をもとに、根拠を書き出す

自動思考は、長年の思考のクセで生じるもの。偏りがあるとわかっても、自分にとってもっとも親しみがあり、納得できる考えかたです。一瞬にして変えられるものではありません。

そこで役立つのが、自動思考がどの程度事実を反映したものなのかを検証する作業です。

別冊P6のワークシートを使って、まずは**根拠**の欄に記入を。客観的に見て、事実に即している点をすべて書き出します。

希さんの場合は「ミスをした」という事実、「先輩や同僚の多くは納期を守れている」という事実を書きました。

事実と矛盾する点を見つける

次におこなうのが、自動思考に反する事実（反証）をあげる作業です。慣れ親しんだ考えに反論するのは、むずかしいもの。いかに多くの**反証**をあげるかが、この作業のポイントです。

希さんの場合は、「ほかの人もミスをすることがある」点、「すべての仕事を失敗しているわけではない」点を、まずあげました。ほかの人が、自分の仕事をどんな言葉で評価したかも書き出しています。これも客観的な事実です。

根拠と反証の両方が出揃ったら、どちらが多いかを比較しましょう。根拠より反証が多ければ、その考えは事実に反するものと言えます。

ほとんどの場合、反証のほうが多いものだよ

反証をあげるときに大切なのは、現実をありのままに見つめ直すこと。周囲の人からのほめ言葉も、「どうせお世辞だ」などと決めつけず、そのまま書き出しましょう。 72

Part3 心が軽くなる"考えグセ"を身につける

自動思考の根拠＆反証を記入する

上の欄に自動思考を書き入れ、次に根拠と反証を記入する。できごとをさまざまな角度から検証しよう。最後に両者を比較し、現実に即した考えかどうかを判断する。

希さんの例

自動思考
皆はちゃんとできているのに、私だけがいつも失敗している

根拠 事実に当てはまることは？	反証 事実と違うことは？
1. 田口さんに頼まれていた別の仕事が、期日に間に合わなかった	1. ほかの人も期日に間に合わないことはある。私も先週、遅れた仕事を手伝った
2. 多くの人は、複数の仕事を抱えていても、期日に間に合わせている	2. 先輩や同僚も、上司に注意されていることはよくある
3. ほかの人たちは、私のように慌てて走って転んだりしない	3. 8～9割の仕事は、ミスなくきちんとできている
	4. この数か月での失敗は、2つ
	5. 課長との面談では「どんな仕事も手を抜かず、正確にやってくれている」と言われた
	6. 田口さんも「人の仕事をよく見て覚えてくれるから、助かる」と言ってくれた

結論　根拠より反証のほうが多く、事実とは言えない

➡ワークブックP6に書いてみよう

73 反証を記入するときは、具体的な数字をあげることも有効。「いつも～だ」「皆が～だ」という自動思考であれば、何割程度のできごとや人に当てはまるのかを検証します。

ワークシートの記入例を紹介

ワークブックでの対応ページを掲載

ポイントとなる部分はマーカーで表示

重要な単語は太字で記載

Step3 ワークブックで、あなたのつらさを解決していく

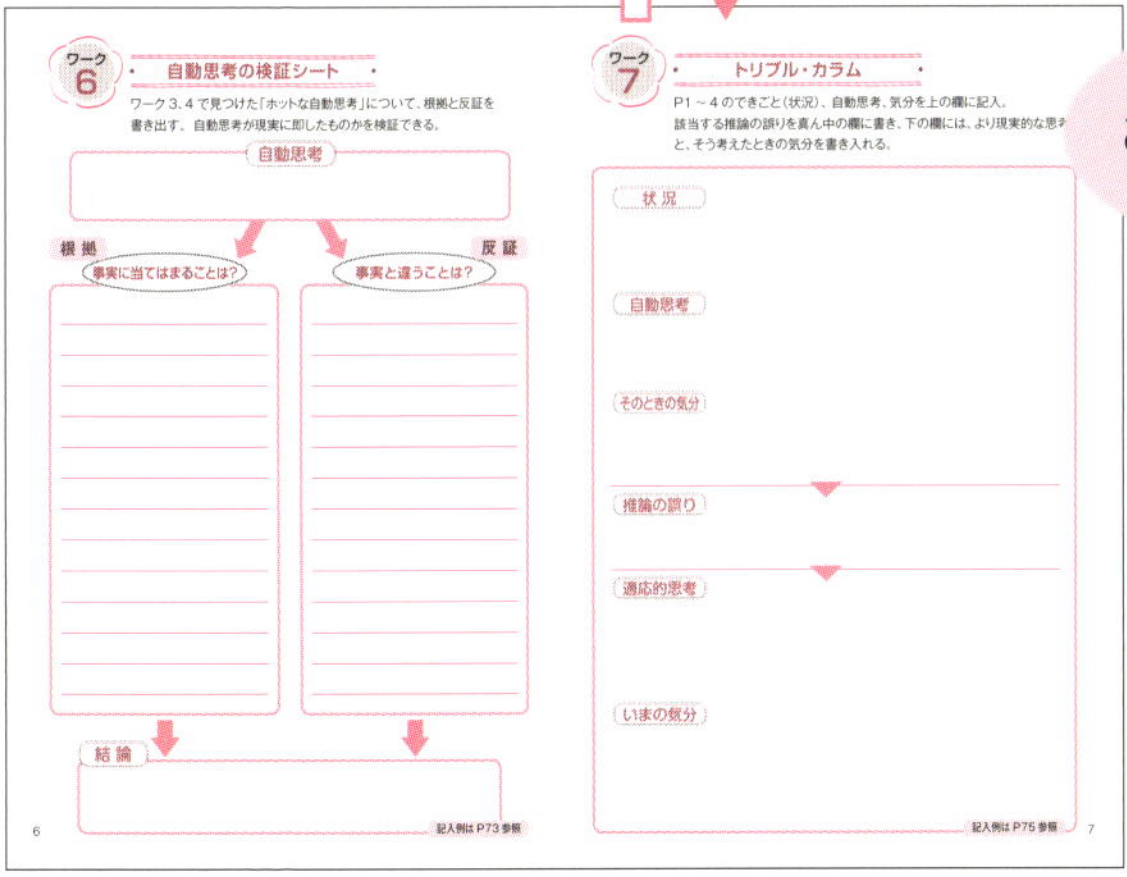

ワーク6 自動思考の検証シート

ワーク3、4で見つけた「ホットな自動思考」について、根拠と反証を書き出す。自動思考が現実に即したものかを検証できる。

自動思考

根拠 事実に当てはまることは？

反証 事実と違うことは？

結論

6 記入例はP73参照

ワーク7 トリプル・カラム

P1～4のできごと（状況）、自動思考、気分を上の欄に記入。
該当する推論の誤りを真ん中の欄に書き、下の欄には、より現実的な思考と、そう考えたときの気分を書き入れる。

状況

自動思考

そのときの気分

推論の誤り

適応的思考

いまの気分

記入例はP75参照 7

内容を理解したら、付録のワークブックを使って、あなたの悩みやつらさに向き合ってみよう。本書を読み進めながらでも、全体を一度読み終えてからでもOK。

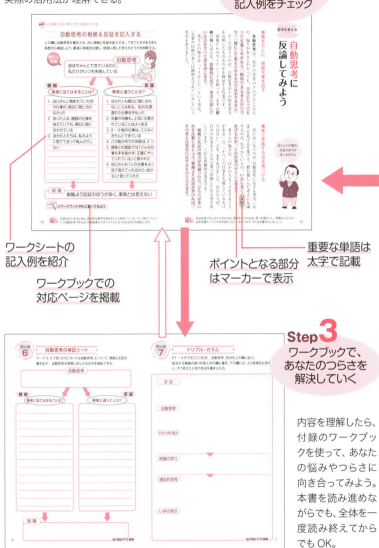

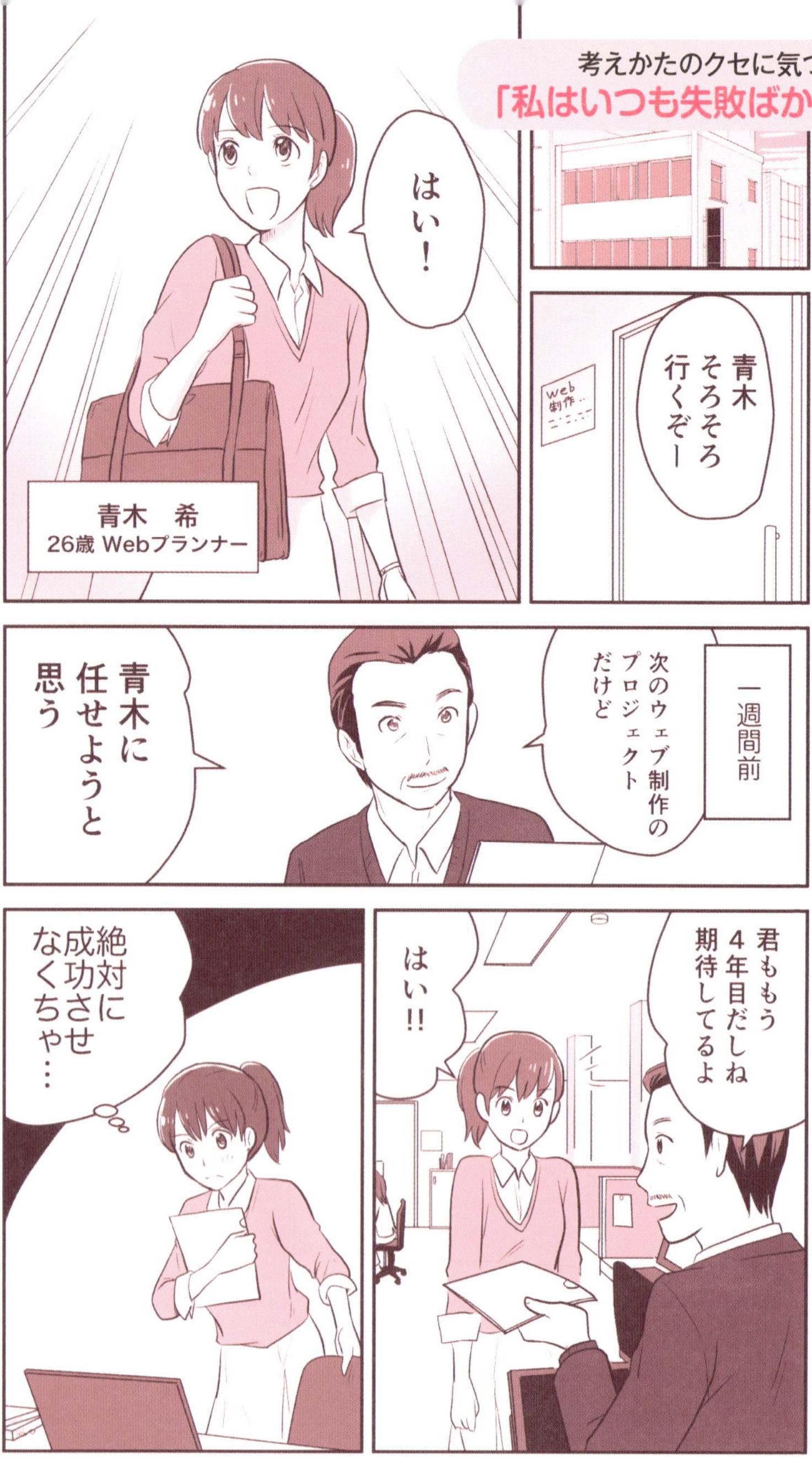
青木 そろそろ 行くぞー
はい!
青木 希
26歳 Webプランナー
一週間前
次のウェブ制作のプロジェクトだけど
青木に任せようと思う
君ももう4年目だしね 期待してるよ
はい!!
絶対に成功させなくちゃ…

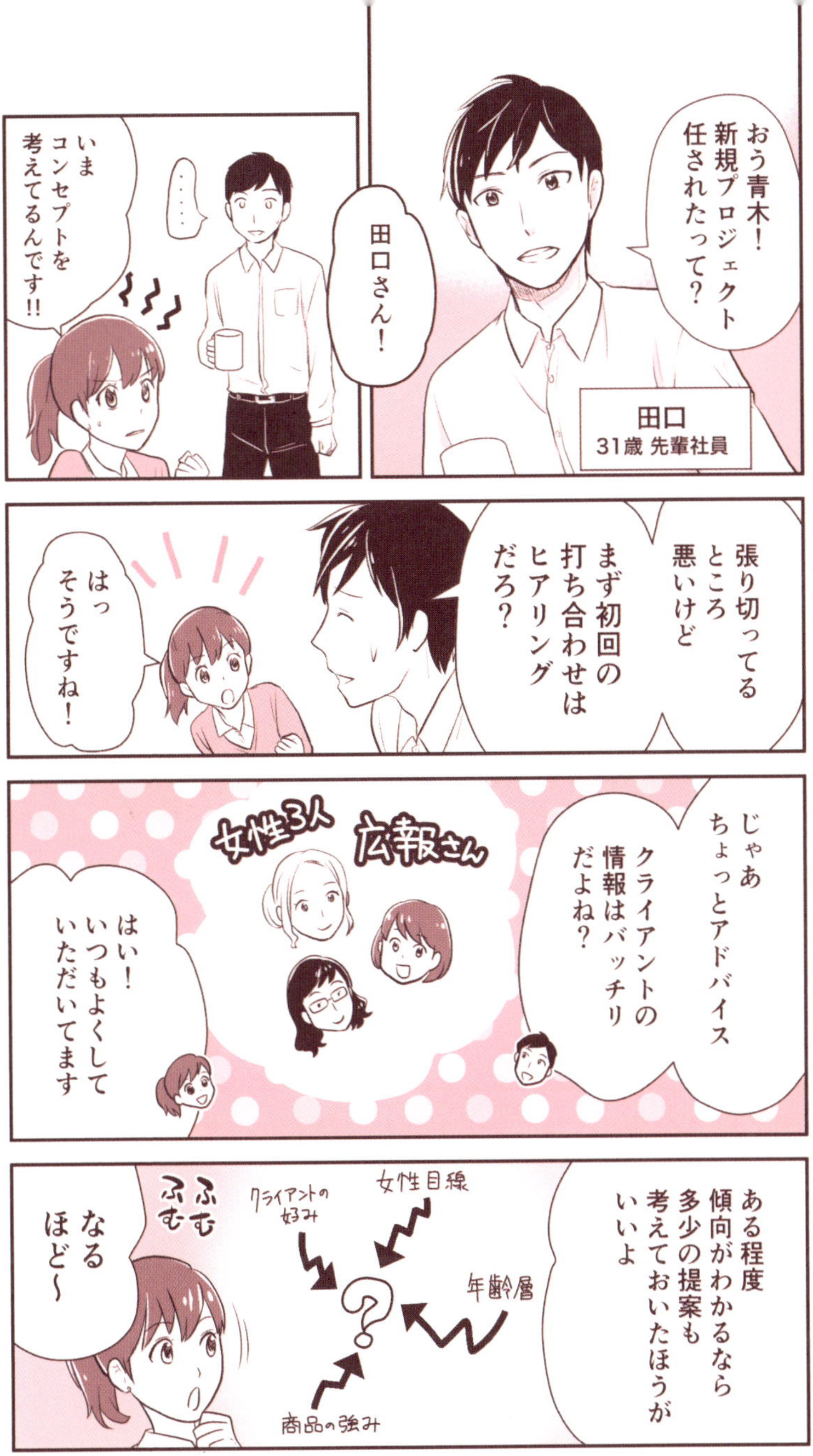
おう青木！
新規プロジェクト
任されたって？
田口
31歳 先輩社員
田口さん！
・・・・・
いま
コンセプトを
考えてるんです!!
張り切ってる
ところ
悪いけど
まず初回の
打ち合わせは
ヒアリング
だろ？
はっ
そうですね！
じゃあ
ちょっとアドバイス
クライアントの
情報はバッチリ
だよね？
女性3人
広報さん
はい！
いつもよくして
いただいてます
ある程度
傾向がわかるなら
多少の提案も
考えておいたほうが
いいよ
女性目線
クライアントの好み
年齢層
商品の強み
？
ふむ
ふむ
なる
ほど〜

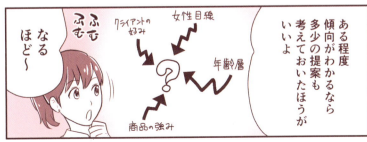

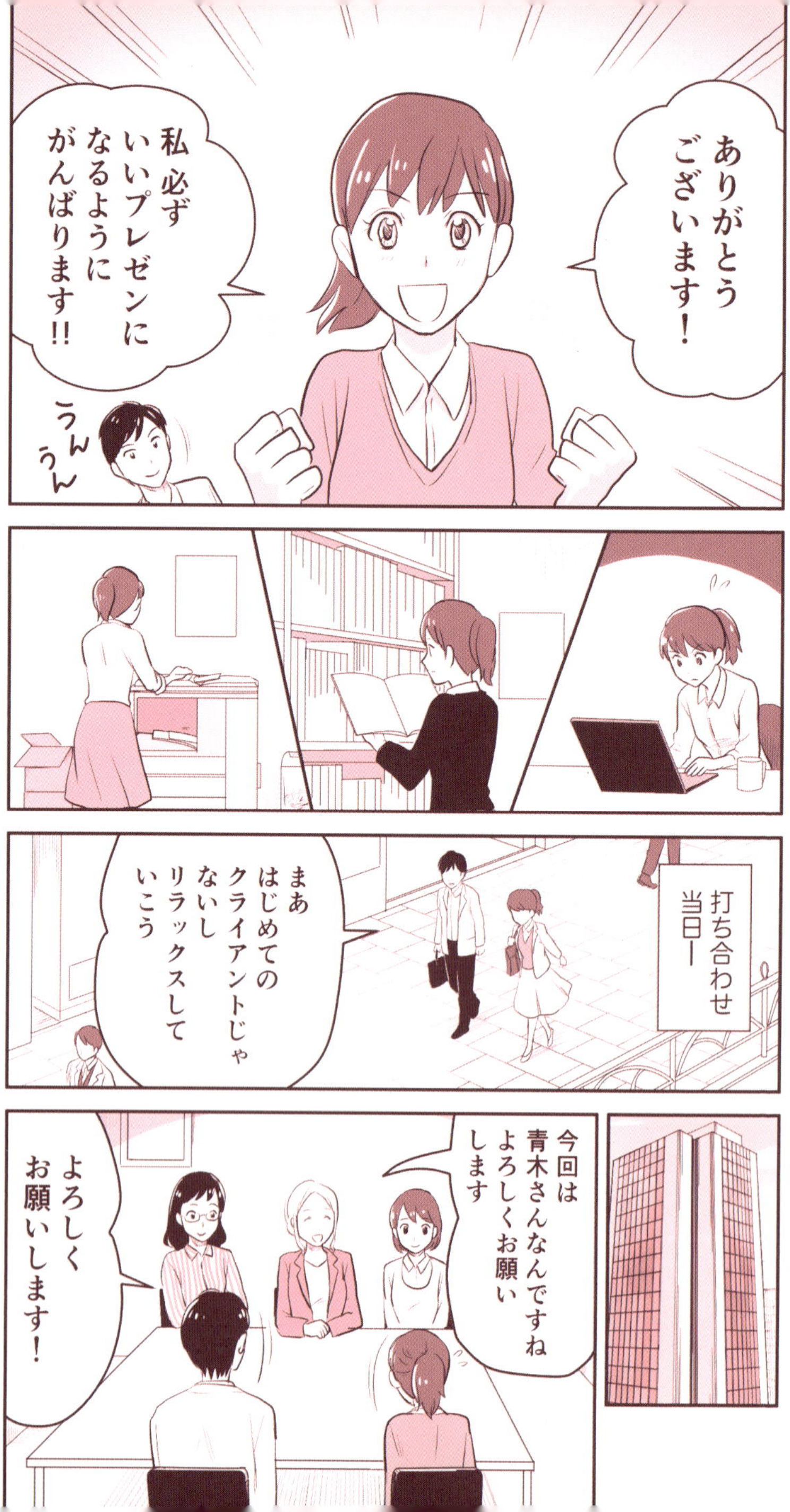
ありがとうございます！
私 必ずいいプレゼンになるようにがんばります!!
うんうん
打ち合わせ当日ー
まあはじめてのクライアントじゃないしリラックスしていこう
今回は青木さんなんですねよろしくお願いします
よろしくお願いします！

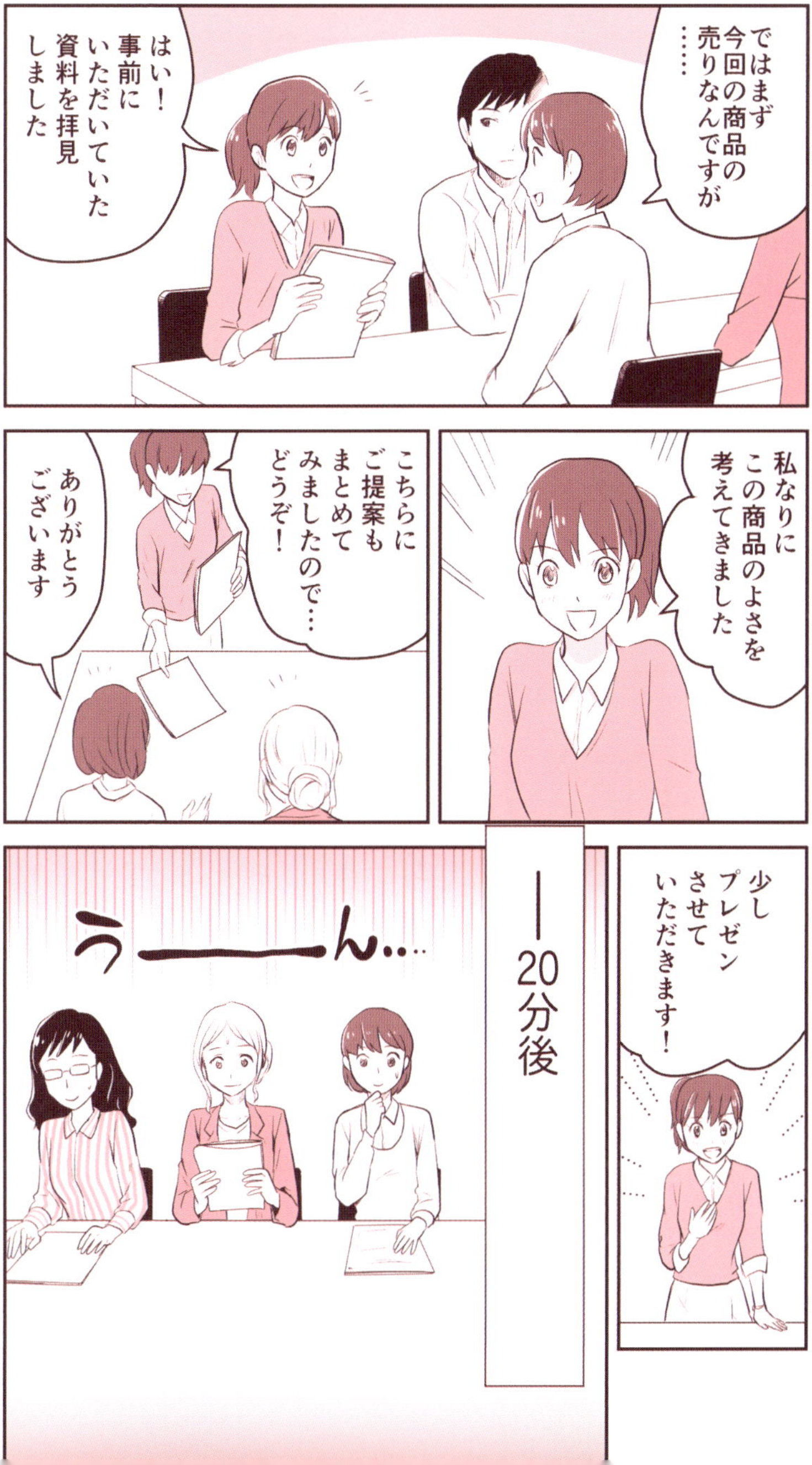
ではまず今回の商品の売りなんですが……
はい！事前にいただいていた資料を拝見しました
私なりにこの商品のよさを考えてきました
こちらにご提案もまとめてみましたので…どうぞ！
ありがとうございます
少しプレゼンさせていただきます！
――20分後
う――ん…

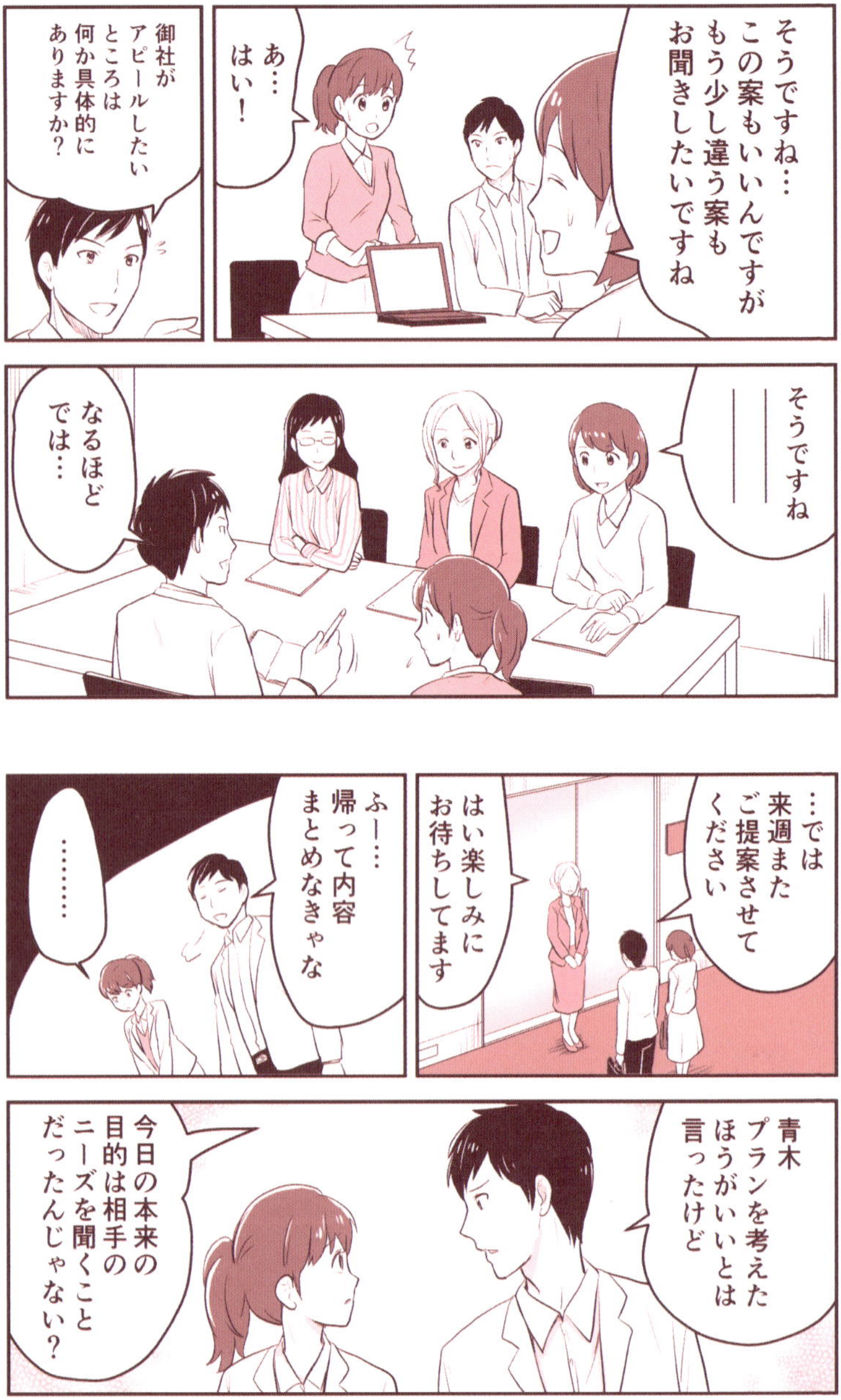
そうですね…この案もいいんですがもう少し違う案もお聞きしたいですね
あ…はい！
御社がアピールしたいところは何か具体的にありますか？
そうですね――
なるほどでは…
…では来週またご提案させてください
はい楽しみにお待ちしてます
ふー…帰って内容まとめなきゃな
………
青木プランを考えたほうがいいとは言ったけど
今日の本来の目的は相手のニーズを聞くことだったんじゃない？

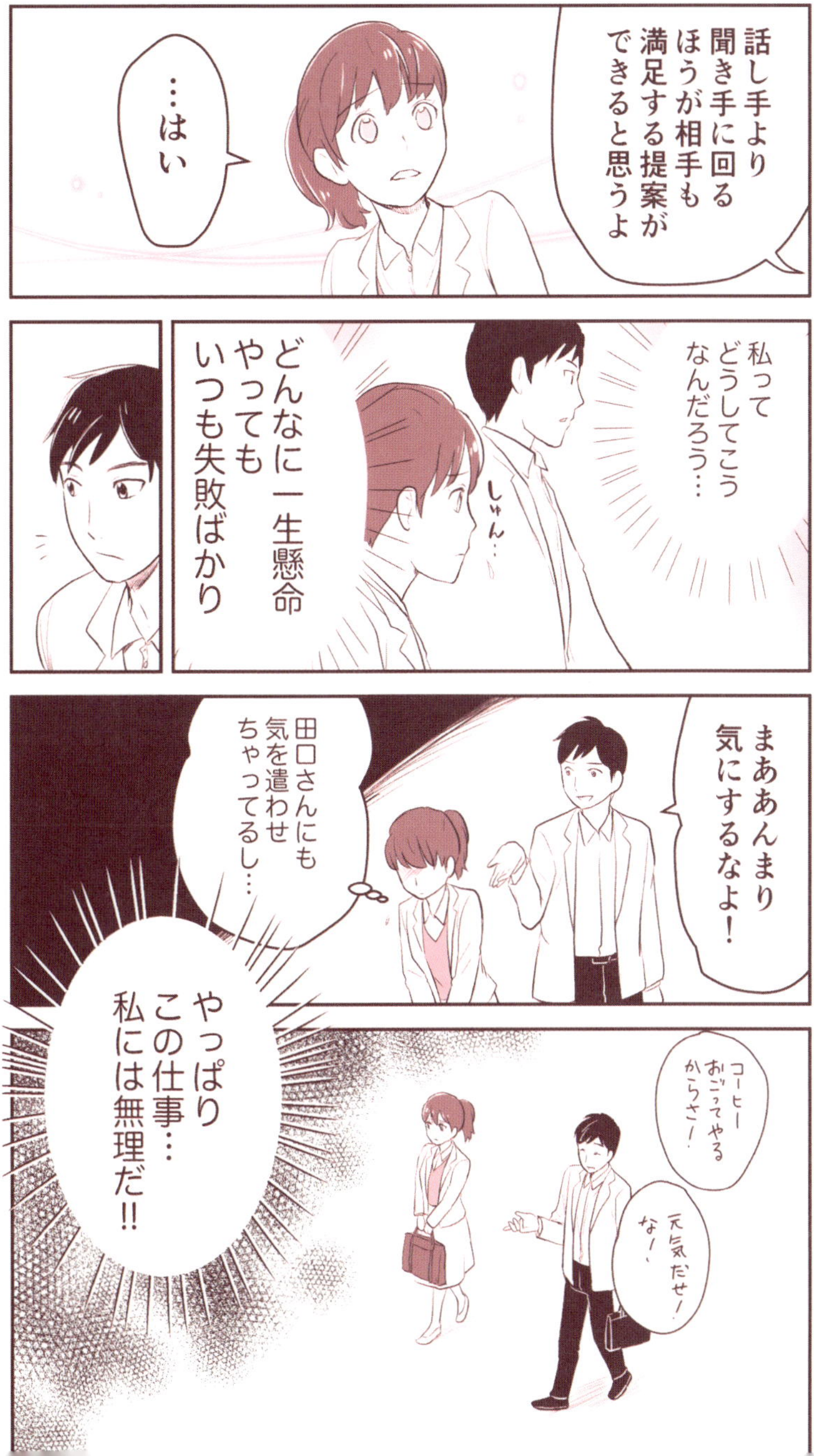
話し手より聞き手に回るほうが相手も満足する提案ができると思うよ
…はい
私ってどうしてこうなんだろう…
しゅん…
どんなに一生懸命やってもいつも失敗ばかり
まああんまり気にするなよ!
田口さんにも気を遣わせちゃってるし…
コーヒーおごってやるからさ!
元気だせ!な!
やっぱりこの仕事…私には無理だ!!

Part 1
5分でわかる 認知行動療法超入門

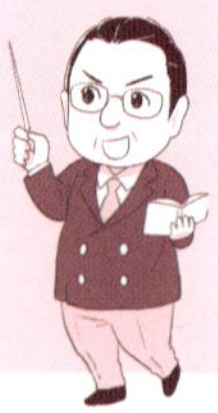

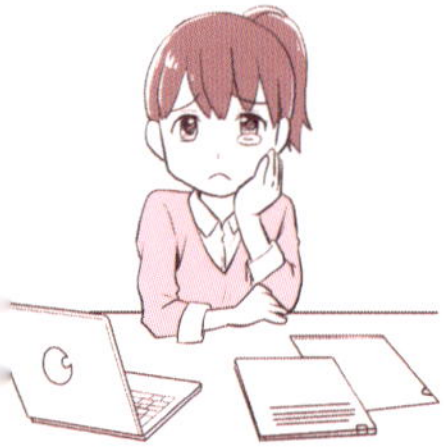

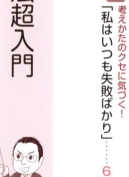

Part2

つらさの原因は、考えかたのクセだった!

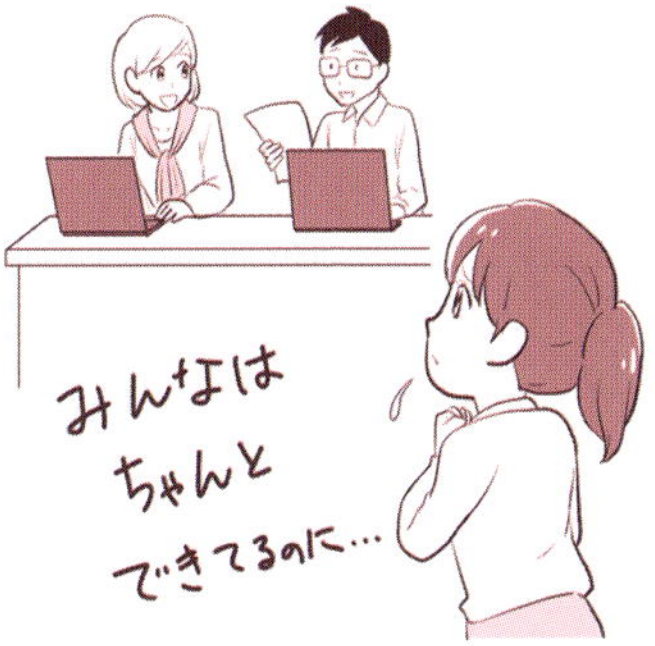

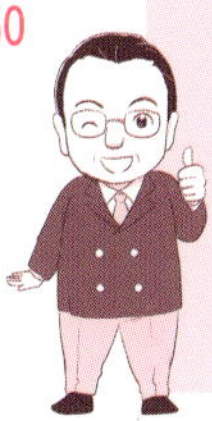

Part3 心が軽くなる〝考えグセ〟を身につける

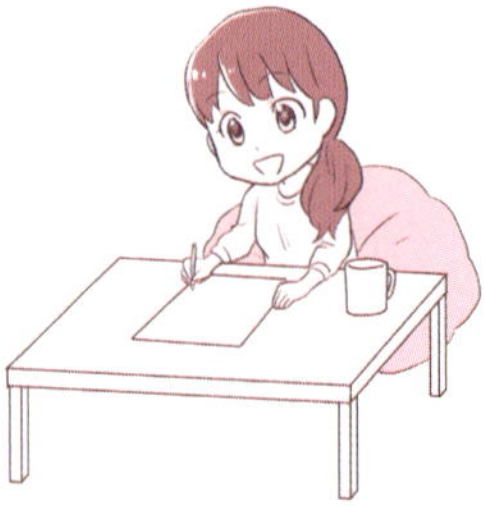

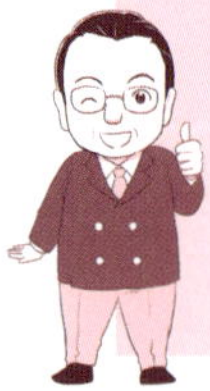

Part4

一歩踏み出せば、気分は変えられる

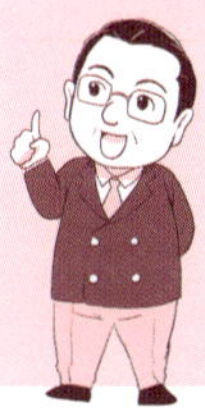

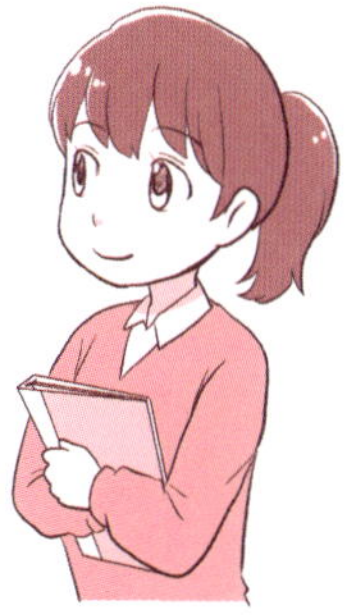

Part5 心のルールから解放される

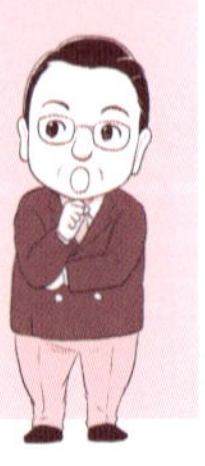

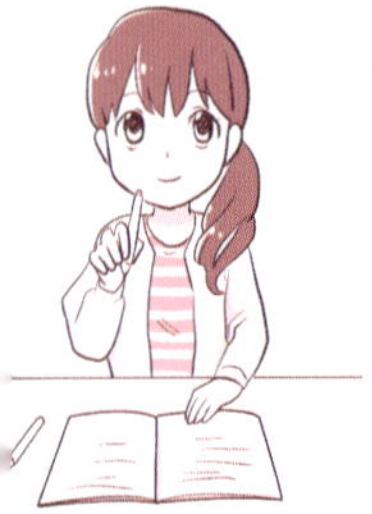

Part6

つらい人間関係も、認知でラクになる

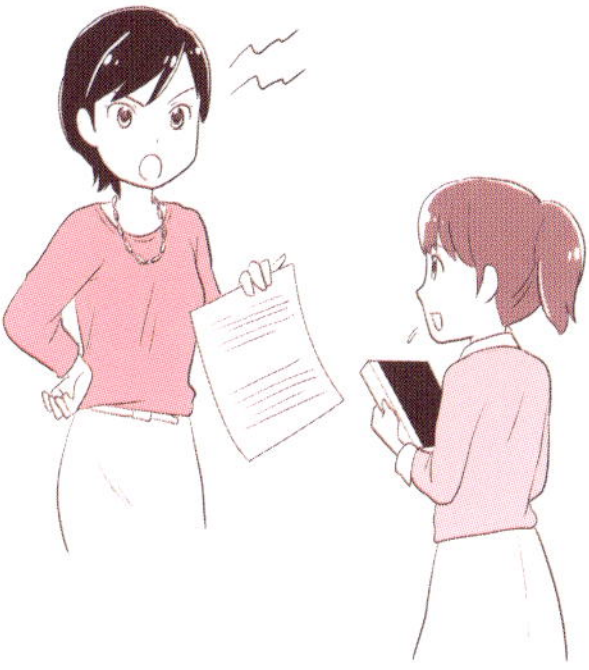

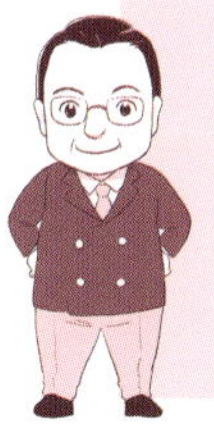

Part7 幸せ力を手に入れる

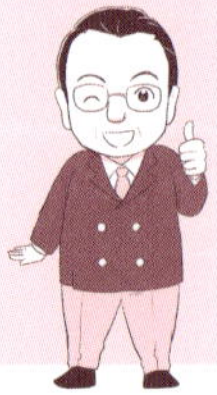

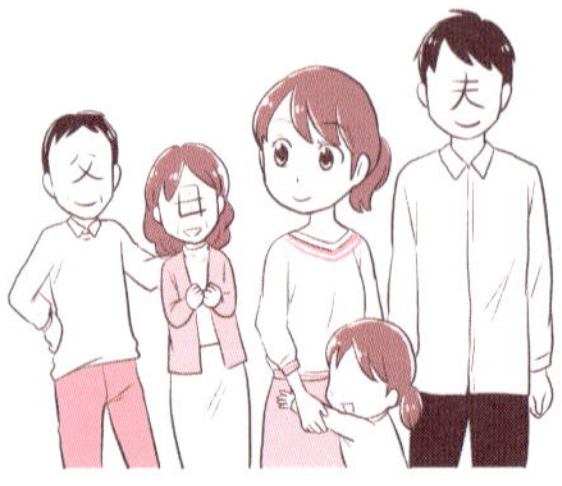

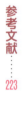

Part 1

5分でわかる認知行動療法超入門

認知行動療法とは、認知と行動を変えることで
つらい気分をラクにする心理療法です。
認知と行動、気分の関係とともに、
認知行動療法のとり組みかたを知っておきましょう。

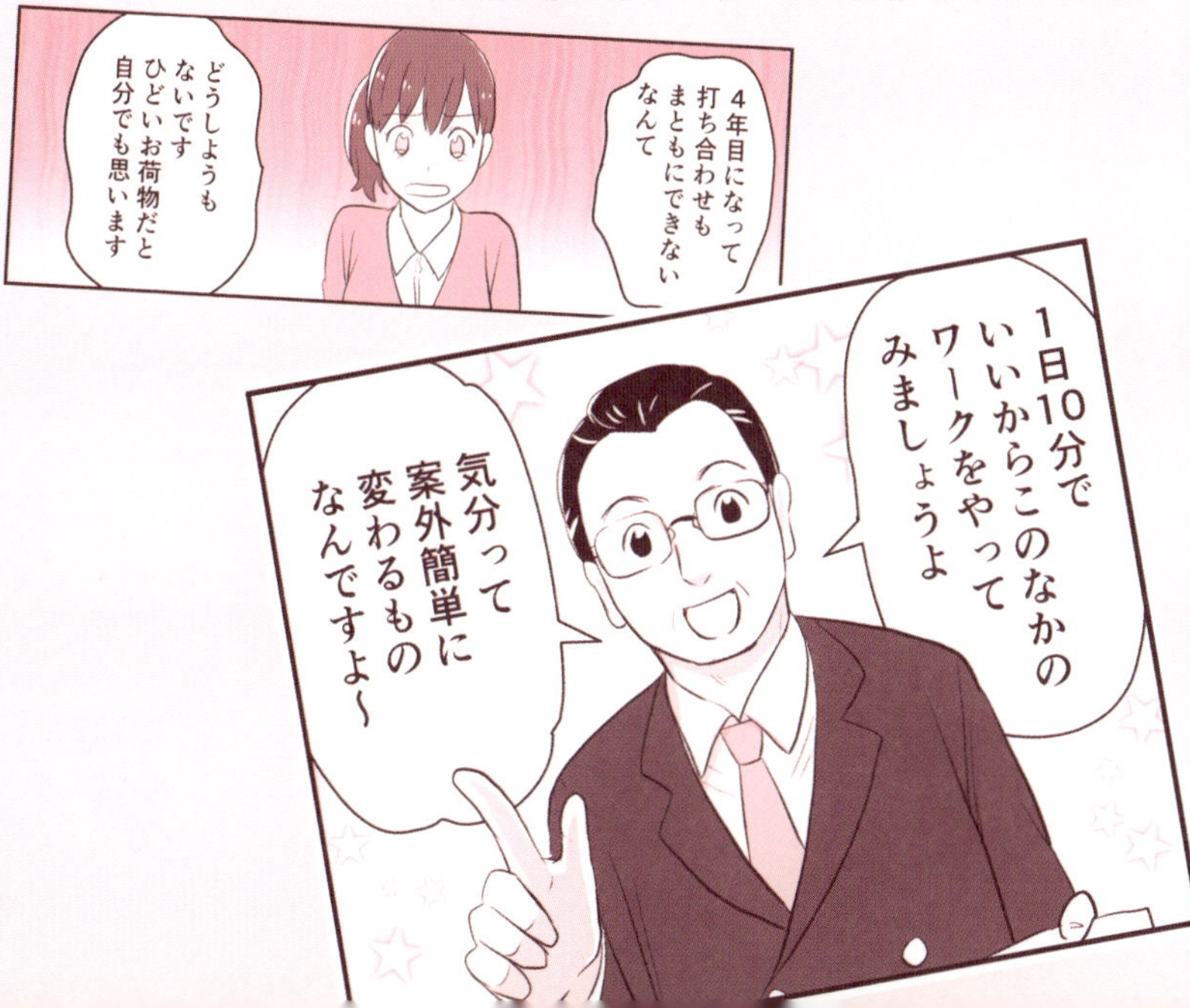
4年目になって打ち合わせもまともにできないなんて
どうしようもないです ひどいお荷物だと自分でも思います
1日10分でいいからこのなかのワークをやってみましょうよ
気分って案外簡単に変わるものなんですよ〜

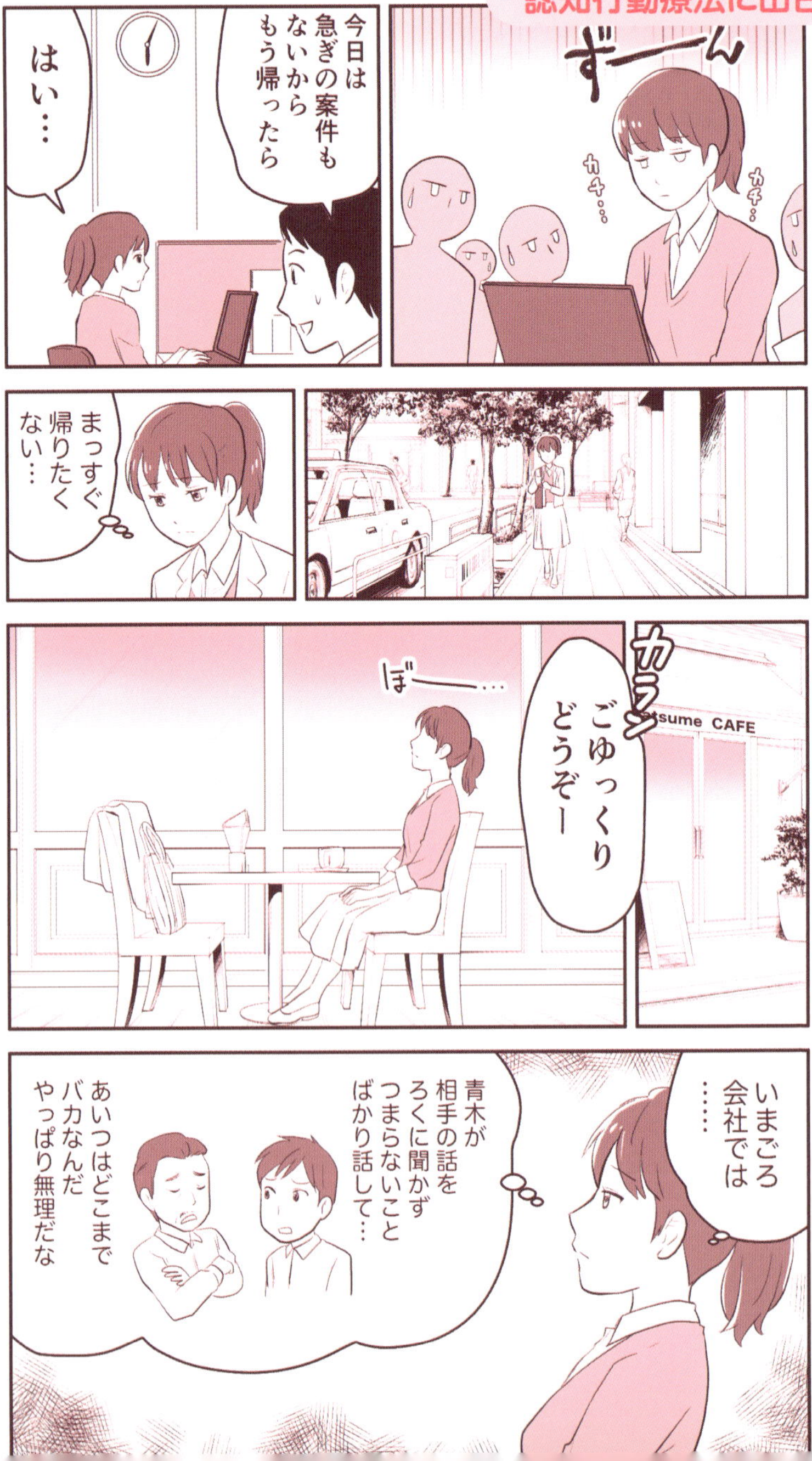
ずーん
カチ…
カチ…
今日は急ぎの案件もないからもう帰ったら
はい…
まっすぐ帰りたくない…
カラン
ごゆっくりどうぞー
sume CAFE
ぼー…
いまごろ会社では……
青木が相手の話をろくに聞かずつまらないことばかり話して…
あいつはどこまでバカなんだやっぱり無理だな

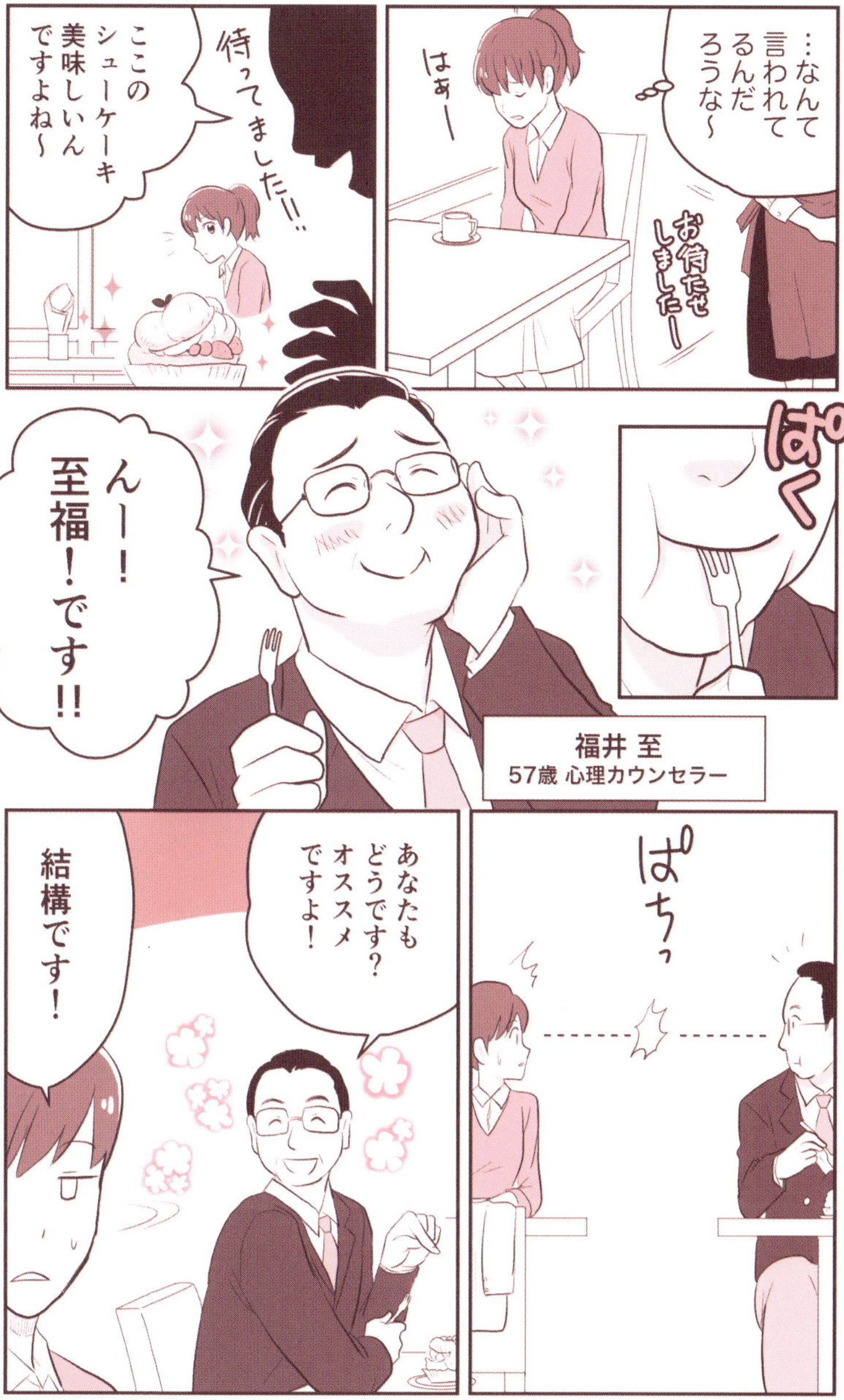
…なんて言われてるんだろうな～
はぁー
お待たせしましたー
待ってました!!
ここのシューケーキ美味しいんですよね～
ぱく
んーー！至福！です!!
福井 至
57歳 心理カウンセラー
ぱちっ
あなたもどうです？オススメですよ！
結構です！

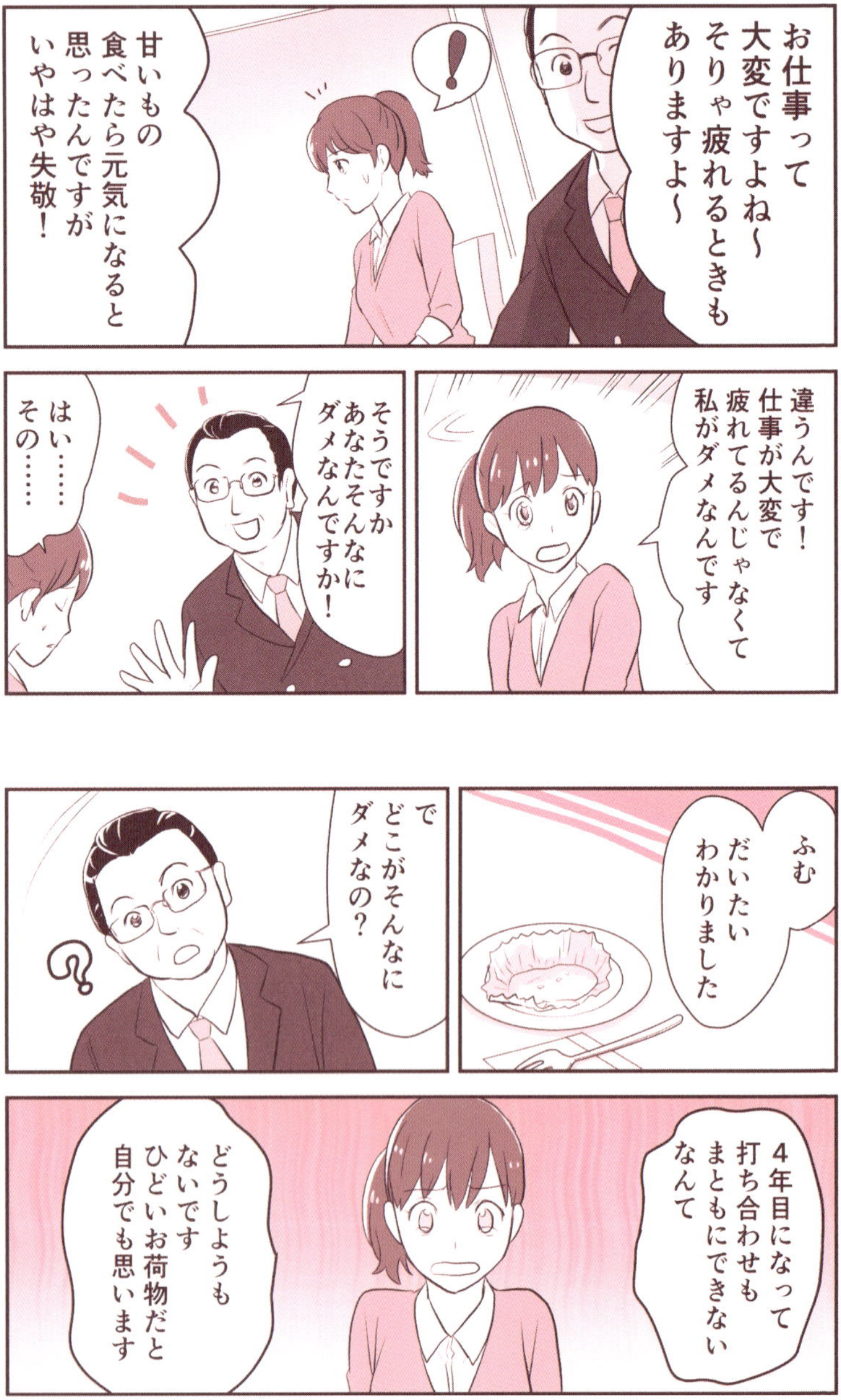
お仕事って大変ですよね〜そりゃ疲れるときもありますよ〜
甘いもの食べたら元気になると思ったんですがいやはや失敬！
違うんです！仕事が大変で疲れてるんじゃなくて私がダメなんです
そうですかあなたそんなにダメなんですか！
はい……その……
ふむだいたいわかりました
でどこがそんなにダメなの？
4年目になって打ち合わせもまともにできないなんて
どうしようもないですひどいお荷物だと自分でも思います

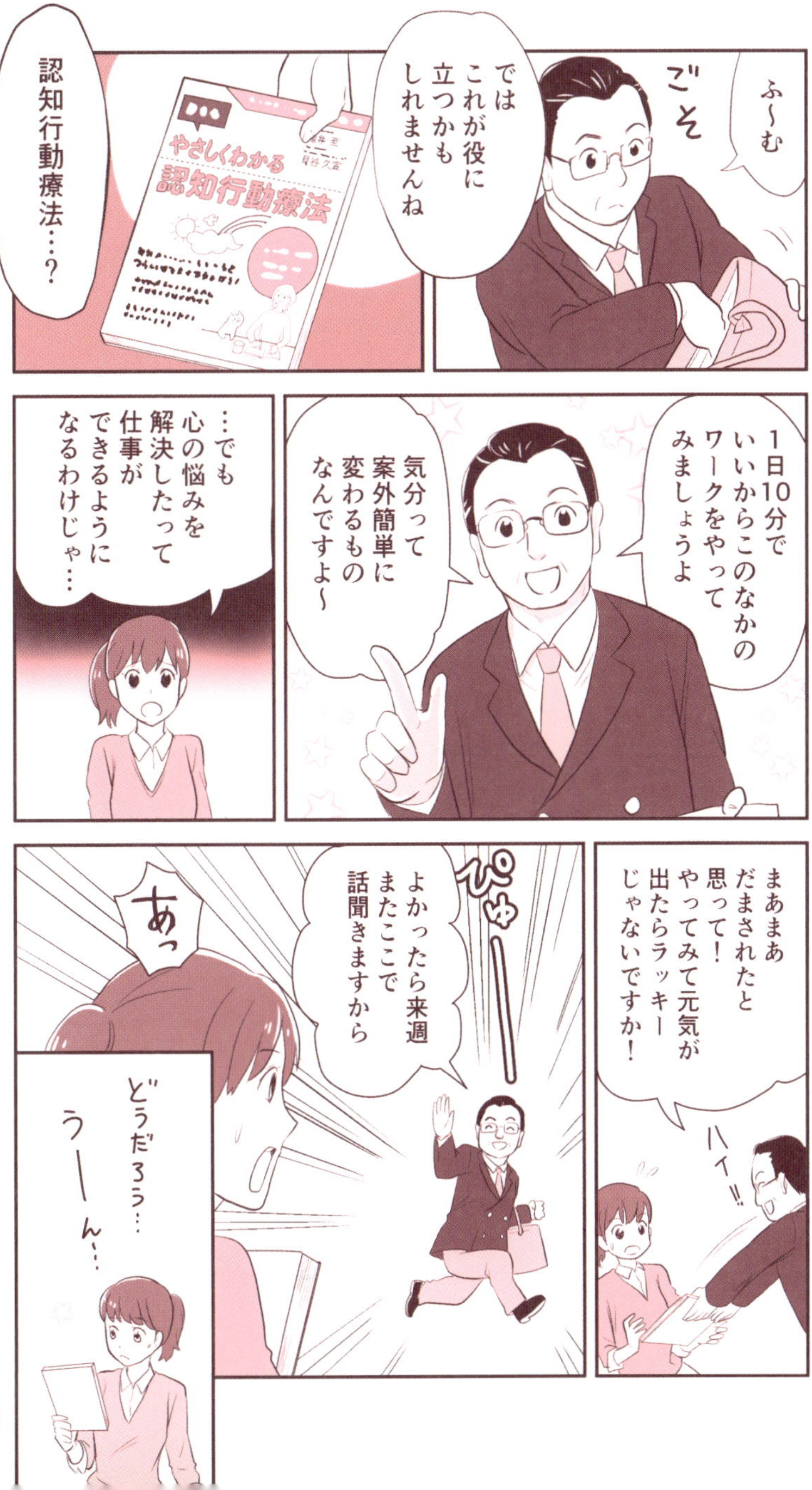
ふ～む
ごそ
では
これが役に
立つかも
しれませんね
やさしくわかる
認知行動療法
認知行動療法…？
1日10分で
いいからこのなかの
ワークをやって
みましょうよ
気分って
案外簡単に
変わるもの
なんですよ～
…でも
心の悩みを
解決したって
仕事が
できるように
なるわけじゃ…
まあまあ
だまされたと
思って！
やってみて元気が
出たらラッキー
じゃないですか！
ハイ!!
ぴゅーー
よかったら来週
またここで
話聞きますから
あっ
どうだろう…
うーーん…

認知って何？

「自分はダメだ」と思うと、誰だってつらい

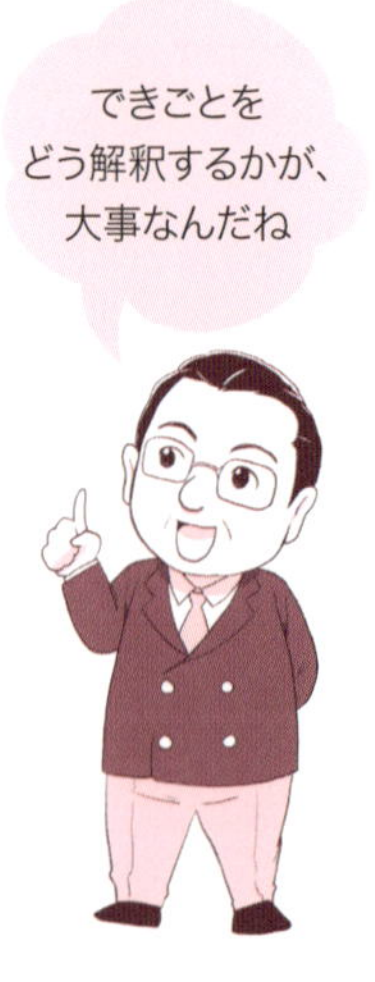

同じ状況でも、感じることはみんな違う

「つらいことがあるから、**気分**が落ち込む」。多くの人が、気分の落ち込みをこのように理解しています。

たしかに現実の生活では、いやなことが起こります。満員電車で足を踏まれたり、上司に小言を言われたり。友人やパートナーの態度に傷ついたり、腹が立つこともあるでしょう。

ただ、こうしたできごとの受け止めかたは、人によって違います。たとえば友人へのメールの返事が、数日たっても来ないとき。「きらわれている」と感じて深く落ち込む人もいれば、さほど気にせず、落ち着いて待てる人もいます。

心には「認知」のフィルターがある

このような違いは、心の奥にある**認知**の違いから生まれます。

認知とは、ものごとの捉えかたのこと。「自分は人に好かれない」という認知をもつ人は、他人の態度に敏感になり、すぐに落ち込んだり、悲しくなったりします。一方で、「自分のことを好きでいてくれる人もたくさんいる」「相手には相手の都合がある」という認知をもつ人は、過度に落ち込むことはありません。

つらい**感情**の原因は、できごとそのものではなく、できごとを解釈する「認知」のフィルターにあるのです。

+αの認知レッスン
認知は生まれつきのものではありません。過去の経験をもとに、心のなかでつくり上げられたもの。親の教育やしつけ、社会的規範の影響も受けています。

あなたの認知は、どれ？

下のような状況で、あなたはどんな反応をするだろうか。認知Dに近い人は、とくに心がつらくなりやすい傾向がある。

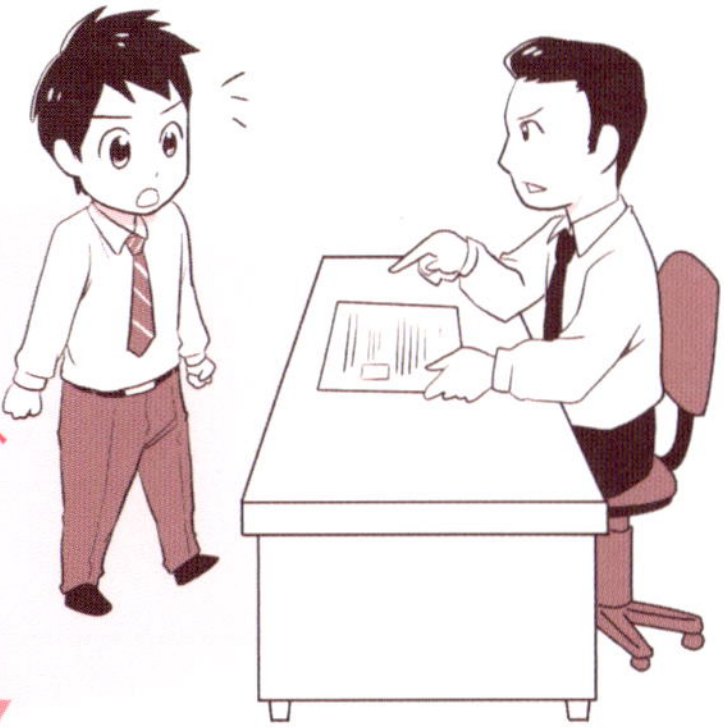

報告書で、金額の誤りが1か所あった。課長のデスクの前に呼ばれ、注意を受けた。

状況

書類にミスがあり、上司に注意を受けた

認知A

「次に提出するときは、もう一度見直そう」

〝単純ミスをした〞という事実を受け入れ、同じミスをくり返さないための対策を考える。

▼

現実的な対処

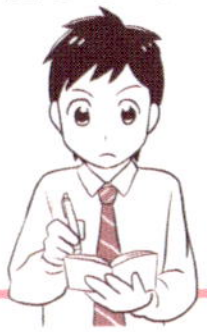

認知B

「こんなに忙しいんだからこの程度のミスは仕方ない」

ミスをしたことは事実だが、〝自分だけに原因があるのではない〞と、合理化しようとする。

▼

合理化

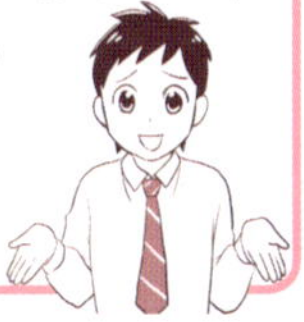

認知C

「ミスをしたからって、人前で怒るなんて許せない!」

ミスよりも、〝人前で注意をした〞という相手の行動に注目し、不適切だと怒りを抱く。

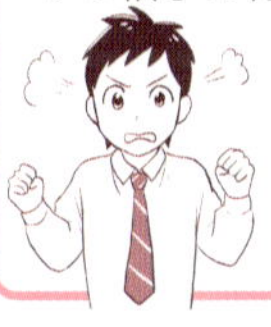

▼

怒り、屈辱感

認知D

「またやってしまった。いつも失敗ばかりだ……」

たったひとつのミスに対し、〝自分はいつも失敗ばかり〞と過大な解釈をして、落ち込む。

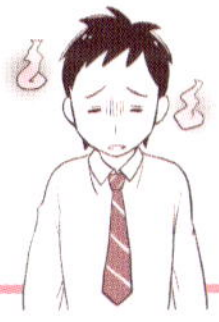

▼

ゆううつ、無力感

+αの認知レッスン

上記の4パターンのうち、認知Bの人は、集団に適応するのがむずかしくなることも。認知Cに近い人は、怒りの感情で人間関係を壊してしまう可能性があります。

認知って何？

つらい気分は頭のなかでつくられる

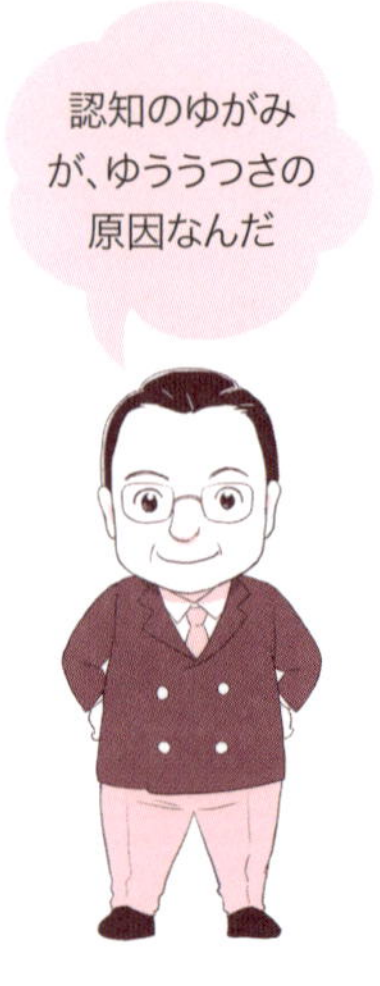

気分と事実は、別のもの

私たちは、**認知**というフィルターをとおして、ものごとを見ています。でも、そのことが意識に上ることは、あまりありませんね。そのため、自分の目に映ることを真実と信じ込み、客観的な事実に気づきにくくなるのです。

認知に偏りがあると、ささいなできごとで落ち込むなどして、つらくなります。認知行動療法では、この傾向を**認知のゆがみ**といいます。

認知のゆがみは、気分だけでなく行動にも影響します。「いつも失敗ばかり」と感じている人は、新しいことに挑戦できなくなり、ますます落ち込みやすくなるという悪循環に陥ります。

問題は性格ではなく、思考のパターン

認知のゆがみがあると、周囲の人の言動も客観的に捉えにくくなります。「仕事ができない人間だと思われている」「私といても楽しくないんだ」というように、**他人の思考**を勝手に解釈してしまうのです。

自分の将来に対しても、**悲観的**になりがち。「この先もどうせいいことはない」「結婚もできず、孤独に過ごすことになる」など、根拠のない予測を立て、それを信じてしまいます。

自分の現状だけでなく、他人や将来に対してもマイナスの解釈をしてしまうのは、性格のせいではありません。犯人は思考のクセなのです。

+αの認知レッスン　問題に落ち着いて対処できる友人を見つけて、困った状況でどんな自動思考が浮かんでいるかを聞いてみるのもいいでしょう。〝ほどよい思考パターン〟の参考になります。

認知が原因で、心がつらくなる

認知によって、気分や行動がどのような影響を受けるかを、希《のぞみ》さんの例で見てみよう。

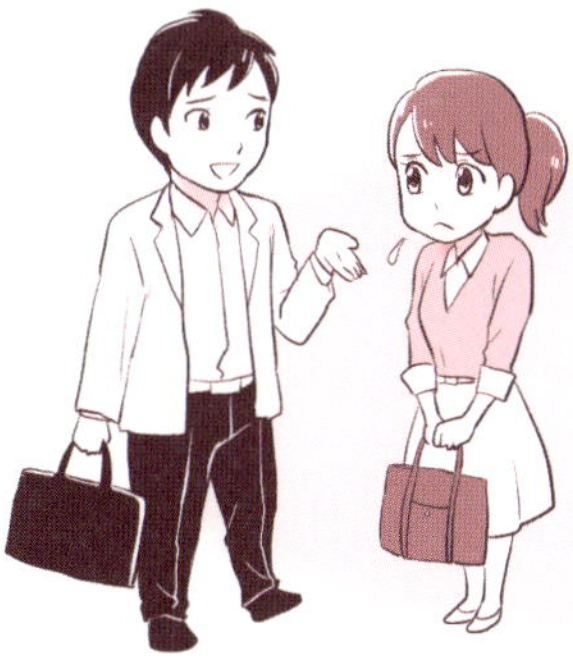

状況

はじめての仕事でうまくできないことがあった

はじめて任されたプロジェクトで、クライアントの希望をていねいに聞くことができなかった。

認知

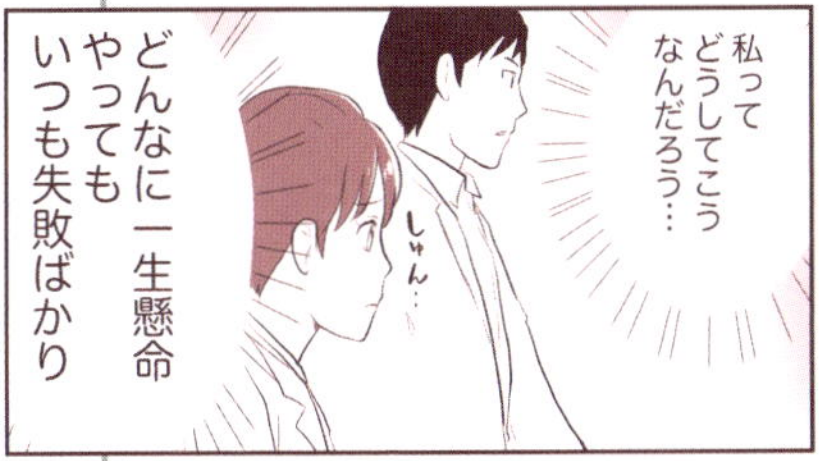
私ってどうしてこうなんだろう…
しゅん…
どんなに一生懸命やってもいつも失敗ばかり

「私はいつも失敗ばかり……!」
「やっぱりこの仕事、私には無理」

普段は求められた仕事をきちんとできているのに、「いつも失敗ばかり」と決めつける。その結果、自分の能力を実際より低く評価し、この仕事は無理だと考える。

行動

経験のない業務など、失敗しそうな場面を避ける

「がんばればうまくできる」とはとても思えず、仕事に積極的にとり組めない。新たな業務も極力避けるようになる。

気分

みじめ　無力感　傷ついた

能力の低さに悲しくなり、みじめな気分になる。自分に価値があるとは思えず、無力感、ゆううつな気分にとらわれる。

+αの認知レッスン
就職して数年以内の新社会人ではとくに、上記のような認知のゆがみが起こりがちです。ミスをして注意をされると、自分自身が否定された気持ちになることもあります。

認知を変える

ものごとを見るときの「心のメガネ」を替える

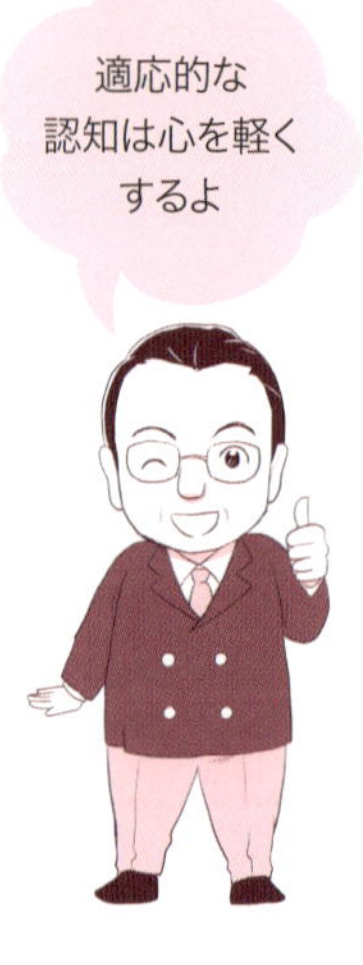

起こったことを、そのまま捉える

気分がつらくなるような、偏った認知を**非適応的認知**といいます。根拠のない憶測をして、ものごとを悪く解釈するのが特徴です。

このようなものの見かたを修正し、**適応的認知**を身につけるのが、**認知行動療法**。事実を客観的に捉えられるようにします。すべてを悪く捉える「偏ったメガネ」をはずし、視界が開けるメガネにかけ替える作業です。

新しいメガネを手に入れたあとは、ものごとのいい面がはっきりと見えます。いままでより、自分を好きになることができるはず。周囲の人や世の中の見えかたも変わってくるでしょう。

無理にポジティブにならなくていい

認知行動療法は、ものごとのいい面だけを見る**ポジティブ・シンキング**とは別のもの。つらい気持ちを無視して前向きにふるまう態度は、健康的とはいえません。下手をすると、ただの自分勝手な人になることもあります。

大切なのは、いい面と悪い面の両方を正確に捉えることです。認知行動療法では、〝そう考える**根拠**や**証拠**はあるか〟を、ていねいに検証。その結果、事実をありのままに受け入れられるようになります。気分が一時的に落ち込んだり、悲しくなることがあっても、その気持ちに支配されることはなくなります。

+αの認知レッスン　ポジティブな考えを無理やり自分に言い聞かせても、思考や感情を抑圧する結果となり、かえってつらくなることがあります。

適応的な認知を手に入れよう

すべてが悪く見えるメガネ（非適応的認知）を、現実を正しく捉えるメガネ（適応的認知）にかけ替える。

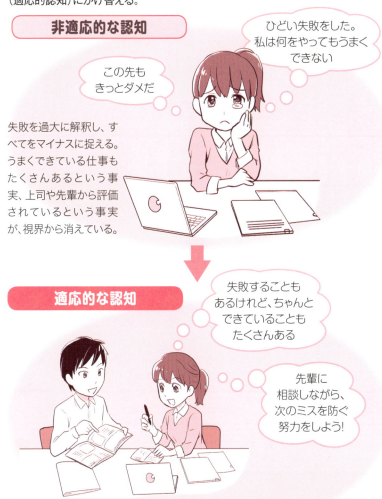

非適応的な認知

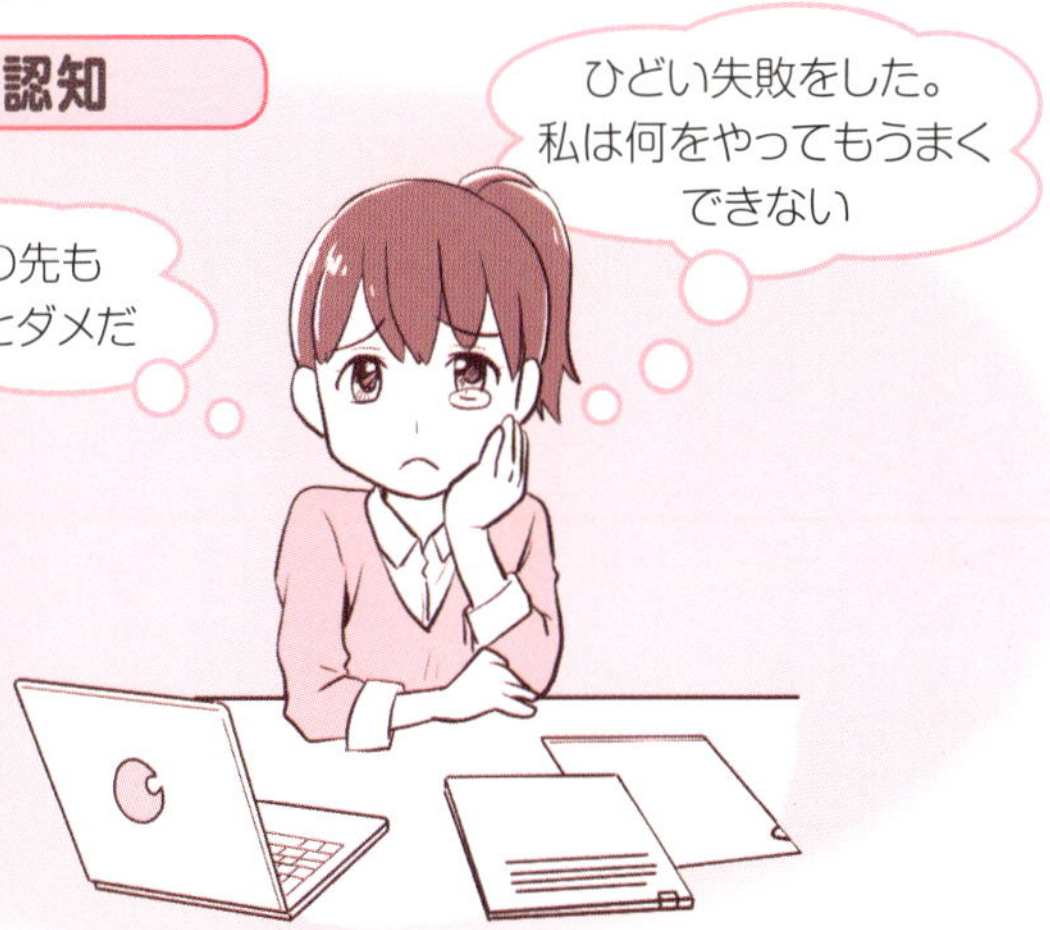
ひどい失敗をした。私は何をやってもうまくできない
この先もきっとダメだ

失敗を過大に解釈し、すべてをマイナスに捉える。うまくできている仕事もたくさんあるという事実、上司や先輩から評価されているという事実が、視界から消えている。

適応的な認知

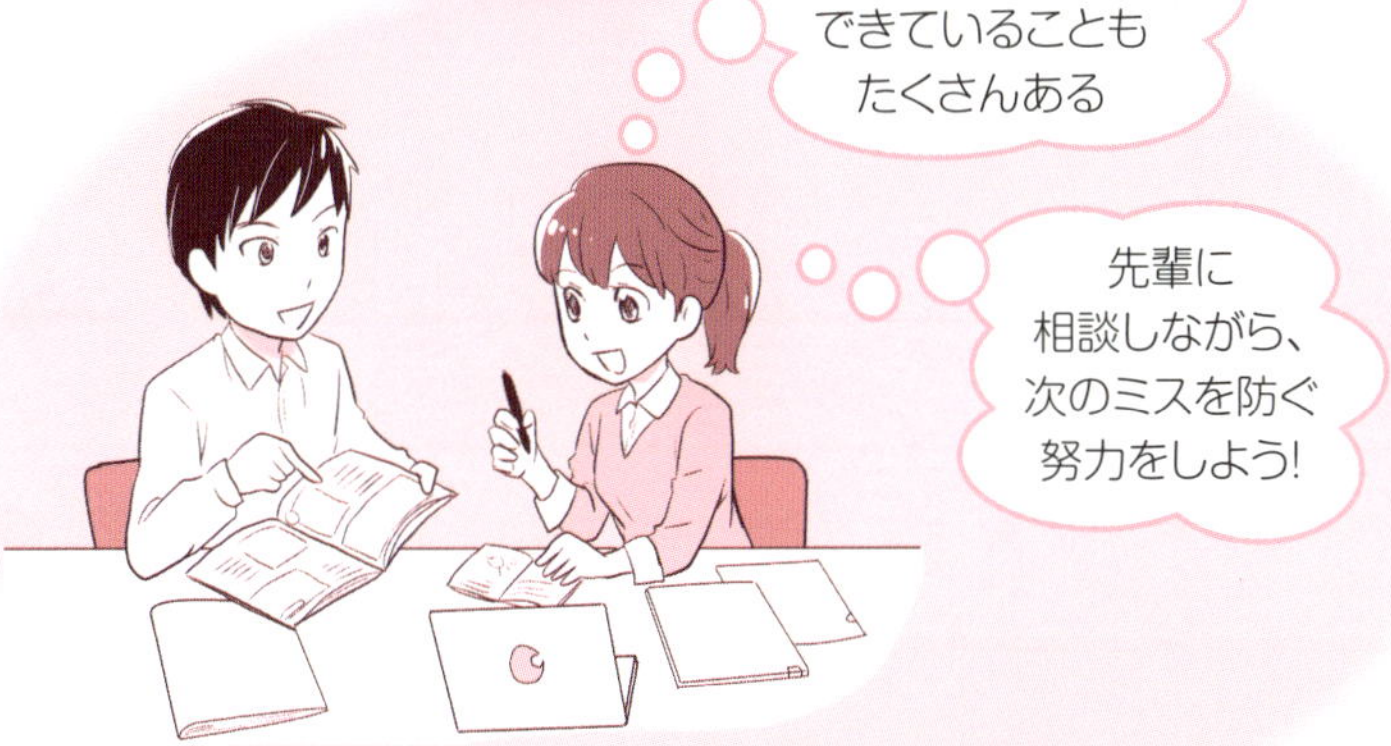
失敗することもあるけれど、ちゃんとできていることもたくさんある
先輩に相談しながら、次のミスを防ぐ努力をしよう!

自分の置かれた状況、自分の能力を、客観的に見ることができる。一時的に落ち込むことはあっても、どうすれば次のミスを防げるかを建設的に考えられる。

+αの認知レッスン 非適応的な認知があるからといって、「私がいけないんだ」などと思わないで。より現実的なものの見かたを手に入れるために、認知行動療法を上手に活用しましょう。

認知を変えると人間関係もよくなる

他者への怒りやストレスも、認知が原因

人間関係で生じるストレスやつらさも、認知行動療法で改善できます。

認知に偏りがあると、相手の行動の一部だけを見て、「いつも自己中心的だ」などと**レッテル貼り**をします。「なぜ自分のことしか考えられないのか」と怒りを感じたり、自分が不当に扱われたように感じて傷ついたりするでしょう。

また、つねに周囲の顔色を気にする人は、「人にきらわれたらおしまいだ」という認知のゆがみを抱えています。この認知を「自分を好きな人もいるし、きらいな人もいる」という**適応的認知**に変えるだけで、心がラクになります。

認知行動療法で対人スキルを高める

他者への認知が変わると、関係そのものも改善します。相手を責めたり、心に壁をつくったりしなくなるからです。自分の価値も、他人の価値も大切にできる人は、人に好かれます。新しい友人やパートナーに出会う可能性も高まるはず。

人間関係に悩まされている人は、Ｐａｒｔ６の内容を読んで、実践してみましょう。「相手が悪いのに、なぜ自分が変わらなくてはいけないの？」という思いもあるでしょう。ですが、よりよい人間関係を手に入れることは、あなた自身のため。「誰が悪いか」という考えを捨てることが、その第一歩です。

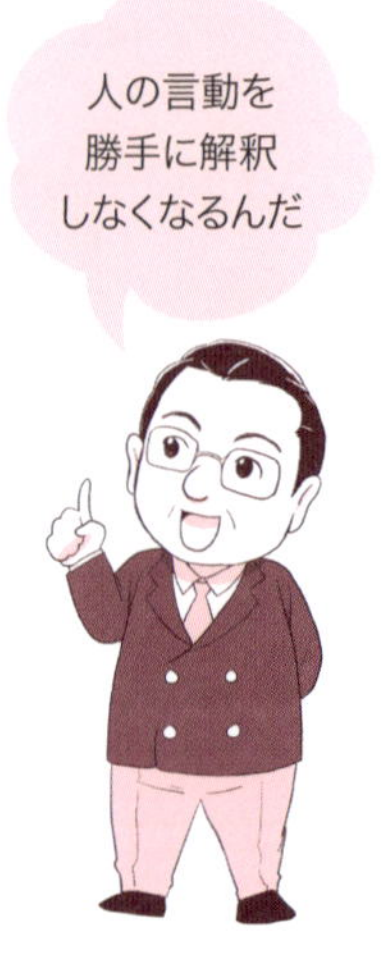

+αの認知レッスン　人間関係において、すべての人に好かれることは不可能。SNS上の関係も含め、友人・知人の数で自分の価値を測るのも、認知にゆがみがあると言えます。

相手の考えを決めつけていない？

仕事と育児、家事に追われる夫婦の例。互いに相手の考えを決めつけ、「相手が間違っている」という怒りやストレスを強くしている。

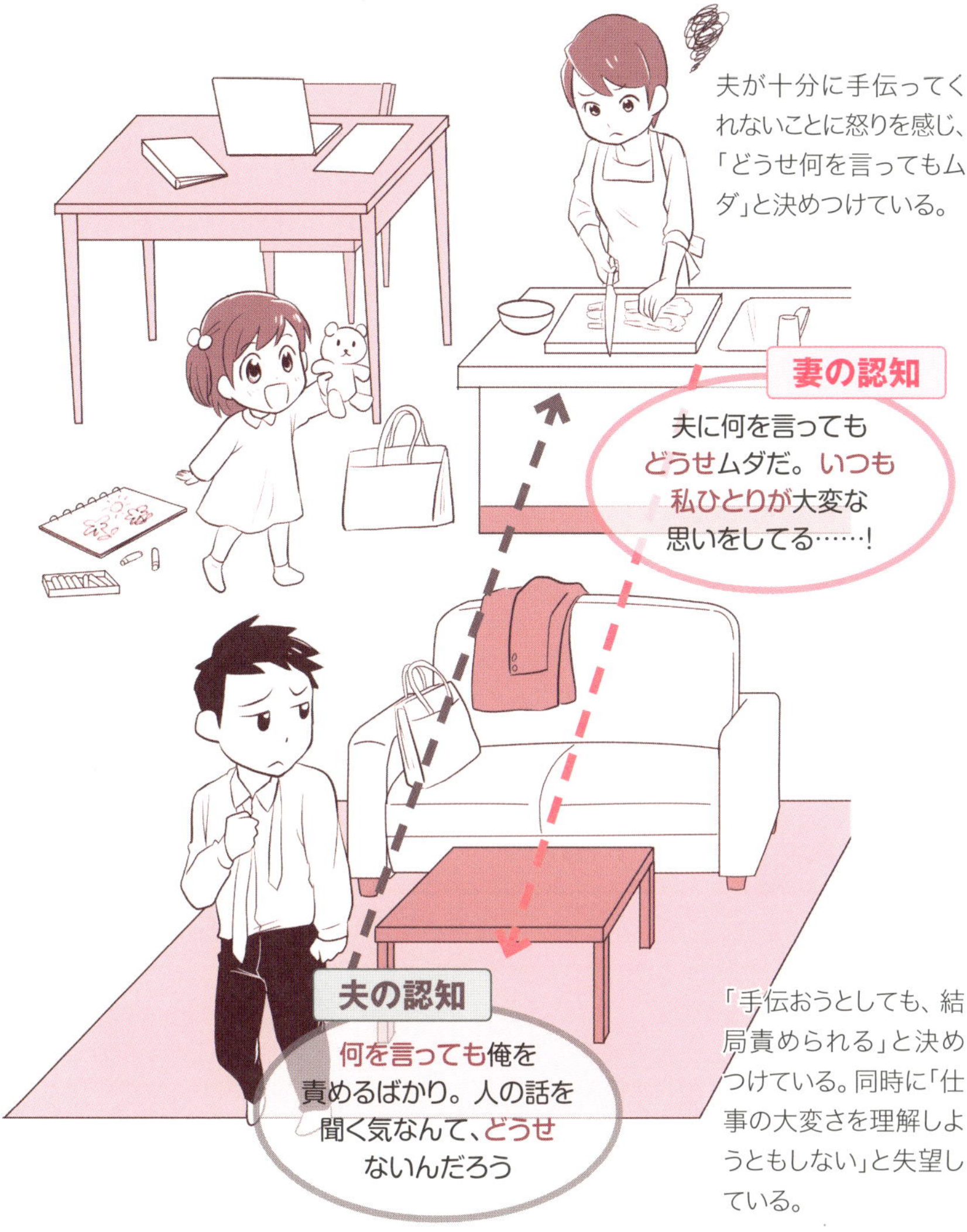
夫が十分に手伝ってくれないことに怒りを感じ、「どうせ何を言ってもムダ」と決めつけている。
妻の認知
夫に何を言ってもどうせムダだ。いつも私ひとりが大変な思いをしてる……！
夫の認知
何を言っても俺を責めるばかり。人の話を聞く気なんて、どうせないんだろう
「手伝おうとしても、結局責められる」と決めつけている。同時に「仕事の大変さを理解しようともしない」と失望している。

+αの認知レッスン　親しい相手ほど、期待が大きくなるもの。ただの期待ならいいのですが、「なぜそんなことをするの」と思い始めると、心がコントロール欲求に支配され、怒りがわきます。

頑《かたく》なな思い込みも認知行動療法で変わる

認知行動療法にはふたつのルーツがある

認知行動療法はもともと、複数の専門家によって発展してきた技法です。その中心役を担ってきたのは、精神科医のアーロン・ベックと、心理臨床家のアルバート・エリスです。

ベックは、うつ病の患者さんを診るなかで、共通する認知のゆがみを発見。一方のエリスは、強固な思い込みを変えると、カウンセリングの効果が劇的に高まることに気づきました。

ふたりが開発した技法と、心だけでなく行動に焦点を当てる**行動療法**とが組み合わさって、認知行動療法が誕生します。認知と行動を変える、さまざまな技法の総称とも言えます。

エリスの論理療法モデル〈ABCモデル〉

エリス博士が考案した「ABC モデル」。あるできごと（Activating Event）をきっかけに生じる、不合理な信念（Belief）に反論。すると過剰な感情（Consequence）が適切な感情に変わる。

A いやなできごと
例 友人との待ち合わせで 30 分待たされた

→ **B 不合理な信念**
「時間を守るのは人として当然」

→ **C 過剰な感情**
失望　怒り　いらだち

B ↓

論《ろん》駁《ばく》（反論）
「"人として当然"という根拠などない。相手には相手の考えや都合がある」

→ **適切な感情**
残念（でも仕方ない）
「時間どおりならよかったけど、遅れることもあるよね」

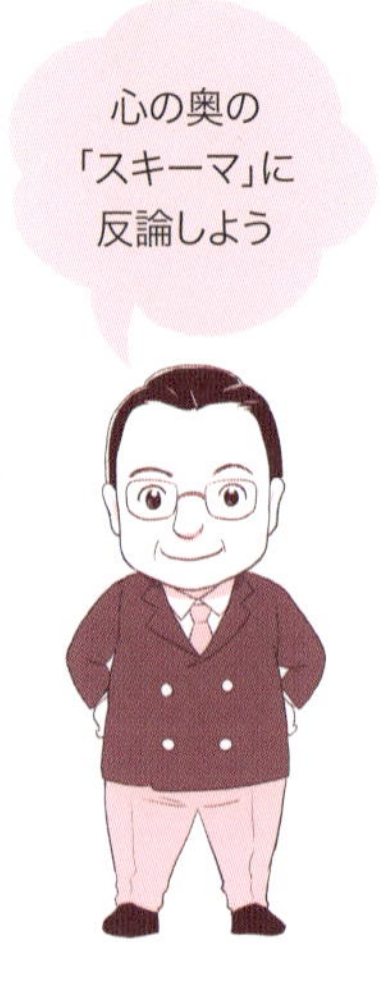
心の奥の「スキーマ」に反論しよう

+αの認知レッスン
青年期のエリスは、ひどい人見知りでした。しかし行動療法を応用し、100 人以上の女性をナンパ。「人に拒否されたらおしまいだ」という信念を、自ら打ち破りました。

心の奥にある「スキーマ」にも挑戦

理論によって用語の違いがありますが、いずれも基本の考えかたは同じです。本書では、うつ病の治療効果が高く、日本で広く普及している**ベックの認知療法**を中心にワークを進めます。

ベックの認知療法では、頭にパッと浮かぶ思考を**自動思考**と言います。「いつも失敗ばかり」「つまらない人だと思われている」といった、**評価結果についての認知**です。その奥に隠されているのが**スキーマ**。「つねに完璧でなくてはならない」「人にきらわれてはいけない」といった、より**頑《かたく》なな信念**、**評価基準の認知**です。スキーマは、あなたの人生観、価値観と深く結びついています。

まずは自動思考の修正にとり組み、適応的な自動思考が身についたら、スキーマの修正に挑戦します。頑なな信念が変わると、生きることがずっとラクになります。

ベックの認知療法モデル〈うつ病の認知療法〉

価値観にも似た「スキーマ」が心の奥にあるとする考えかた。できごとと、それに対する解釈（推論）の誤りをきっかけに、自分をつらくする自動思考が浮かぶ。

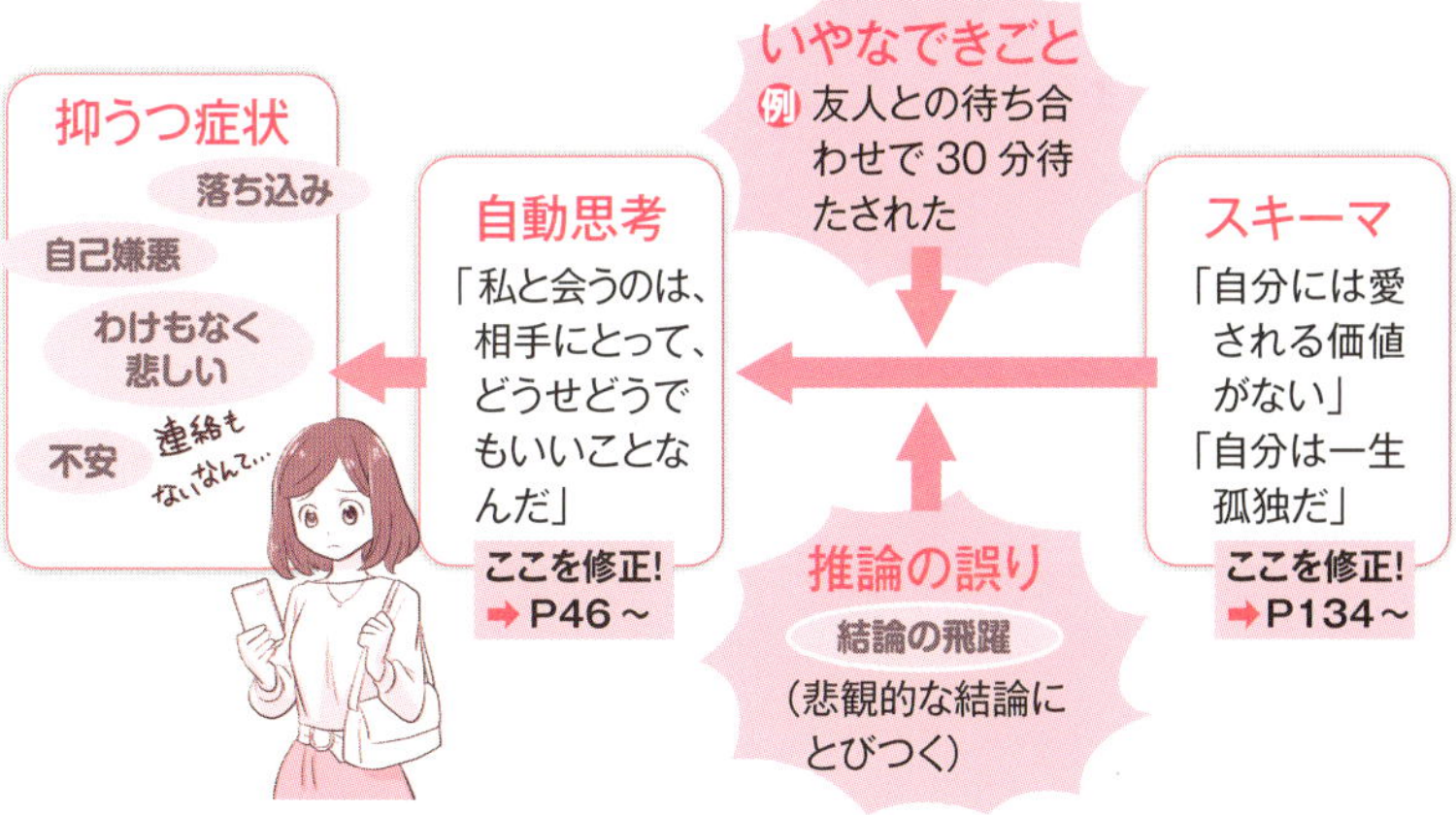

+αの認知レッスン ベックの認知療法は、うつ病を短期に治し、再発を防ぐ治療法として、世界中に広がっています。日本でも、精神科で受ける場合には保険適用が認められています。

行動を変える

行動を変えると自信がもてる

やる気はあとからついてくる

行動を変えることも、認知行動療法の大切なワークです。**気分と行動は、つねに影響し合っているからです**（下図参照）。

気分が沈むと、目の前の行動を**先延ばし**にしがちです。でも、何もせずに過ごしていると、すべてが億劫《おっくう》になるばかり。気分もますます沈みます。**行動を変えるワークは、この悪循環を断ち切るのに役立ちます**（→P100〜）。

1週間の行動を振り返り、そのときどきの気分を記録すると、気分と行動の関係が見えてきます。気分がよくなる行動を少しずつ増やすことで、ゆううつな気分が軽くなってきます。

行動と気分は、ニワトリ＆卵と同じ

「動かないからやる気が出ない」のか、「気分が沈むから行動できない」のか。正解はその両方。認知によって気分を変えることも、行動を変えることも、どちらも大切。

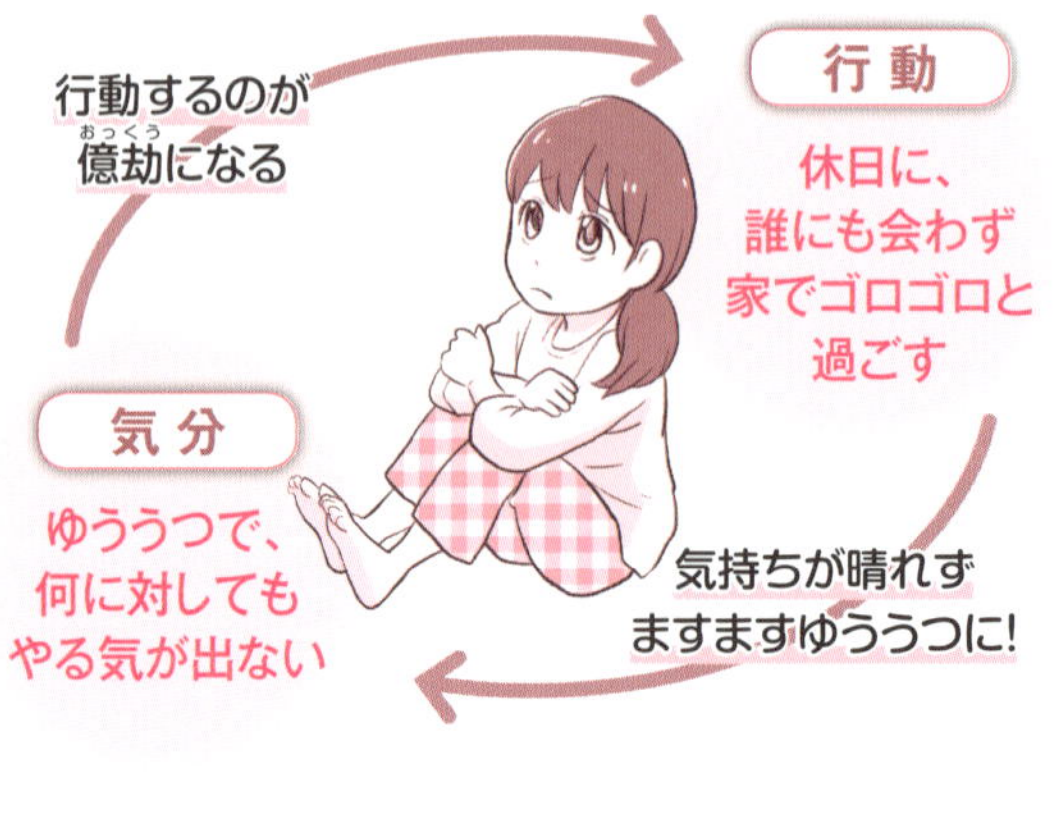
行動
休日に、
誰にも会わず
家でゴロゴロと
過ごす
気持ちが晴れず
ますますゆううつに!
気分
ゆううつで、
何に対しても
やる気が出ない
行動するのが
億劫《おっくう》になる

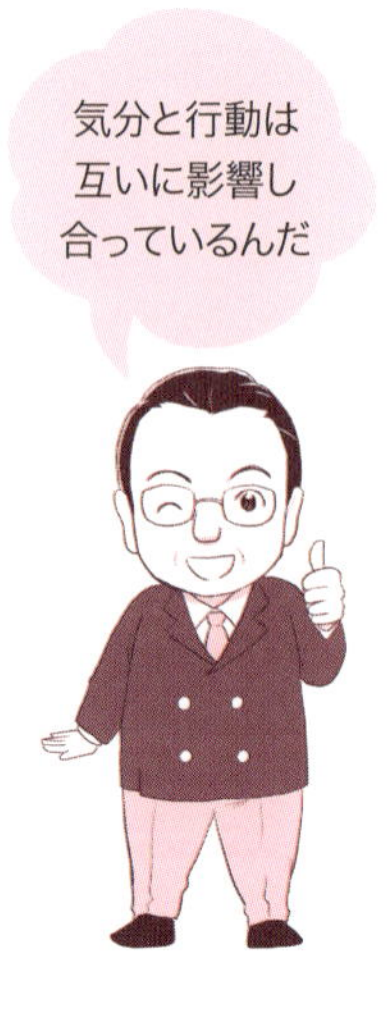
気分と行動は
互いに影響し
合っているんだ

+αの認知レッスン　行動を変える技法は、心理学の学習理論の発展形です。行動の結果としてよいできごとがあると、「また同じ行動をしよう」という意欲がわく、という原理です。

不安なこと、苦手なことにトライしてみる

新しい行動に挑戦し、気分の改善、認知の修正に役立てる（→ P102 ～）。
引っ込み思案な人、人見知りで悩む人にもおすすめ。

問題の明確化
現実的な問題と、その対処のための適応的な自動思考を書き出す。

↓

ブレインストーミング
新たな自動思考の検証に役立ちそうな、行動のアイデアを出す。

↓

アクションプラン決定
実行する行動をひとつに絞り、具体的な計画を立てる。

↓

アクションプランの実行

↓

結果の検証
うまくいったときは、その行動を習慣に。うまくいかなければプランや自動思考を修正。

問題解決力も、認知行動療法で高まる

ささいなことで**不安**になる人にも、行動のワークが有効です。「きっと失敗する」という思い込みを、行動で変えるのです。

「できたらいいな」と思う行動を書き出し、がんばればできそうな行動から着手。プランを十分に練って実行に移し、結果を検証します（上図参照）。「想像していたような悪い事態は起きない」ことを、少しずつ体感していくのです。

これをくり返すうちに、「自分はそんなにダメじゃない。うまくできることも多くある」という自信がつき、**問題解決力**も高まります。

新たな認知に自信がもてないときも、行動のワークが効果的です。「そう考える根拠はあるか」を**行動実験**で検証しましょう。「皆にきらわれている」という認知をもつ人なら、周囲とのやりとりを検証。「多くの人は好意的に接してくれている」という事実に気づくことができます。

+αの認知レッスン
認知の偏りがあると、行動する勇気をもちにくいもの。Part3 で自動思考の修正にとり組んでから、Part4 の行動のワークをおこなうと、効果的です。

ワークにとり組む

1日10分のワークで心が軽くなる！

ワークブックで思考を整理する

認知行動療法は、専門家のカウンセリング法として発展してきた心理療法です。

しかし現在は、本を使った**セルフワーク**でも、高い効果が得られることがわかっています。アメリカやイギリスではとくにこの波が広がり、ワークブックがベストセラーになるほど。病気未満のストレスやつらさを抱える人にも、広く推奨されています。

本書のワークブックを、ぜひ毎日のセルフワークに活用してください。仕事で行き詰まったとき、パートナーとの関係に悩むときなどに、思考を整理する方法としても役立ちます。

うつの改善＆予防効果も高い

治療を要する心の病にも、認知行動療法は高い効果を発揮します。とくに**うつ病**に対しては、薬と同等かそれ以上の効果が実証されています（左図参照）。日本でも、精神科やメンタルクリニックで認知行動療法が普及してきています。

電車などで息苦しさの発作が起きる**パニック症**、人前に出るのが不安な**社交不安障害**など、**不安障害**にも効果的です。

ただし、病気の可能性が疑われるときは、一度受診を。薬物治療が必要な場合もあるからです。専門の医師、カウンセラーの意見を聞いてから、セルフワークにとり組みましょう。

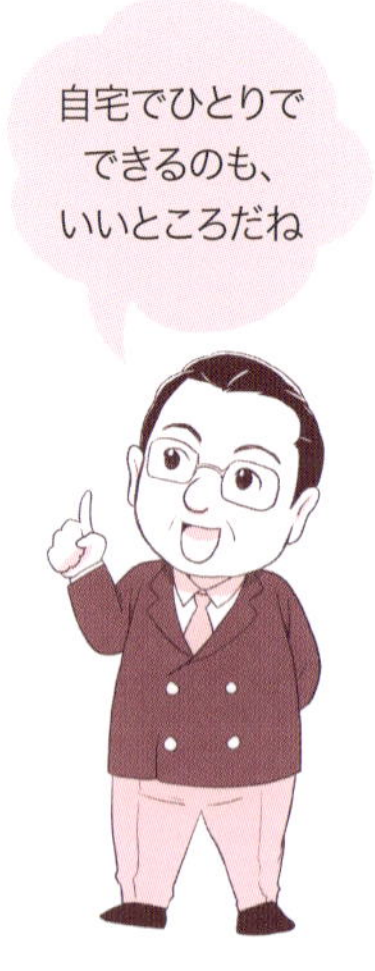

+αの認知レッスン　うつ病の患者さんでは、「自分に対する否定的認知」「世界（他者）に対する否定的認知」「将来に対する否定的認知」が認知の３徴と言われ、これらの認知を修正します。

本を使ったセルフワークで、うつもよくなる

1日ひとつのワークで十分。簡単なものは10分程度でできる。
自分を追い込まないよう、無理なく進めるのがコツ。

毎日のセルフワーク

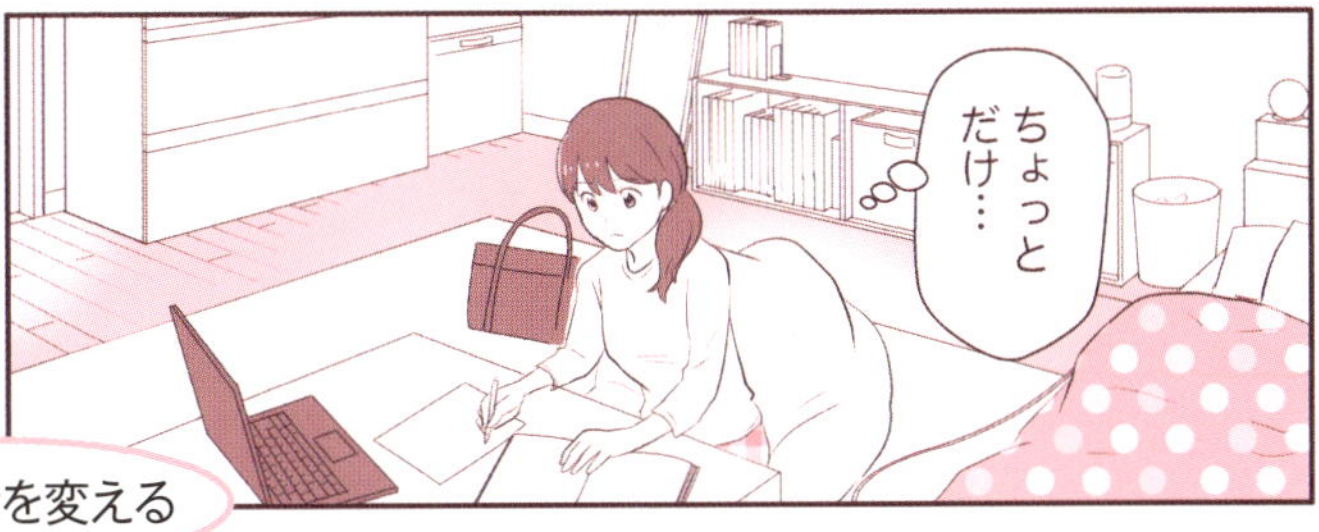
ちょっとだけ…

自動思考を変える
➡P46~

行動パターンを見直す
➡P100~

スキーマを修正
➡P134~

人づき合いの対処法を覚える
➡P166~

●うつ症状が1か月で改善

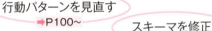

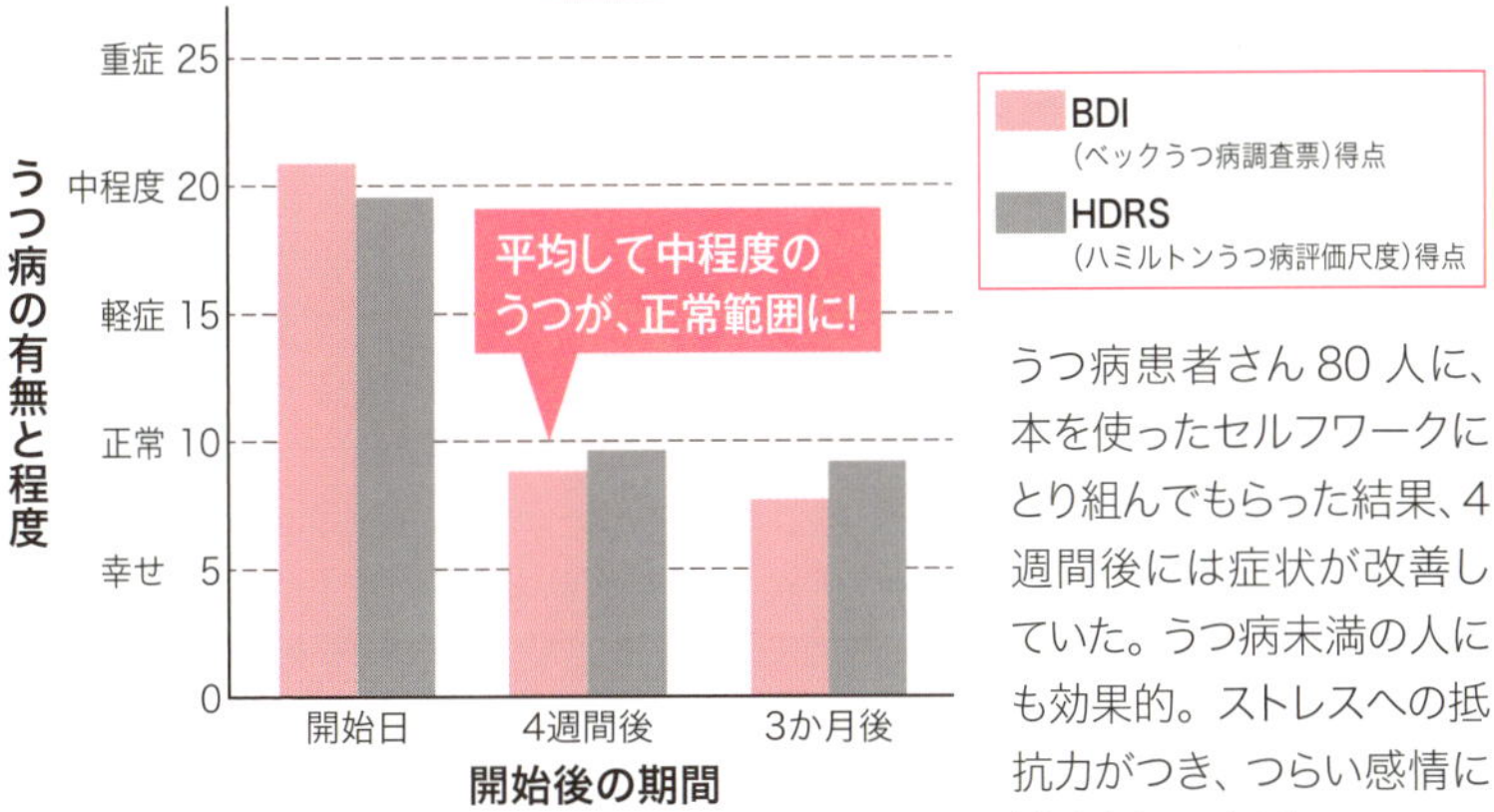
うつ病の有無と程度
重症 25
中程度 20
軽症 15
正常 10
幸せ 5
0
開始日
4週間後
3か月後
開始後の期間
平均して中程度のうつが、正常範囲に!
BDI
(ベックうつ病調査票)得点
HDRS
(ハミルトンうつ病評価尺度)得点

(Scogin,F., Hamblin,D. & Beutler,L., 1987より作成)

うつ病患者さん80人に、本を使ったセルフワークにとり組んでもらった結果、4週間後には症状が改善していた。うつ病未満の人にも効果的。ストレスへの抵抗力がつき、つらい感情に悩まされにくくなる。

+αの認知レッスン 典型的なうつ症状が出る「大うつ病性障害」だけでなく、状況によって症状とその程度が変わる「非定型うつ病(プチうつ)」にも効果があります。

ワークにとり組む

方法はいろいろ。自分に合うものを選んで

心の整理法は、ひとつじゃない

認知行動療法は、バリエーションが豊富なのがよいところ。認知の修正、行動の修正だけでも、いくつもの方法があります。

最近注目されている**マインドフルネス**も、広義には認知行動療法の一種。一瞬一瞬の体験に心を集中させ、特定の認知や感情から解放される方法です（→P202〜）。

本書のワークは、ページ順に進めるとより効果的ですが、むずかしく感じるときは、興味のあるワークから。不安をしずめる**リラクセーション法**も紹介していますので、ワークの前に、体をリラックスさせるのもいいでしょう。

不安が強いときは、できそうなワークから

「毎日のワークなんて、とても無理！」と**不安**を感じる人も、できそうなワークからで大丈夫です。無理せず、少しずつ進めましょう。

なお、このような不安が生じるのは、「すべてを完璧にやらなくては」という**認知**のせいかもしれません。気分が落ち込みやすい人は、「完璧にやれないなら、意味がない」と決めつける傾向があるのです。

むやみに不安がらず、一歩踏み出す勇気も大切です。「絶対に無理という根拠はないよね」「うまくできることもあるかも」というように、思考を調整していきましょう。

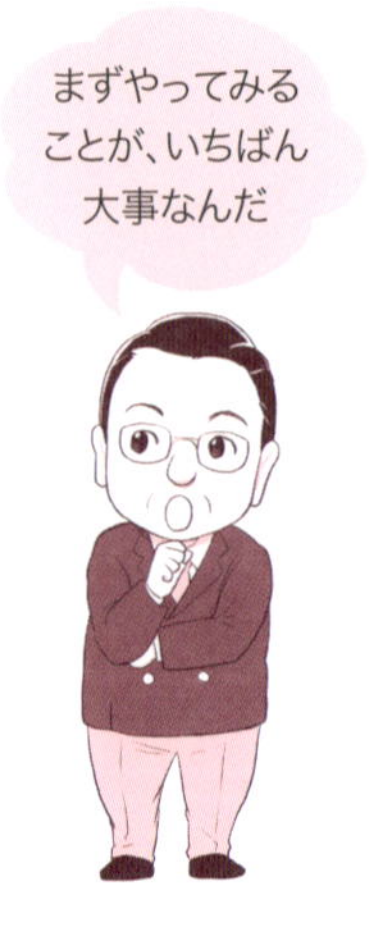
まずやってみる
ことが、いちばん
大事なんだ

+αの認知レッスン

「本を買ってきたけれど、どうしてもワークに手をつけられない」という人には、P120の「先延ばし行動を変えるワーク」が役立ちます。

認知行動療法は、こんなときに役立つ!

ゆううつ、不安、孤独、怒り。どんな感情もいきすぎるとつらくなる。
認知行動療法で、これまで抱えていた悩みや感情に挑戦してみよう。

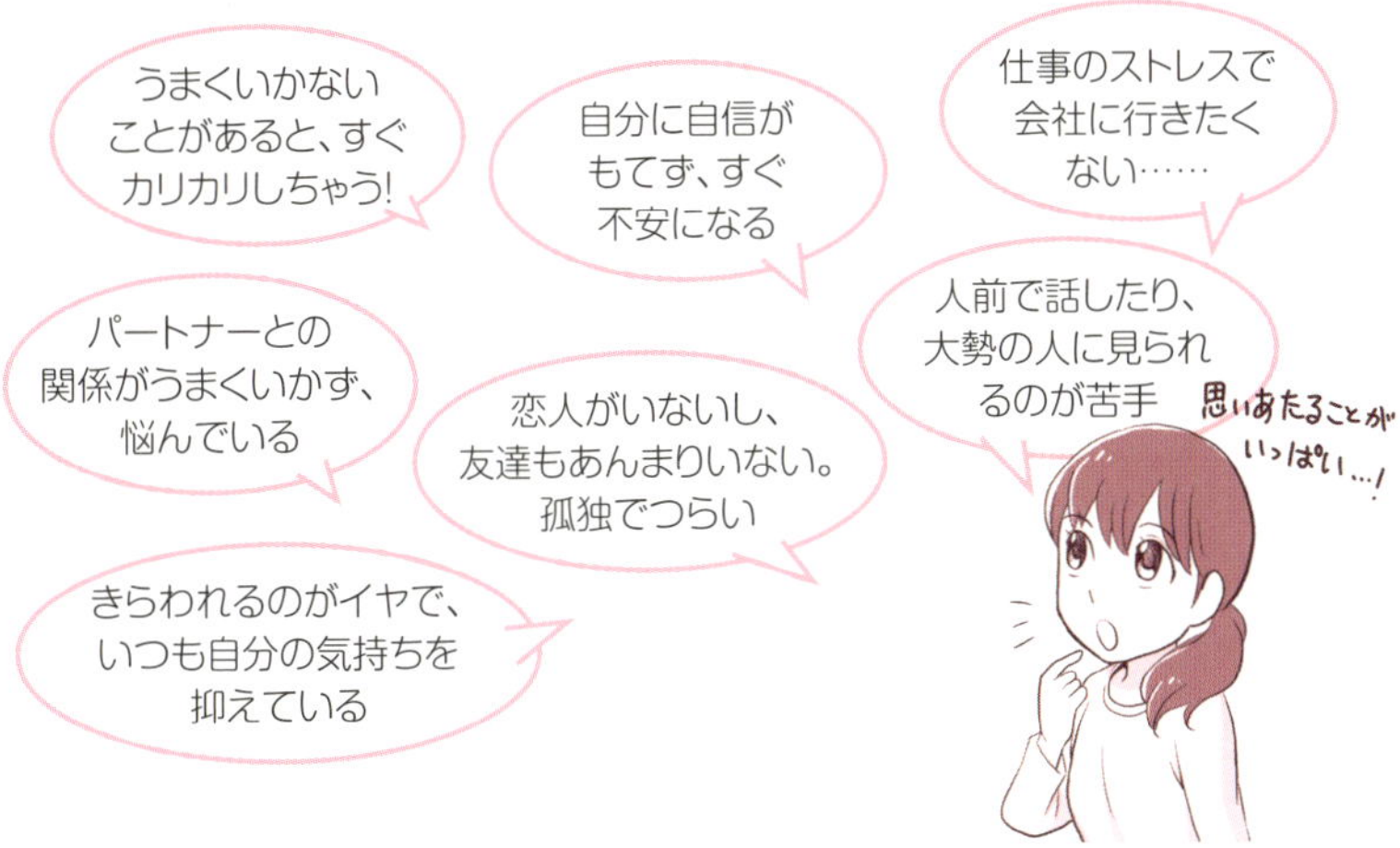
うまくいかない
ことがあると、すぐ
カリカリしちゃう!
自分に自信が
もてず、すぐ
不安になる
仕事のストレスで
会社に行きたく
ない……
人前で話したり、
大勢の人に見られ
るのが苦手
パートナーとの
関係がうまくいかず、
悩んでいる
恋人がいないし、
友達もあんまりいない。
孤独でつらい
きらわれるのがイヤで、
いつも自分の気持ちを
抑えている
思いあたることがいっぱい…!

怒りっぽさや人見知りも変えられる!

「怒りっぽいのは**性格**のせい」と思っていませんか? 原因は性格ではなく、認知です。

怒りをコントロールできない人は、「人はこうあるべきだ」という価値観にとらわれています。正義感が強く、まじめな人とも言えるでしょう。ただ、相手が自分の望むように行動してくれないと、相手を責めてしまうことも。怒りの問題を抱えているなら、**非適応的認知**を適応的な認知に変える必要があります。

反対に、**引っ込み思案**で思ったことを言えない人、**人見知り**が強い人にも、認知行動療法が効果的です。「人にきらわれてはいけない」「人前で恥をかいたら、おしまいだ」という、非適応的認知に挑戦するのです。人はそんなに、他人のことばかり気にしていません。あなたが自分に課しているルールが、本当は必要のないものだったと気づけるはずです。

+αの認知レッスン 怒りの問題を抱えている人には、P180からの「怒りの対処法」が有効。思いをうまく伝えるには、P170からの「アサーション・トレーニング」が役立ちます。

column

不安な場面では呼吸法でリラックス

心がつらいときは呼吸が浅くなりやすい

つらい気分は、体の症状とも密接に結びついています。不安、緊張が強いときには、呼吸が浅くなるもの。とくに息を吐く時間が短くなります。そのため、体内の酸素量が過剰になり、動悸《どうき》、冷や汗などの症状が出ることがあります。

不安を感じたら、時計を見ながらゆっくり呼吸をしましょう。3秒間かけて息を吸い、5〜6秒間かけて吐くことをくり返してください。おなかをふくらませる「腹式呼吸」を心がけると、呼吸がより深くなります。左手をおなかに当て、おなかの動きを意識してください。

緊張する場面や、新しい行動が不安なとき、パニックになりそうなときなどに、試してみましょう。

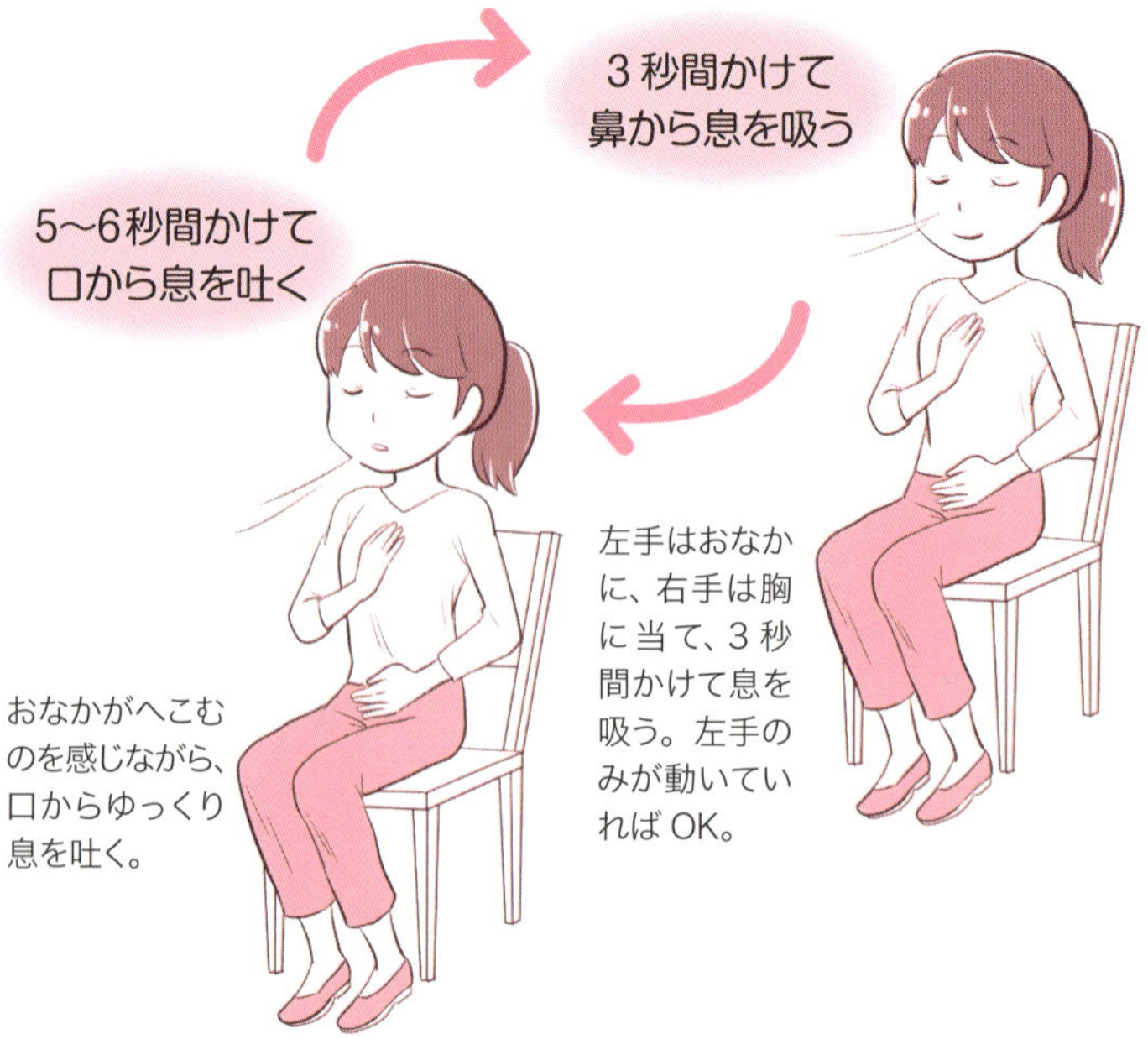
3秒間かけて鼻から息を吸う
5〜6秒間かけて口から息を吐く
左手はおなかに、右手は胸に当て、3秒間かけて息を吸う。左手のみが動いていればOK。
おなかがへこむのを感じながら、口からゆっくり息を吐く。

Part2

つらさの原因は、考えかたのクセだった！

ものごとを見るとき、解釈するときに
偏りがあると、心がつらくなりやすいもの。
つらい気分のとき、どんな思考が頭に浮かんでいるか
気づくことが、認知行動療法のスタートです。

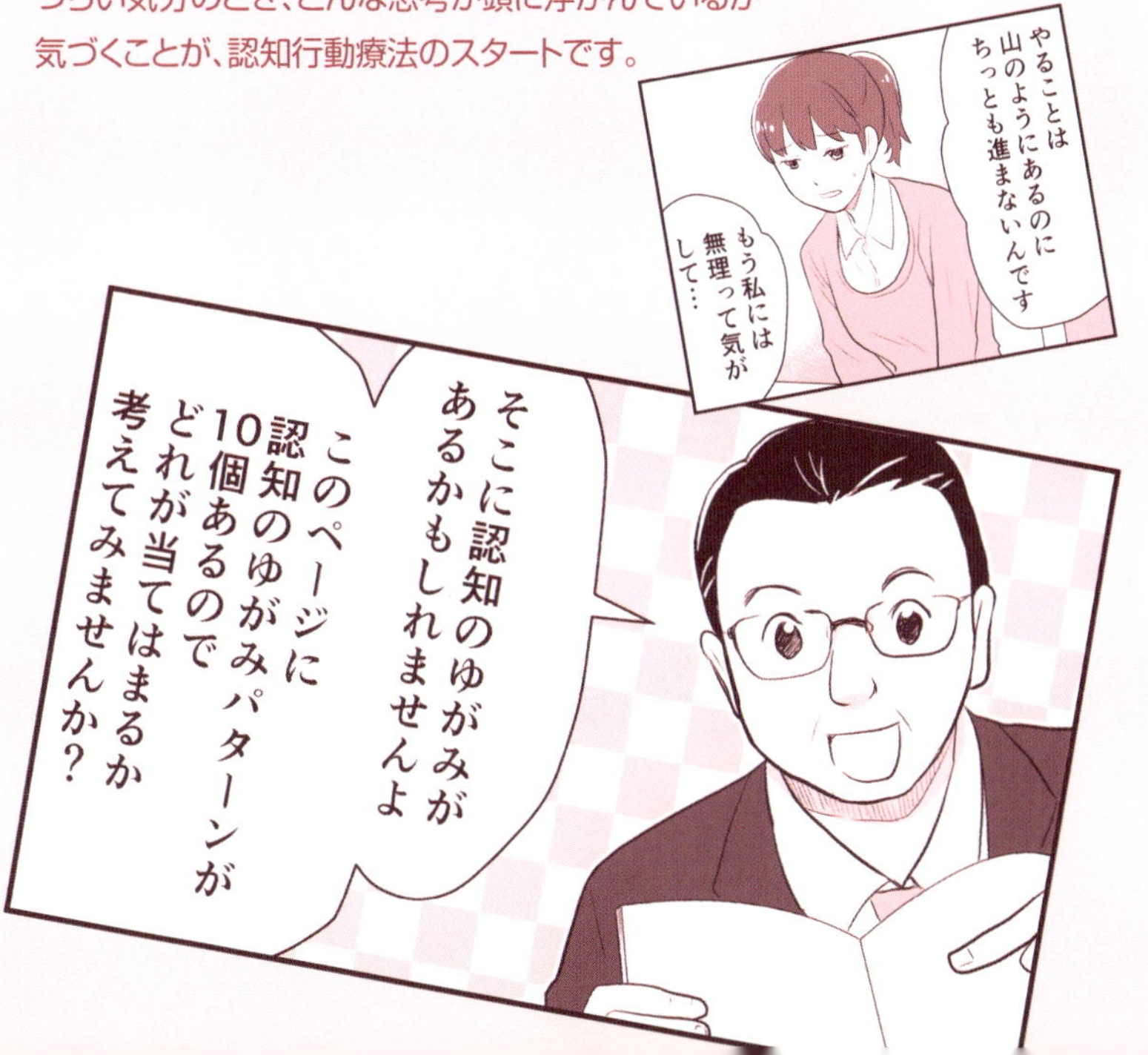
やることは山のようにあるのにちっとも進まないんです
もう私には無理って気がして…
そこに認知のゆがみがあるかもしれませんよ
このページに認知のゆがみパターンが10個あるのでどれが当てはまるか考えてみませんか？

思考と気分の関係に気づく

「完璧にやりたい、でも現実は……」

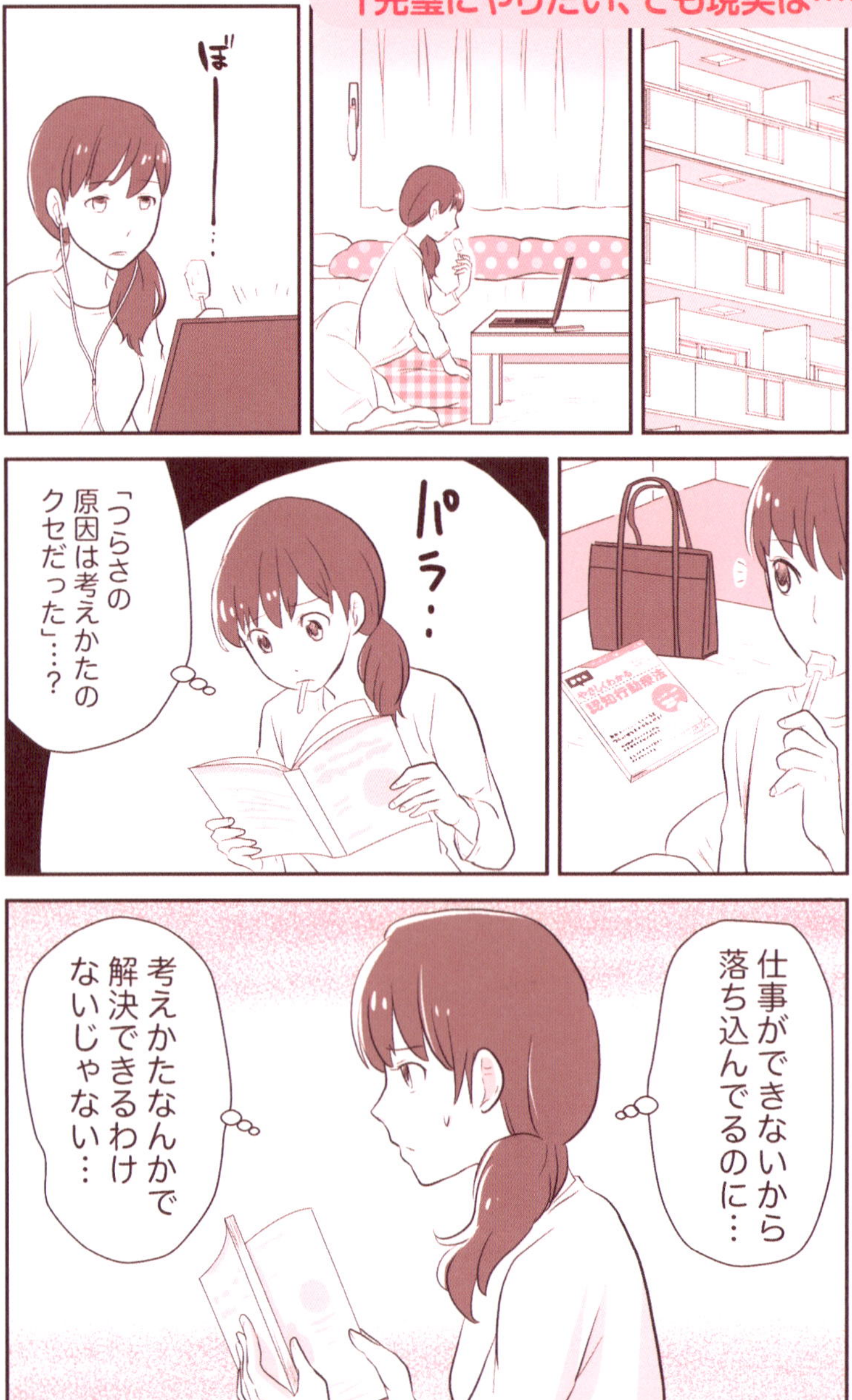
ぼーー…
やさしくわかる 認知行動療法
パラ…
「つらさの原因は考えかたのクセだった」…？
仕事ができないから落ち込んでるのに…
考えかたなんかで解決できるわけないじゃない…

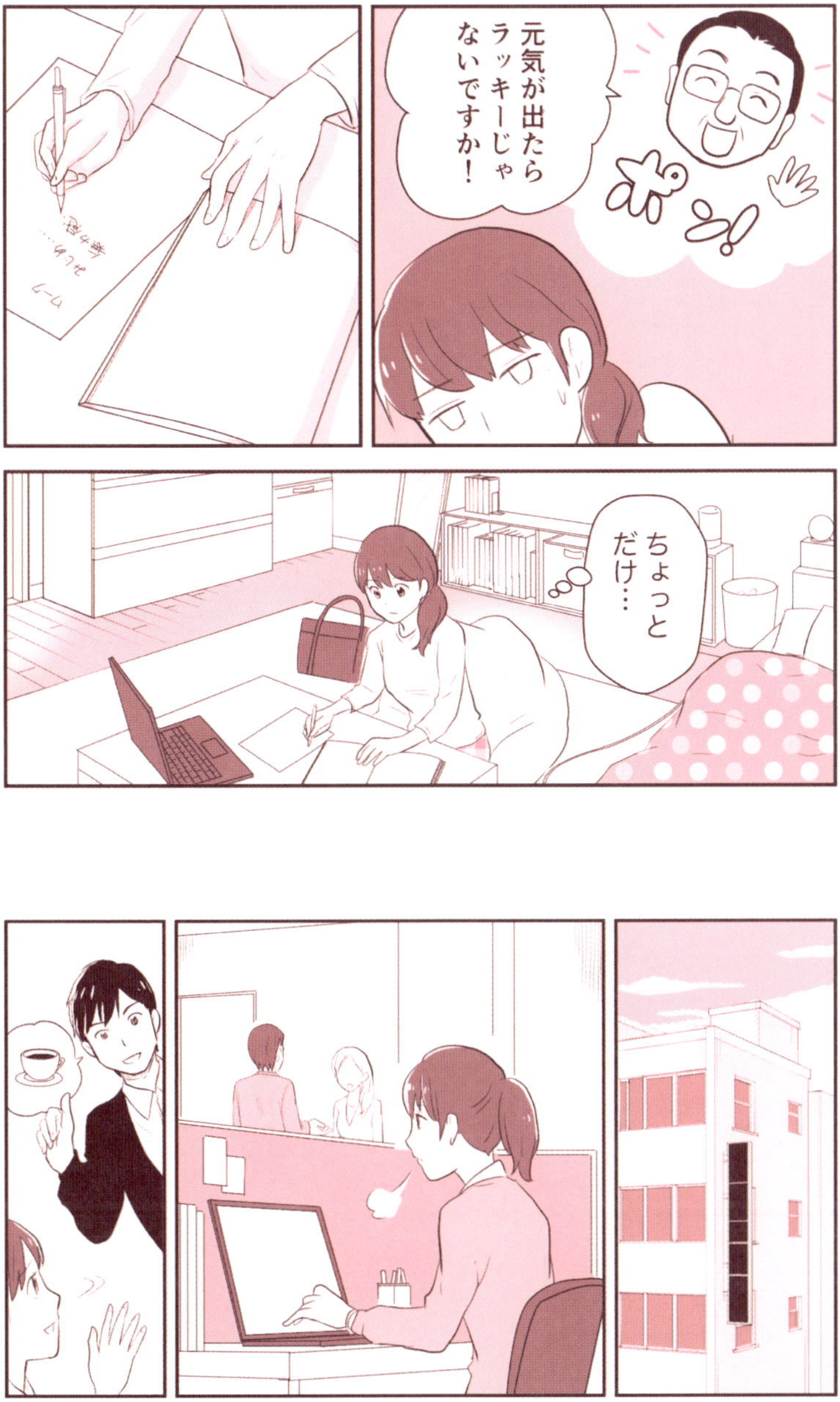
元気が出たら
ラッキーじゃ
ないですか！
ポン！
ちょっと
だけ…

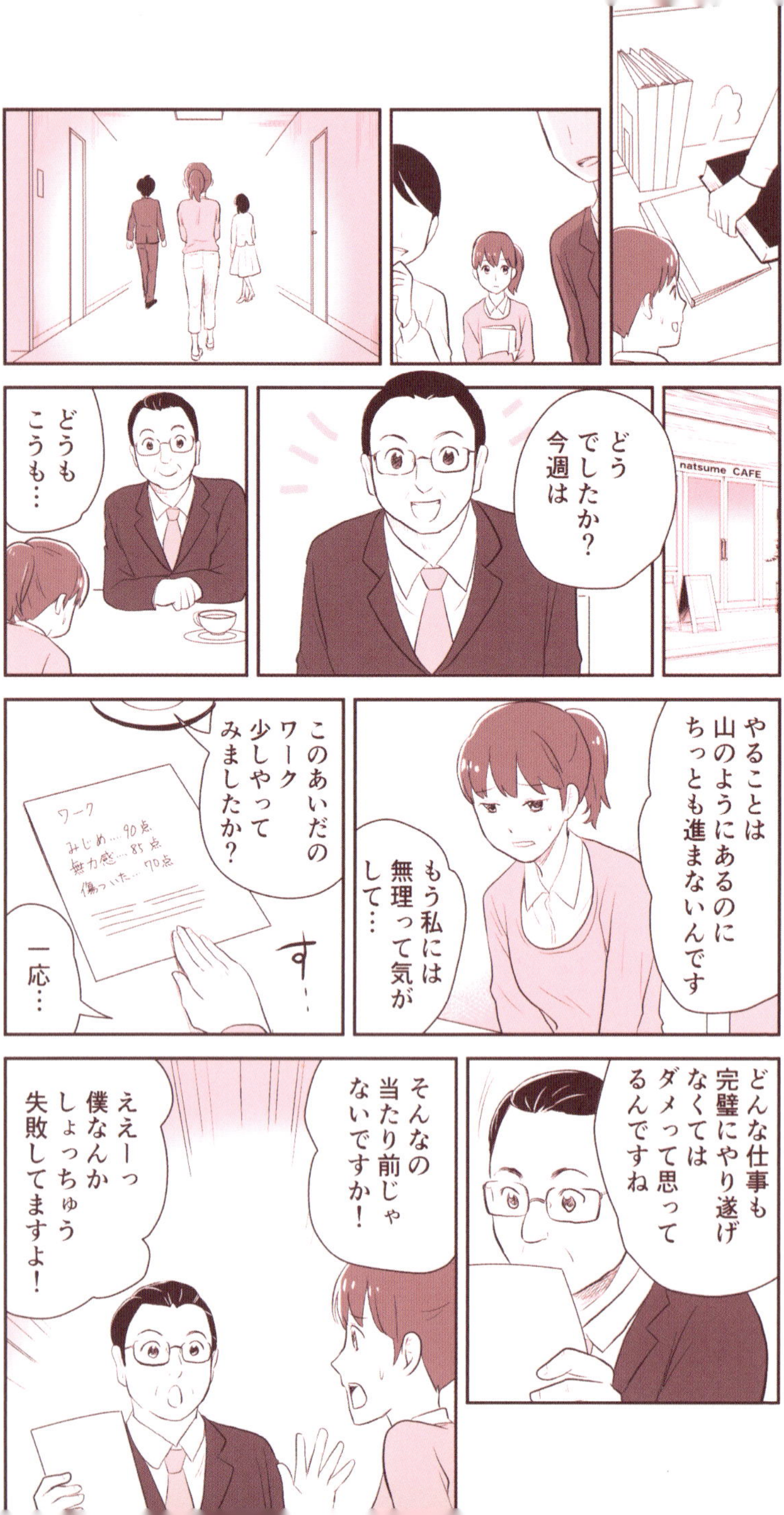
natsume CAFE
どうでしたか？今週は
どうもこうも…
やることは山のようにあるのにちっとも進まないんです
もう私には無理って気がして…
このあいだのワーク少しやってみましたか？
ワーク
みじめ…90点
無力感…85点
傷ついた…70点
す…
一応…
どんな仕事も完璧にやり遂げなくてはダメって思ってるんですね
そんなの当たり前じゃないですか！
ええーっ僕なんかしょっちゅう失敗してますよ！

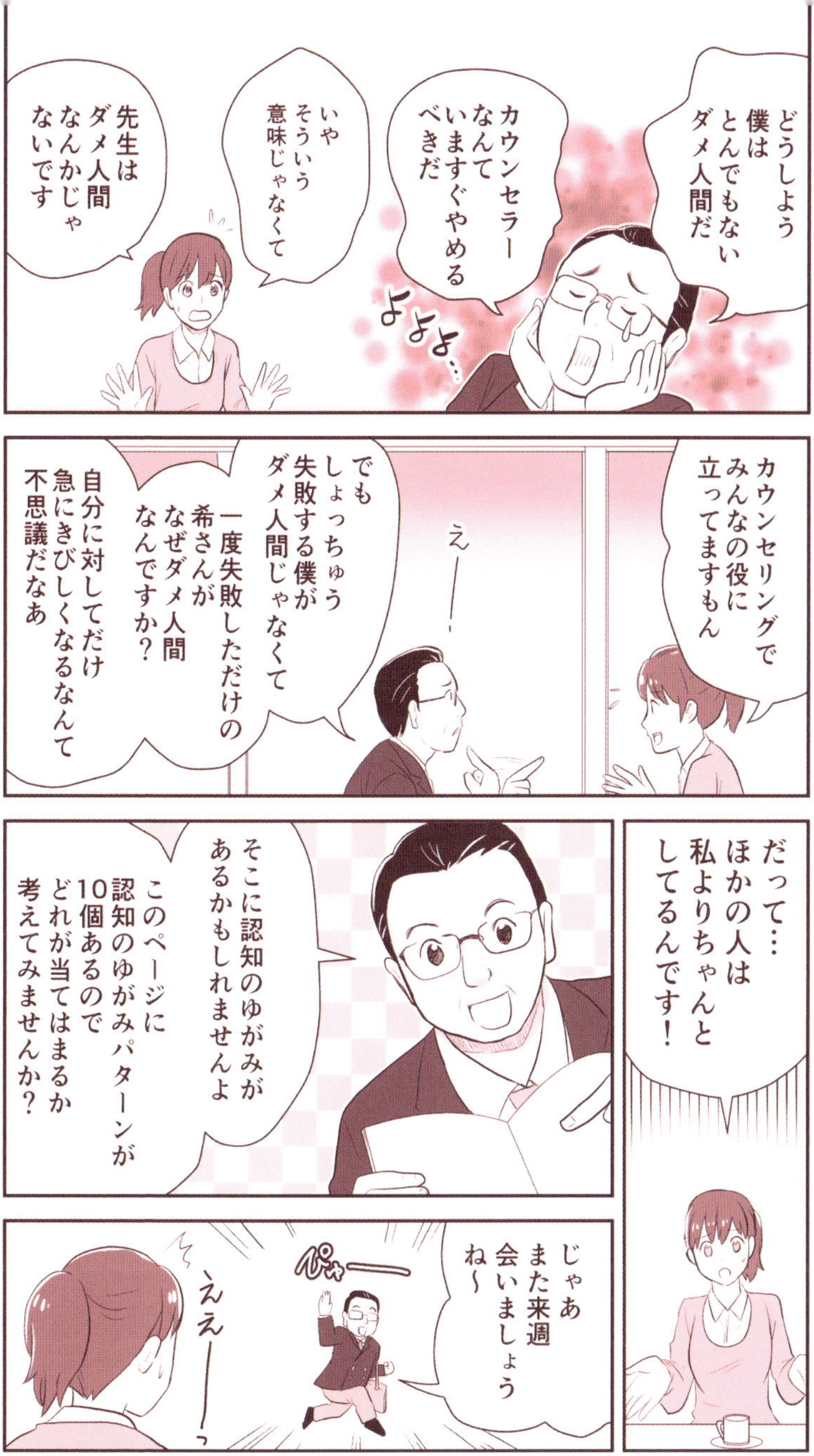
どうしよう 僕は とんでもない ダメ人間だ
カウンセラー なんて いますぐやめる べきだ
よよよ…
いや そういう 意味じゃなくて
先生は ダメ人間 なんかじゃ ないです
カウンセリングで みんなの役に 立ってますもん
え——!
でも しょっちゅう 失敗する僕が ダメ人間じゃなくて 一度失敗しただけの 希さんが なぜダメ人間 なんですか?
自分に対してだけ 急にきびしくなるなんて 不思議だなあ
だって… ほかの人は 私よりちゃんと してるんです!
そこに認知のゆがみが あるかもしれませんよ
このページに 認知のゆがみパターンが 10個あるので どれが当てはまるか 考えてみませんか?
じゃあ また来週 会いましょう ね~
ぴゅ——
ええ——っ

つらさの原因は？

とくにつらかった場面を振り返る

この1週間で、つらかったできごとは？

心がつらいときは、つらい**気分**に圧倒され、何も考えられなくなるものです。

でも、この先の生活を少しでも気分よく、おだやかに送れるようにするには、どこかで「つらさの原因」と向き合わなくてはなりません。

まずは、この1週間でつらかった<u>できごと</u>を思い出してください。とくに印象的だったことは何でしょうか？

ささいなできごとでもかまいません。**落ち込みや不安、怒り**などが強く生じ、気分が動揺したできごとから、あなたが抱えるつらさの原因を探っていきましょう。

つらい状況をリアルに思い出す

つらいできごとが多く、ひとつに絞れないときは、直近のできごとを選びましょう。つらかった状況と気分、頭に浮かんだことを、より具体的に思い出せるはずです。

できごとを特定できたら、ワークブックに記入を。左記の希《のぞみ》さんの例を参考に、「いつ」「どこで」「何があった」の順に書き出してください。

体の変化も見逃さないように。「緊張して冷や汗をかいた」「胸がドキドキして、苦しかった」などの症状があれば、あわせて書き留めます。このような身体症状が、気分の動揺を強くし、認知のゆがみを悪化させることもあるためです。

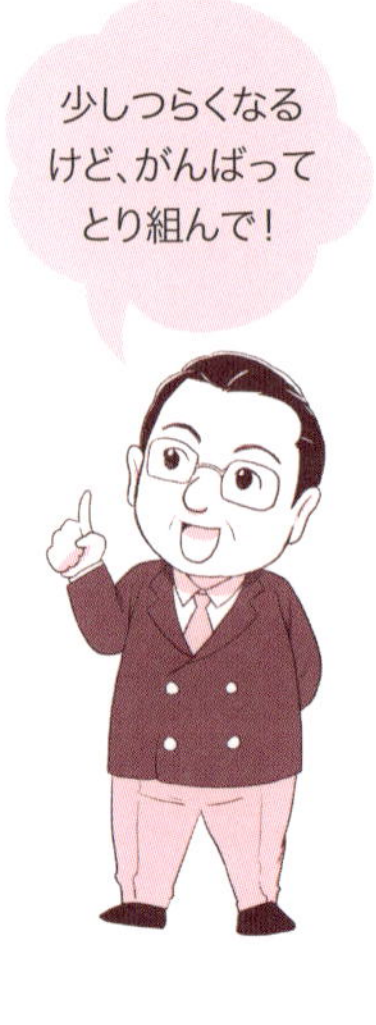
少しつらくなるけど、がんばってとり組んで！

+αの認知レッスン　ゆううつさが強いときは「体が重く、朝起きられない」症状が代表的です。不安なときは冷や汗や手の震えが、怒りが強いときは顔のほてりや筋肉のこわばりなどが生じます。

とくにつらかった場面を記入する

打ち合わせのあとに、「自分はやっぱりダメだ」と落ち込んでしまった希さん。
翌週もつらい気分が続き、別のミスをしてしまった。

いやなできごとシート

〈希さんの場合〉

いつ？ 5月22日（火） 19時

どこで？ 会社のデスクで

何があった？ 先輩の田口さんに、「先週頼んでいたあの資料、どうなった？」と聞かれた。新しいプロジェクトの打ち合わせのことばかり気にしていて、途中までしか進めておらず、期日を過ぎていたことに気づいた。「あの、申し訳ありません……まだ途中で」と答えると、「残りは俺がやっておくから大丈夫だよ」と言われた。

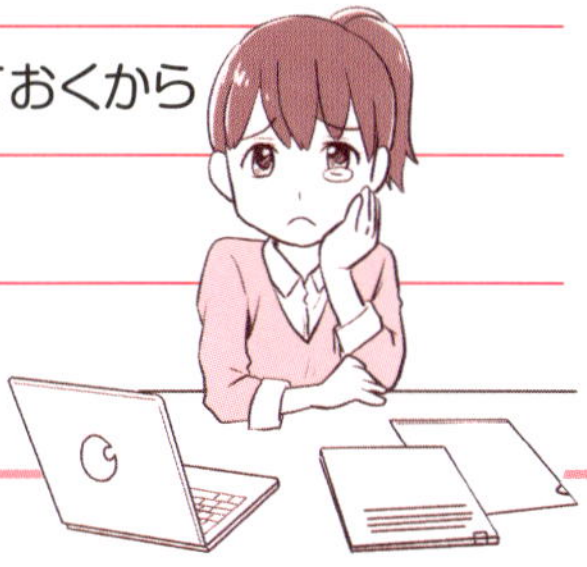

Let's try! ➡ワークブックP1に書いてみよう

+αの認知レッスン ワークシートにできごとを書き出すときは、事実に即した情報を記入しましょう。誰かにいやなことを言われた場合は、その言葉をできるだけ具体的に記します。

つらかったときの気分を言葉にする

つらさにも種類がある

つらかった**できごと**を書き出したら、次にそのときの**気分**を明確にします。

「とにかくつらかった」「最悪だった」では、範囲が広すぎて、原因の特定につながりません。

たとえば「ゆううつ」と「無力感」とでは、あらわすものが異なります。無力感の場合は、自分には状況をコントロールできないという〝圧倒される感じ〟が含まれます。

左の言葉リストを参考に、あなたの気分にぴったり合うものを見つけましょう。しっくりこないときは、「情けない」「自己嫌悪」「腹立たしい」など、別の言葉を使ってもかまいません。

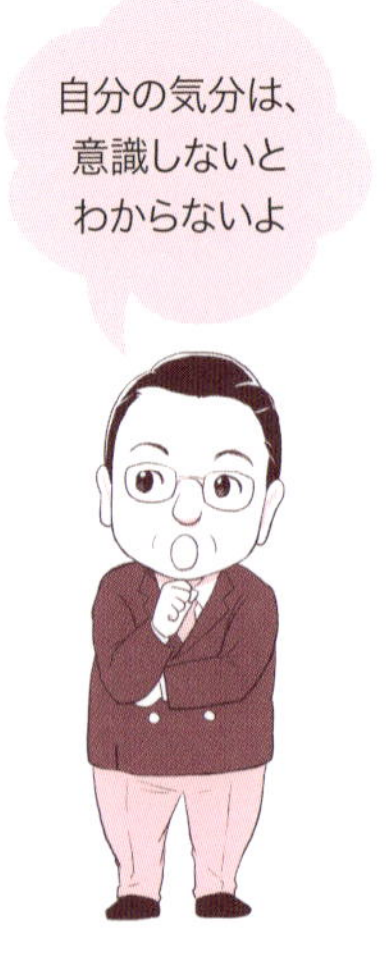
自分の気分は、意識しないとわからないよ

気分と思考を切り離そう

気分を言葉にする練習は、とても大切。毎日続けるうちに、つらい気分に飲み込まれにくくなります。自分を苦しめる**思考**と、思考がもたらす**気分**とを、分けて考えられるようになるからです。

気分の特徴は、ひと言であらわせること。思考の場合は、「怒られたらどうしよう」というように、文章の形式をとります。この点に注目すると、気分と思考を区別しやすくなります。

なお、つらいときに生じる気分はひとつではありません。多くの場合、3つくらいの感情を選ぶと、そのときの気分を正確に表現できます。

+αの認知レッスン
「気分をあらわす言葉リスト」を見て、すべて当てはまる気がするときは、つらい気分に圧倒されている証拠。時間がかかっても、気分を客観視する練習をしていきましょう。

あなたの気分にぴったりの言葉は、どれ？

心がつらくなりやすい、代表的な気分のリスト。自分の気分にぴったりのものがなければ、書き足して使って。

気分をあらわす言葉リスト

ゆううつ	悲しい	傷ついた	むなしい
がっかり	絶望	みじめ	無力感
罪悪感	うんざり	屈辱	おびえ
不安	心配	パニック	失望
緊張	恐怖	困惑	はずかしい
		怒り	イライラ
		興奮	くやしい
		神経質	無我夢中

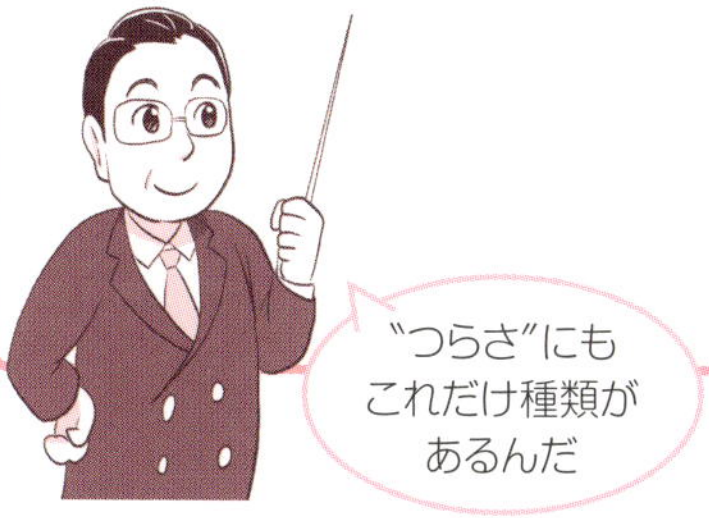

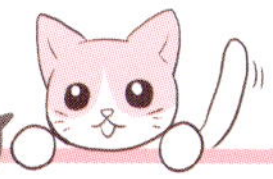

やってみよう!

気分と思考を区別するレッスン

心を整理するためのトレーニングに挑戦してみよう。下の言葉が「気分」「思考」のどちらに当てはまるかを考えて、該当するものを丸で囲む。

Q1 私はどうしようもない……………………気分　思考
Q2 腹が立つ……………………気分　思考
Q3 何もする気になれない……………………気分　思考
Q4 はずかしくて耐えられない……………………気分　思考
Q5 イライラする……………………気分　思考

レッスンの解答 A1……思考　A2……気分　A3……思考　A4……思考　A5……気分
＊Q4は、「はずかしい」だけなら気分ですが、「耐えられない」は頭のなかの思考です。

100点満点で数値化する

いつも「絶望100点」ではない

気分の**種類**だけでなく、**強さ**も重要です。

考えられる限り、もっとも強い気分を100点とします。つらく感じたときの気分が、100点満点で何点かを評価してください。

複数の気分が生じているときは、それぞれの気分について点数をつけます。

動揺している瞬間は「絶望100点」「パニック100点」というように、気分を過大視しがち。でも、その日の夜や翌日に落ち着いて振り返ると、客観的に評価できます。

慣れてきたら、つらく感じるときに、その場で気分の強さを測ることを習慣にします。

数値の変化で、効果を確かめる

認知行動療法で**思考のクセ**を修正すると、**気分の点数**が改善します。修正前の点数が「ゆううつ90点」だとしたら、翌週は80点、翌々週は70点と、日を追って低下するはず。

気分を採点することは、ワークの効果を実感するうえでも大切です。

ただ、ネガティブな気分がゼロになるわけではないことも、知っておいてください。何かのきっかけでつらい気分が生じるのは、誰にでも起こる反応です。強い気分に支配されず、落ち着いて対処できることを目標に、ワークにとり組みましょう。

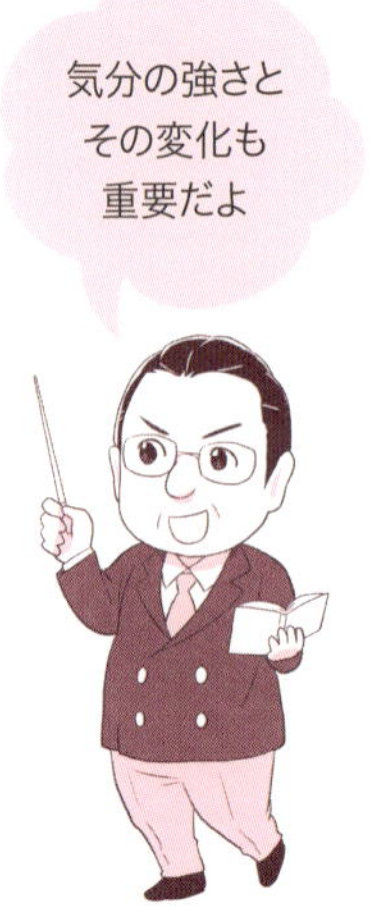
気分の強さと
その変化も
重要だよ

+αの認知レッスン
感情の出かたは、人それぞれ。つらいできごとと、そのときの気分を振り返る習慣をつけると、どのような感情に悩まされやすいのか、あなたのパターンが見えてきます。

つらかったときの、気分の強さは？

P47の「つらいできごと」のときに、どんな気分がどの程度の強さで生じたか、気持ちの点数シートに記入する。希さんの場合は、みじめな気分がもっとも強かった。

気分の点数シート

[みじめ] 90 点
[無力感] 85 点
[傷ついた] 70 点
[ ] 点
[ ] 点

Let's try! ➡ワークブックP2に書いてみよう

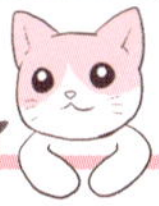

やってみよう!

よくある状況から、気分を点数化

いやな状況を想像し、そのときの気分と点数を書き出してみよう。慣れると、気分をうまく捉えられるようになる。

例1 駅のホームで会社の後輩を見かけ、目が合った。後輩は挨拶もせず、そのまま別方向に向かった。

[ ] 点
[ ] 点
[ ] 点
[ ] 点

例2 用事が重なって、そうじができずにいたところ、夫から「なんか部屋がきたないね」と言われた。

[ ] 点
[ ] 点
[ ] 点
[ ] 点

+αの認知レッスン　特定の状況で生じる気分について、「正解」「不正解」はありません。「こんな感情をもつべきじゃない」などと否定せず、感じたことを正直に記入することが大切です。

自動思考に気づく

つらいときに浮かぶ考えに注目する

自分を追い詰める思考に気づく

つらい気分の背景には、自分を追い詰める**自動思考**が必ずあります。ゆううつさや悲しさ、不安などの犯人は、自動思考なのです。

P47のつらい場面で、頭に浮かんだ思考を思い返してください。「どうしてこんな失敗をしたんだろう」「いつも人を傷つけ、きらわれてしまう」など、何らかの思考が生じたはずです。

どうしても思い出せないときは、同じ状況をリアルに想像します。そのときに、頭のなかに浮かぶ考えをシートに記入しましょう。多くの場合、複数の考えが浮かびます。頭に浮かんだことを、すべて書き出すようにしてください。

とくにつらくなる「ホットな思考」に注目

複数の考えが、心に等しく作用するわけではありません。あなたをとりわけ苦しめる、特定の思考があるはずです。認知行動療法では、このような思考を**ホットな思考**と言います。

ホットな思考を特定するコツは、複数の考えを、ひとつひとつ思い浮かべること。もっとも心がざわつき、悲しくなったり苦しくなったりするものが、ホットな思考です。

ホットな思考は、あなたが最初にとり組むべき課題です。忘れないうちに、別冊ワークブックP2に記入を。左図のようにペンで囲み、ひと目でわかるようにしておきます。

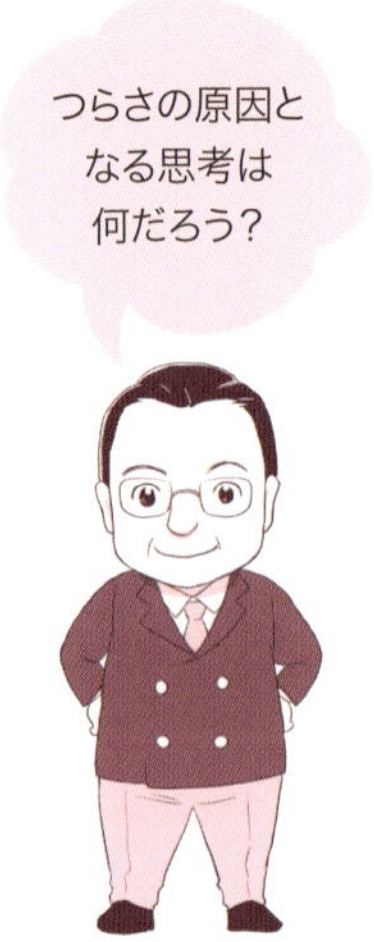

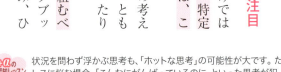

+αの認知レッスン
状況を問わず浮かぶ思考も、「ホットな思考」の可能性が大です。たとえば、仕事のストレスに悩む場合。「こんなにがんばっているのに」といった思考が犯人かもしれません。

自動思考がつらい気分をつくる

状況と自動思考、気分の関係を見てみよう。つらい気分には、
ホットな思考が強く影響しているとわかる。

希さんの例

状況

5月22日（火）19時。会社のデスクで。別の仕事が途中のままで、期日を過ぎていたことがわかり、先輩に謝った。「俺がやっておくからいいよ」と言われた。

自動思考

- 皆はちゃんとできているのに私だけが失敗している
- 大事な仕事でミスをするなんて、許されない
- 私にはこの仕事は無理かもしれない

気分

- みじめ　90点
- 無力感　85点
- 傷ついた　70点

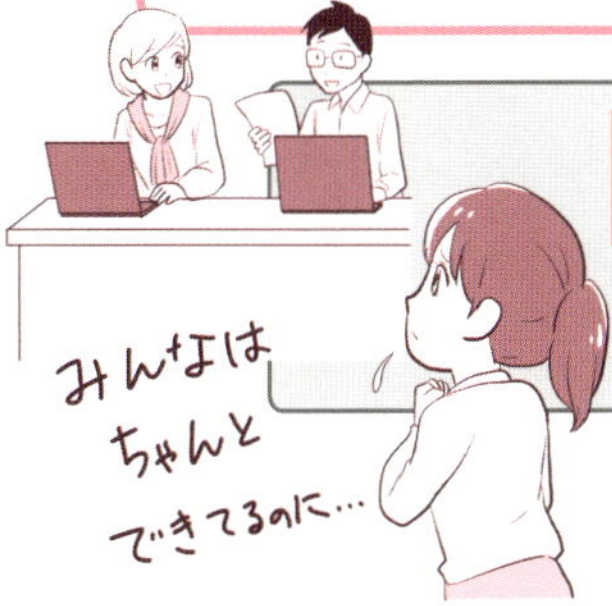

「皆は優秀なのに、自分はダメだ」という考えが、希さんのみじめさ、無力感の最大の原因だった。

Aさんの例

状況

先週の金曜、21時。自宅で。
結婚を考えていた彼女から、30歳の誕生日を前にして、別れを告げられた。

自動思考

- 自分はこの先、一生ひとりだ
- 自分のような人間を好きになる女性なんて、誰もいない
- いいことなんてひとつもない

気分

- 絶望　90点
- 傷ついた　85点
- 失望　80点

フラれたという事実から、「自分は一生ひとりだ」という考えが浮かび、深い絶望にとらわれている。

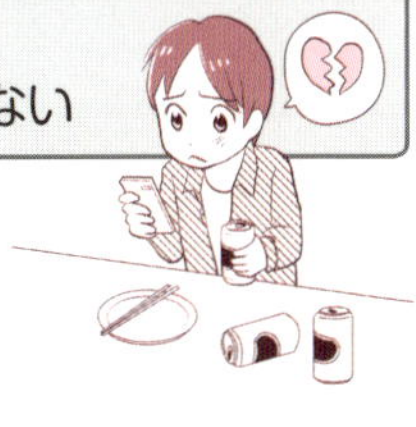

Let's try! ➡ワークブックP2に書いてみよう

+αの認知レッスン　「フラれてつらいのは当然」と思う人もいるかもしれません。しかし、問題はフラれたことではありません。強い絶望で自分を苦しめる「認知のゆがみ」が問題なのです。

自動思考に気づく

よくある自動思考からあなたの思考を探る

言葉が思い出せないこともある

「思考がまるで思い出せない」「つらかったとしか言えない」という人もいるかもしれません。ワークに慣れないうちは、誰にでもありえることです。このようなときは、思考を見つけるツールを上手に活用しましょう。

左ページの**DACS質問紙**は、ゆううつさや不安の原因となりやすい考えを、統計的に抽出したもの。全部で50の思考パターンがあり、あなたの考えに近いものが見つかるはずです。どれも当てはまる気がして、多くの設問で「4」「5」を選んだ場合は、より心が揺れ動く**ホットな思考**（→P52）に焦点を当てます。

思考を意識する習慣をつけて

質問紙は、ワークをスムーズに進める助けになります。

ただ、自分の思考を日常的に意識することも大切です。特定の自動思考を修正し、心が軽くなったあとも、この先の人生は続きます。何かのきっかけで、また心がつらくなるときもあるでしょう。そんなとき、自分で思考を捉える力がついていると、原因を特定し、対処することができます。

つらくなりかけたときに、そのサインに気づき、**セルフワーク**で早めに対処できるようになるのが理想です。

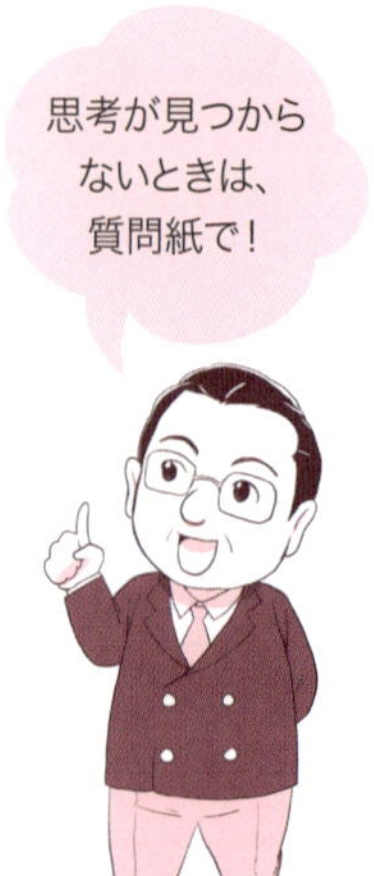

+αの認知レッスン　オンラインの認知行動療法サイト「こころネット・パーソナル」でも、DACS質問紙を使った認知行動療法を有料で受けられます（http://cbt.kokoronet.ne.jp/）。

質問紙を使って、あなたの考えをチェック

質問は全部で 50 問ある。質問 1 ～ 40 までで「4」「5」と答えた項目、または質問 41 ～ 50 までで「5」に丸がついた項目が、問題となる自動思考。

DACS質問紙（一部抜粋）

		全くそう思っていなかった	あまりそう思っていなかった	どちらともいえない	かなりそう思っていた	非常にそう思っていた
1	私にはこの先うれしいことがないだろう。	1	2	3	4	5
2	私はこの先幸せになれないだろう。	1	2	3	4	5
3	私にはこの先よいことがないだろう。	1	2	3	4	5
4	私の生活はこの先さびしいものになるだろう。	1	2	3	4	5
5	私は幸せになれないだろう。	1	2	3	4	5
6	私はこの先きっと孤独になるだろう。	1	2	3	4	5
7	この先の私の生活は充実感のないものになるだろう。	1	2	3	4	5
8	この先の私の生活は楽しくないものになるだろう。	1	2	3	4	5
9	この先私の努力は報われないだろう。	1	2	3	4	5
10	私にはこの先恋人ができないだろう。	1	2	3	4	5
11	私にはこの先いやな人とつき合わなければならないことがたくさんあるだろう。	1	2	3	4	5
12	私にはこの先いやなことを断れない事態がたくさんあるだろう。	1	2	3	4	5
13	私にはこの先他人に誤解されることがたびたびあるだろう。	1	2	3	4	5
14	私にはこの先やりたくない仕事を無理やりやらされることが多いだろう。	1	2	3	4	5

Let's try! ➡ワークブック P3 で試してみよう

+αの認知レッスン 質問紙に回答するときは、回答間の整合性などを気にせず、自由に答えましょう。人に見せるものではないので、「こんな考えははずかしい」という気持ちも無視してください。

認知のゆがみには10のパターンがある

「推論の誤り」が認知をゆがめる

「あなたの考えには偏りがあります」と言われ、素直に納得できる人などいないはず。あなたにとってはごく自然で、慣れ親しんだ考えです。どこが偏っているか、自分で気づくのは簡単ではありません。

そこで役立つのが、**認知のゆがみ**を分類した**「推論の誤り」**です。全部で10種類あり、どこがどう偏っているかを具体的に指し示してくれます。

あなたのホットな思考（→P52）にとり組む前に、まずは偏りのパターンを見ていきましょう。思い当たる点が、きっとあるはずです。

推論の誤り 1 全か無か思考

100%でなければ失敗と考えてしまう

ものごとを極端に捉える、二者択一的な傾向。「白黒思考」とも呼ばれる。現実には、100%うまくいくことなどほとんどないのに、「100%でなければ意味がない」と考えてしまう。自分のマイナス面だけでなく、他者のささいな欠点が許せないことも。

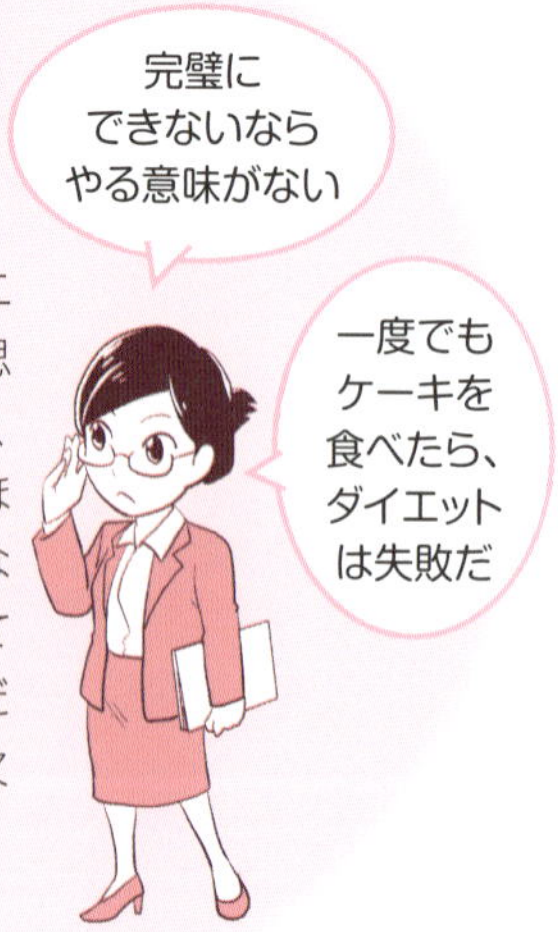
完璧にできないならやる意味がない
一度でもケーキを食べたら、ダイエットは失敗だ

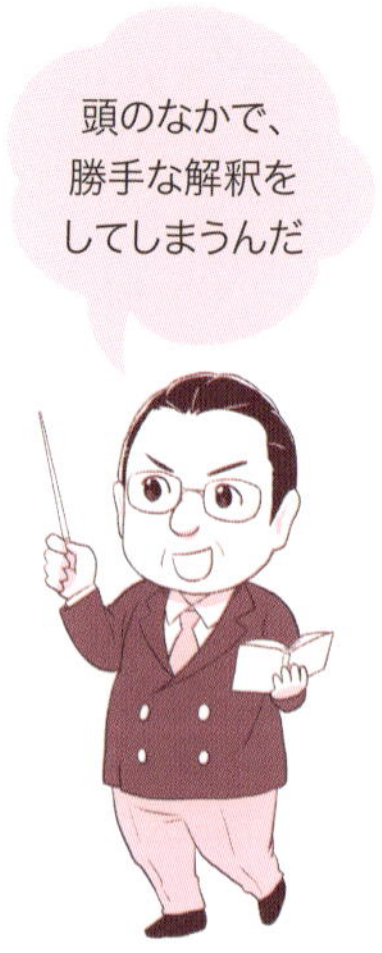
頭のなかで、勝手な解釈をしてしまうんだ

+αの認知レッスン
「全か無か思考」をもつ人は、努力家で働き者であることがほとんど。成果が出ているときには自信をもって努力できますが、何かのきっかけで心が折れることがあります。

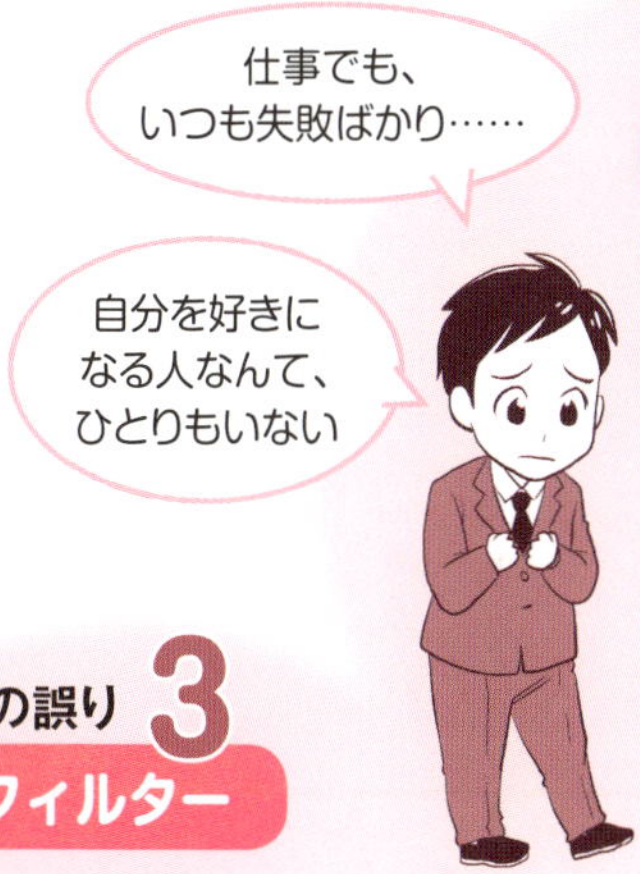
仕事でも、
いつも失敗ばかり……
自分を好きに
なる人なんて、
ひとりもいない

推論の誤り 2 一般化のしすぎ

ひとつのよくないことで、すべてを判断

たったひとつのできごとを根拠に、あらゆることが悪い結果になると予測する。ひとりの女性に断られただけなのに、「どんな女性を誘っても、絶対断られる」と決めつけたりする。

推論の誤り 3 心のフィルター

悲観的なメガネをかけて生きている

世の中や他人のよい部分がまるで見えなくなり、現実のすべてが悪いことに思える。自分の長所も目に入らない。「少し太った？」と言われただけで、自分の体型のことしか目に入らなくなるなど。

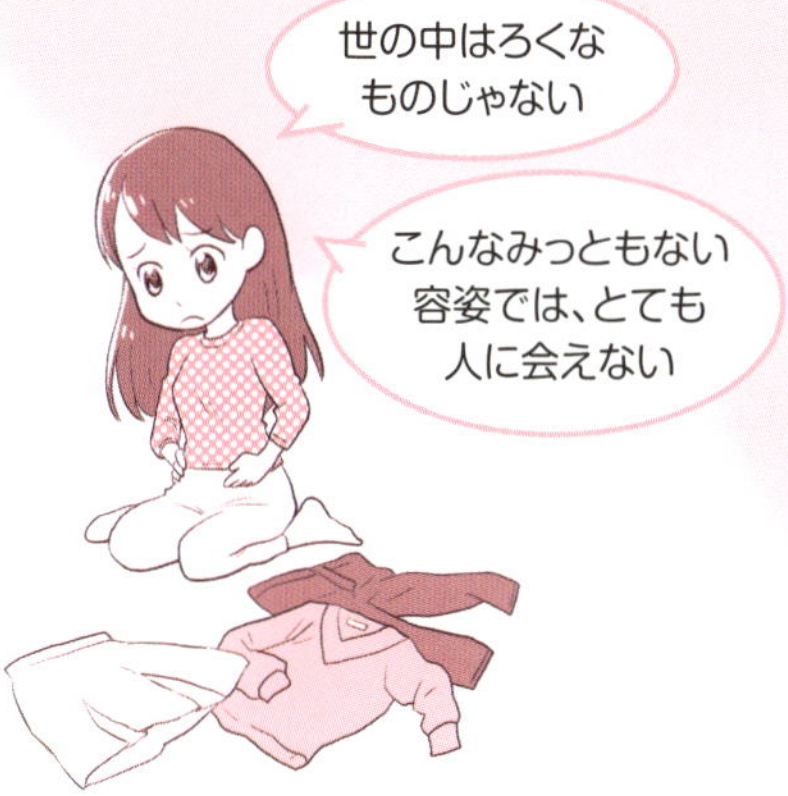
世の中はろくな
ものじゃない
こんなみっともない
容姿では、とても
人に会えない

推論の誤り 4 マイナス化思考

すべてを悪いできごと、悪い評価にすり替える

すべてのものごとにマイナスの意味づけをする。自分が出した成果さえ「偶然だ」と解釈し、どんどん自信をなくしてしまう。皆から高い賞賛を受けても、信じることができない。

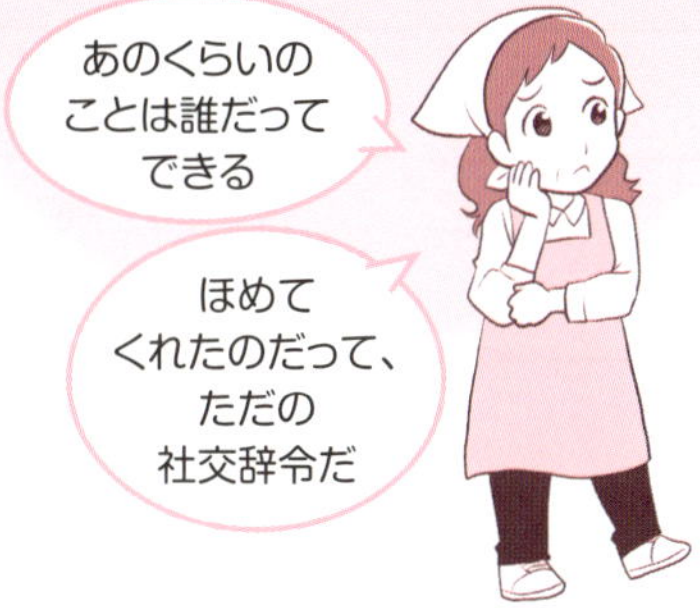
あのくらいの
ことは誰だって
できる
ほめて
くれたのだって、
ただの
社交辞令だ

+αの認知レッスン 「どうせ私は……」と口にする人の多くは、マイナス化思考を抱えています。素敵なパートナーに出会っても、「私なんてすぐ捨てられる」と思い込み、自分を不幸にすることも。

推論の誤り 5 結論の飛躍

不幸を告げる占い師に似ている!?

「先読みの誤り」「心の読みすぎ」の２種類がある。前者は自分の将来についての結論で、後者は他人の気持ちに関する結論。根拠もなく勝手にストーリーをつくり上げ、「～に決まっている」と思い込む。

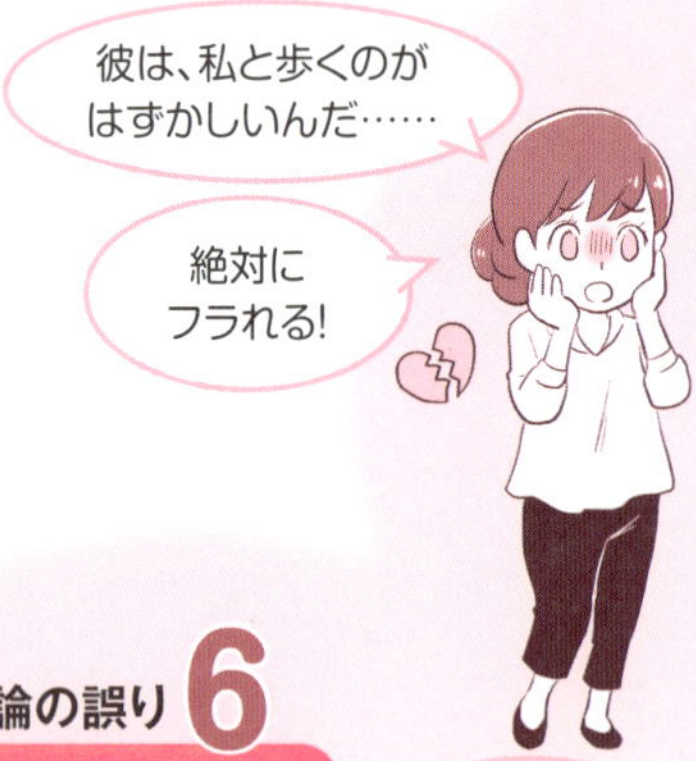
彼は、私と歩くのがはずかしいんだ……
絶対にフラれる!

推論の誤り 6 拡大解釈＆過小評価

短所は大げさに、長所は過小に評価する

他人の長所や成功は、100倍ズームで目に入るのに、自分の長所は米粒サイズにしか見えない。自分の失敗にも、ズームレンズが適用され、「とんでもないことをした」と決めつける。

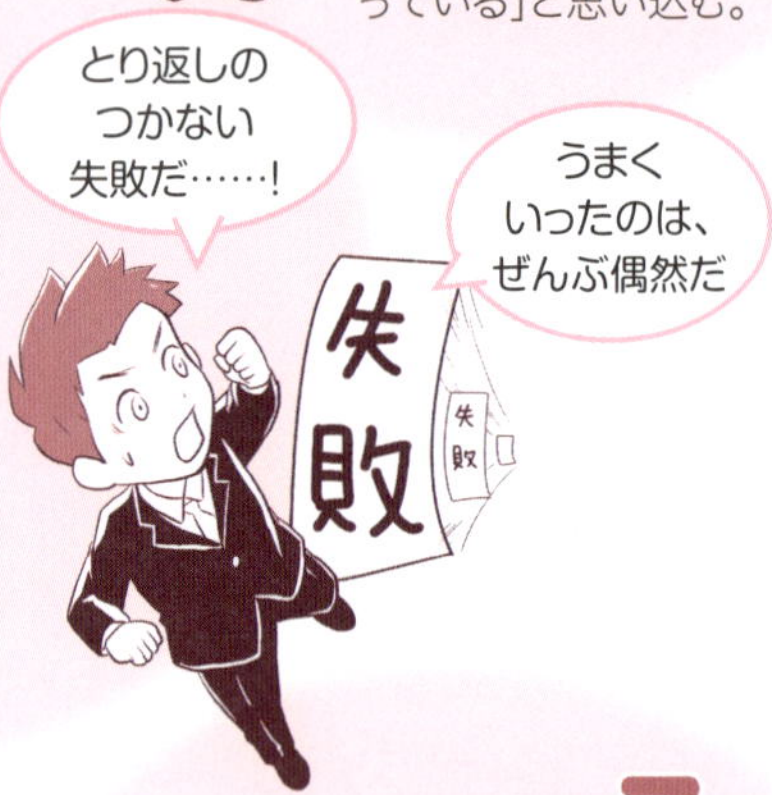
とり返しのつかない失敗だ……!
うまくいったのは、ぜんぶ偶然だ
失敗

推論の誤り 7 感情的決めつけ

理性でなく、感情で判断する

「これだけ気がふさぐんだから、楽しいことなんて二度とない」というように、感情を真実そのものと見なす。ゆううつな気分に圧倒され、苦手な行動を先延ばしするときに生じやすい。

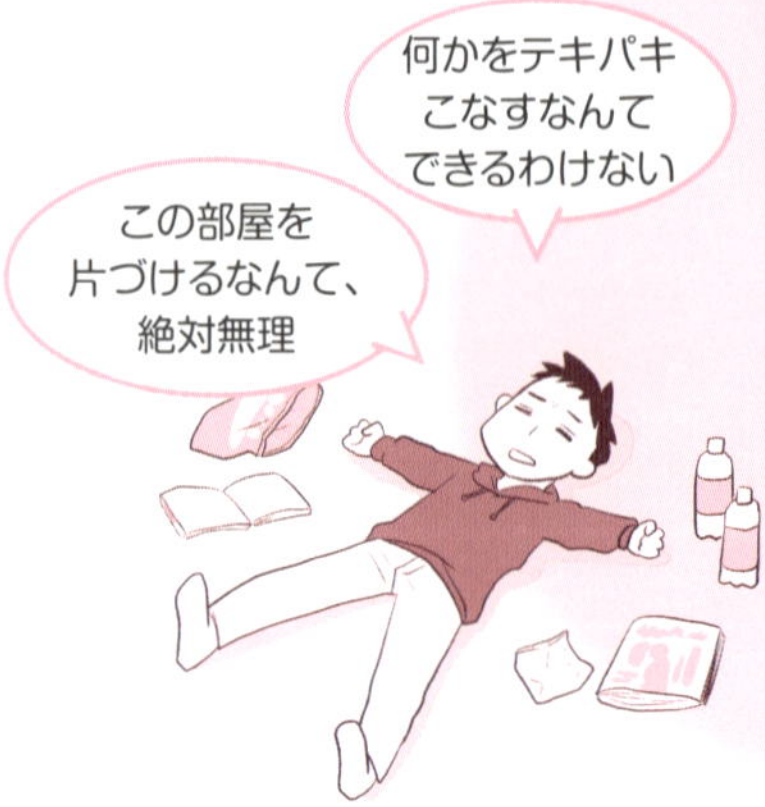
何かをテキパキこなすなんてできるわけない
この部屋を片づけるなんて、絶対無理

+αの認知レッスン　推論の誤りを擬人化する方法も有効。たとえば「結論の飛躍」は、不幸ばかり告げる占い師そのもの。「私、また占い師になってる」と気づけると、偏った思考を客観視できます。

推論の誤り 8 すべき思考

自分にも他人にも やけにきびしい

自分や他人の行動に「～すべき」というルールを課す。自分に過度のプレッシャーをかけ、追い込んでしまうことが多い。他人のささいな行動も目につき、怒りに悩まされやすい。

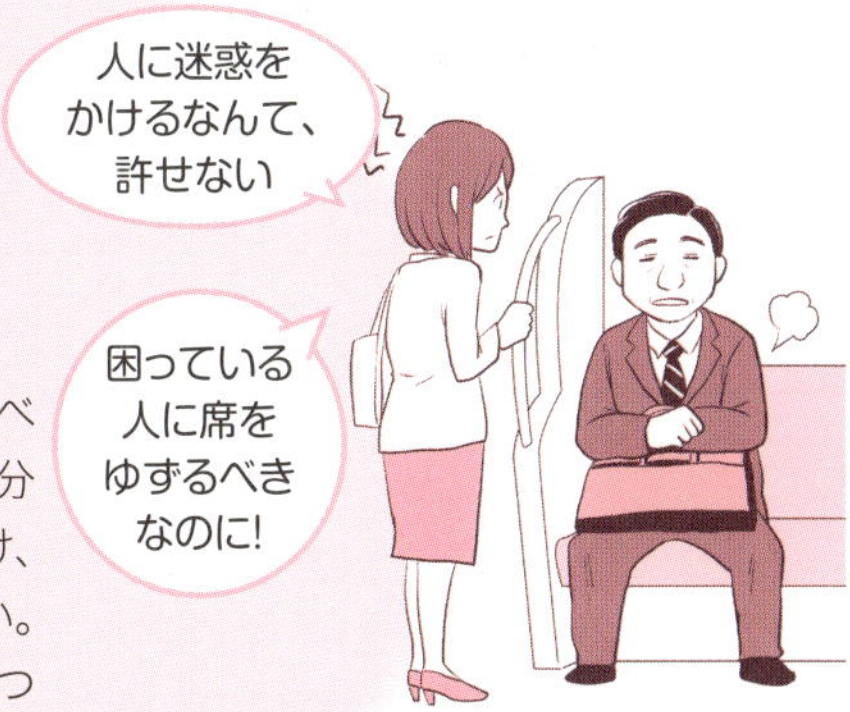
人に迷惑を
かけるなんて、
許せない
困っている
人に席を
ゆずるべき
なのに!

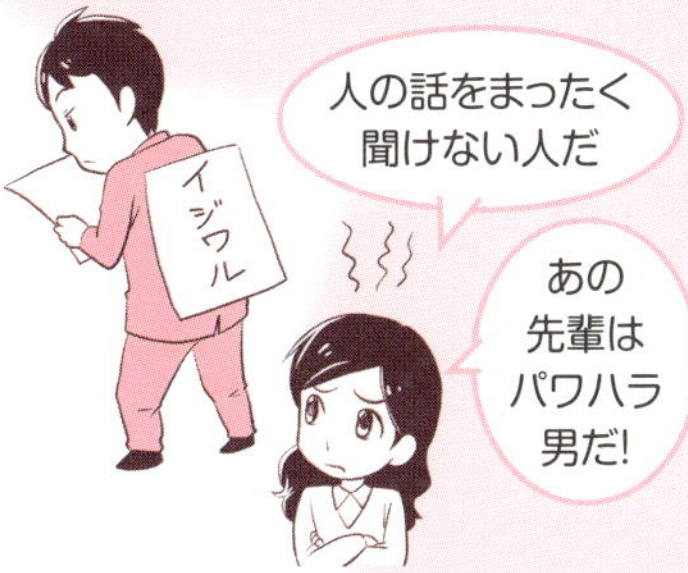
イジワル
人の話をまったく
聞けない人だ
あの
先輩は
パワハラ
男だ!

推論の誤り 9 レッテル貼り

頭のなかのイメージで「〇〇人間」と決めつける

「2. 一般化のしすぎ」の極端な形。「私はダメ人間」といった偏ったレッテルのせいで、自分がどんどんきらいになる。同僚や部下を「役立たず」などと決めつけ、関係を悪化させることも。

推論の誤り 10 個人化

すべてのできごとは、私のせい

自分には関係のないことまで、自分のせいと考え、自己嫌悪に悩まされる。責任感の強い人に多く、「状況をコントロールしなくては」という義務感から、自分を追い詰めてしまう。

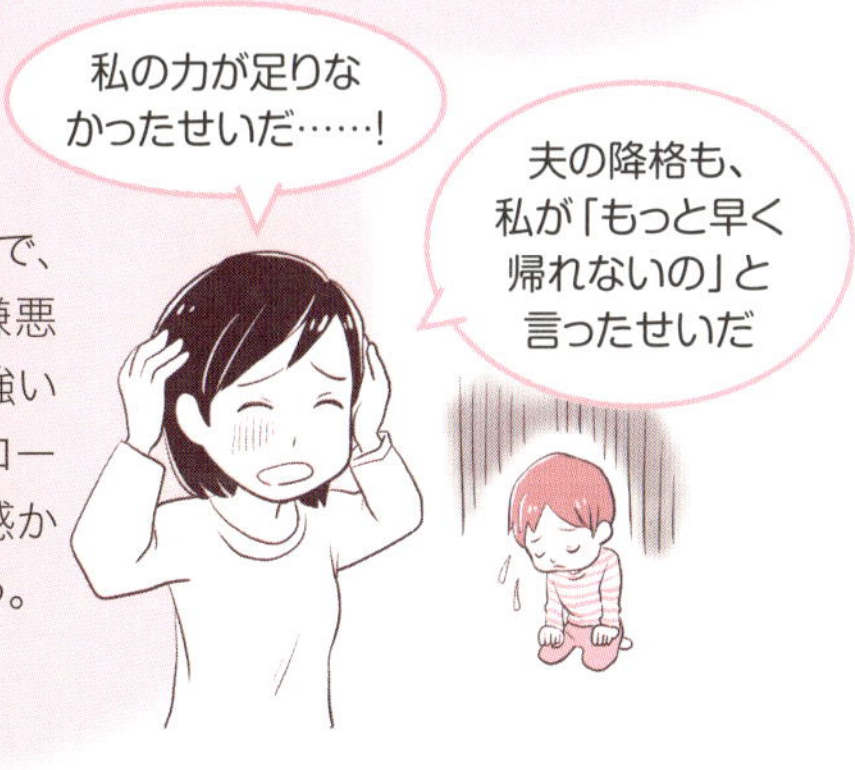
私の力が足りな
かったせいだ……!
夫の降格も、
私が「もっと早く
帰れないの」と
言ったせいだ

+αの認知レッスン 自分の考えを合理化する傾向にも注意しましょう。たとえば「あの人は気がきかない」というレッテルを貼った場合、気がきく側面を無視し、「やっぱりね」と思おうとします。

よくあるケースから推論の誤りに気づく

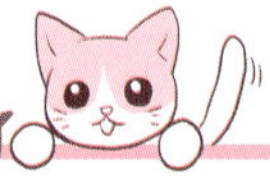

やってみよう!

推論の誤りを当てるレッスン

下の7人の自動思考が、10の推論の誤り(P56～59)のうち、それぞれどれに当てはまるかを考えてみよう。

Q1

状況
出かける気力がわかず、ベッドでゴロゴロしながらスマホを見ている

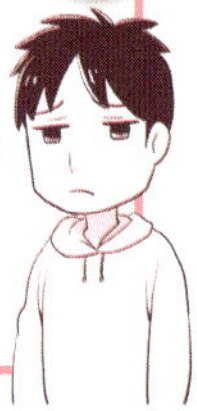

自動思考
こんなにゆううつなんだから、何をやってもムダだ

Q2

状況
親しい友人は皆、結婚して子どももいる。私だけ40歳で独身。特定の男性もいない

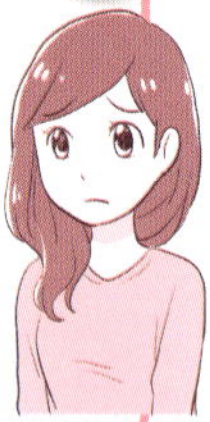

自動思考
私は、誰からも選ばれなかったダメ人間だ

Q3

状況
前にいた部署の課長と廊下ですれ違ったのに、目も合わせず通り過ぎていった

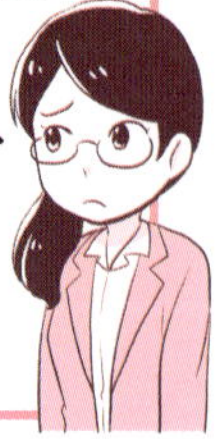

自動思考
あんな使えないやつとは、口もききたくないと思われてるんだ

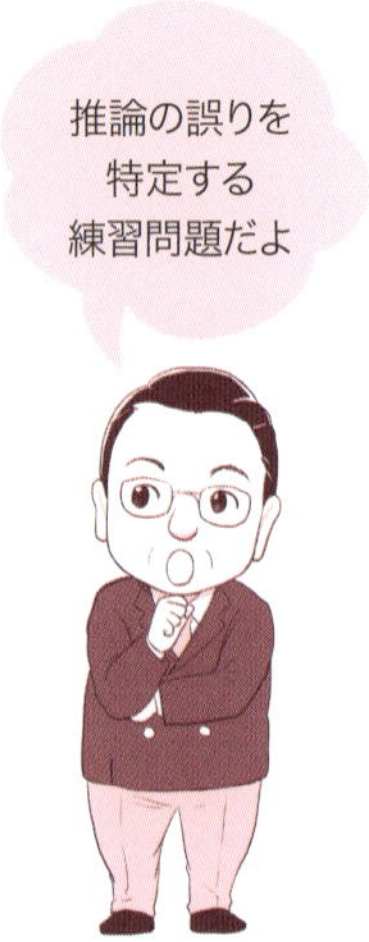

+αの認知レッスン
人の悩みを聞くことも、推論の誤りに気づくためのいいトレーニング。自分のことだと近視眼的になりがちですが、他人の思考のクセは客観的に見られるものです。

Q4

状 況

いつもと違うレシピに
挑戦したところ、夫から
「なんか変わった料理
だね」と言われた

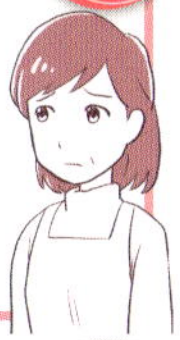

自動思考

どうがんばった
ところで、私の料理
はおいしくない。
自分でもいやになる

Q5

状 況

取引先へと急ぐため、
駅の階段をかけ上がって
いたら、中年女性3人が
道をふさいでいて
電車に乗りそこねた

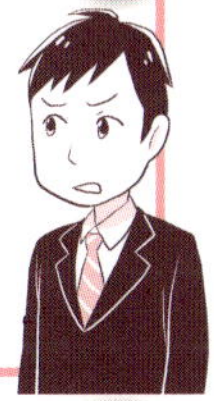

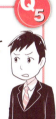

自動思考

急いでいる人も
いるのに、
通路をふさぐなんて、
何を考えてるんだ

Q6

状 況

友人に彼氏ができたことを、
別の友人から聞いた。
先週も会ったけれど、
そんな話は出なかった

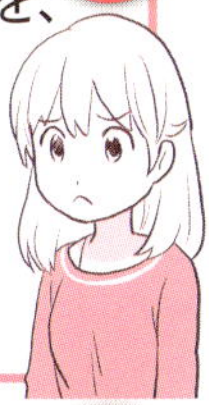

自動思考

私とは適当に
仲のいいふりをして
いただけなのかも。
本当の友だちは、
私にはいないんだ

Q7

状 況

異業種交流を兼ねた
セミナーに参加したが、
よい意見やアイデアを
出すことができなかった

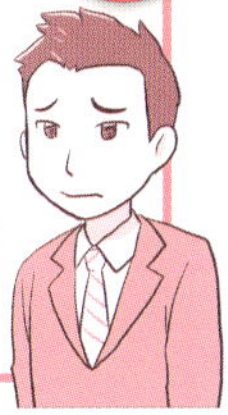

自動思考

自分以外の人は皆、
優秀なビジネスマン
に見える。
自分と違って
成功してるんだろう

解答・解説は次ページへ

+αの認知レッスン
推論の誤りには、それぞれに似通った部分もあり、判別しきれないケースもあります。
「完璧に当てなくては」と思わず、トレーニングとして気楽にとり組んでください。

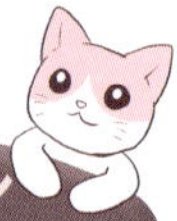

P60～61のレッスン
解答例と解説

７つの例題における「推論の誤り」は、以下のとおり。ただし解釈が異なることもあり、正解がひとつとは限らない。推論の誤りの代表的な例と考えて。

A1

推論の誤り7

感情的決めつけ

気分を理由に、「何してもムダ」と決めつける

気分がゆううつだと、何もしたくなくなるのは、誰しも抱える傾向。しかし、「何をしてもムダ」という根拠にはならない。気分と行動は互いに影響し合っており、思い切って行動することで、気分が変わることも多い。

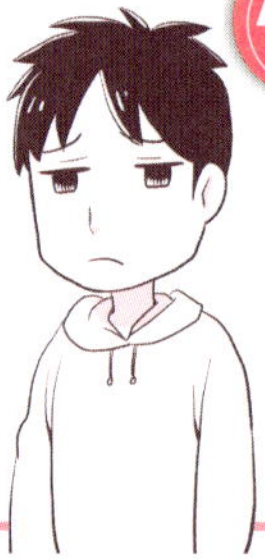

A2

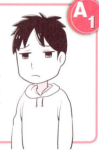

推論の誤り9

レッテル貼り

独身だから「ダメ人間」と、レッテルを貼る

友人が皆既婚者で、自分が独身であることは、ただの事実。人の価値を左右する基準にはならない。それなのに、自分に「ダメ人間」というレッテルを貼り、「誰からも選ばれなかった」と決めつけている。

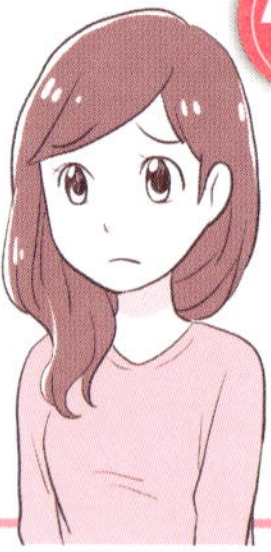

A3

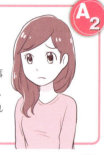

推論の誤り5

結論の飛躍

他人の考えに、根拠のない解釈をする

廊下ですれ違ったとき、相手が自分の存在に気づいたかもわからないのに、「無視された」と決めつけ、その理由を勝手につくり上げている。「結論の飛躍」のうち、〝心の読みすぎ〟の典型といえる。

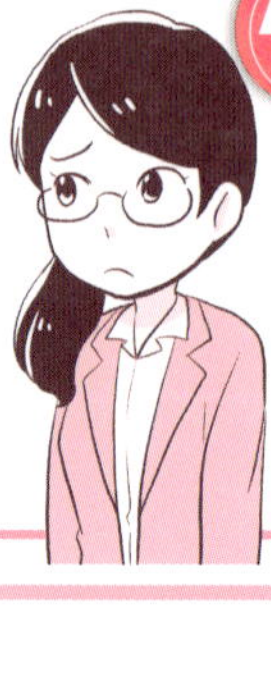

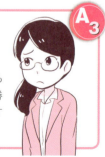

+αの認知レッスン　人の気持ちを想像することは大切ですが、ただの想像であり、真実ではないことも忘れずに。「自分だったらこう感じる」と想像しても、相手が同じように考えるとは限りません。

A4

推論の誤り2

一般化のしすぎ

たったひとつの指摘で、自分の料理を全否定

いつもと違う料理に対し、「変わった料理だね」と言われたが、味には言及されていない。それなのに、この料理はまずいと決めつけ、自分の料理全般がダメだと思い込んでいる。

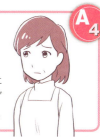

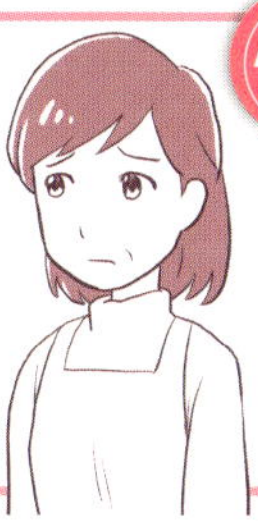

A5

推論の誤り8

すべき思考

「道をゆずるべき」というルールを他人に強いる

急いでいるのは自分の都合にすぎず、他人には他人の都合や思惑がある。それなのに「道をゆずるべき」と決めつけ、電車に乗りそこねたことを相手のせいにしている。

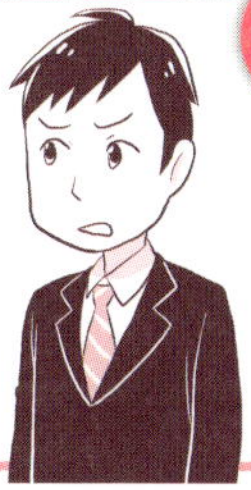

A6

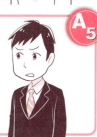

推論の誤り4

マイナス化思考

友人関係全般をマイナスに捉える

彼氏ができたことを話さなかった理由は、本人にしかわからない。にもかかわらず、「私を本当の友だちと思っていない」と考え、友人関係全般に否定的解釈をしている。

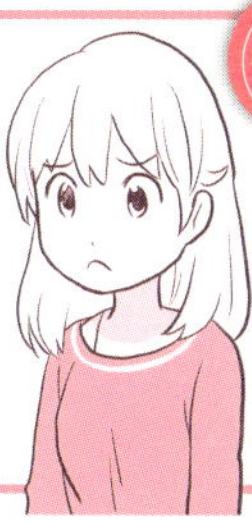

A7

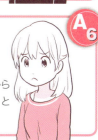

推論の誤り6

拡大解釈＆過小評価

自分はダメで、他人は優秀に見える

ほかの参加者が、自分よりすぐれたビジネスマンだという根拠はどこにもない。自分を過剰に低く評価し、自分以外の人を過大に評価している。

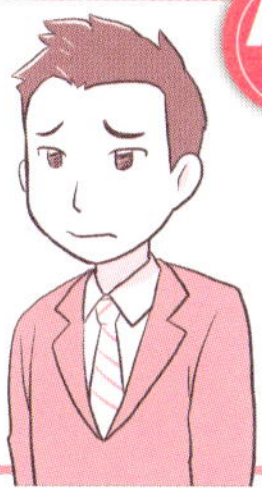

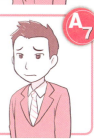

+αの認知レッスン 例題の状況は、多くの人に起こりえるもの。同じような「推論の誤り」をしていないかを、振り返ってみましょう。「思いすごしだったな」と気づくことがあるかもしれません。

あなたの自動思考、誤りはどこにある？

あなた自身の「推論の誤り」に気づく

ケーススタディで**推論の誤り**を理解したら、今度はあなたの思考に向き合う番です。

自分の思考の偏りを認めるのは、簡単ではありません。ですが、心をラクにする過程の第一歩として、勇気を出してとり組んでください。

Ｐ53で記入した自動思考、またはＰ55の質問紙で見つけた思考について、10の推論の誤りのうち、どれに当てはまるかを考えましょう。種類がわかったら、ワークシートに記入してください。複数の自動思考が浮かんだ場合は、それぞれに推論の誤りがあるはず。ひとつひとつについて、該当するものを選びます。

心を客観視するのに役立つ

希さんの場合は、「6．拡大解釈&過小評価」がいちばんに当てはまりました。

業績を客観的に比較したわけでもないのに、「ほかの皆は優秀」と決めつけていたのです。それに対し、自分の仕事は過小評価しています。一度や二度のミスで「私はいつも失敗ばかり」と決めつけ、無力感に苛《さいな》まれていました。これでは、気持ちがふさぐのも当然です。

このような傾向は、ほかの場面でも当てはまるもの。別の場面で似た考えが浮かばなかったか、自分自身の考えを振り返ってみましょう。心の傾向が、徐々にはっきりと見えてきます。

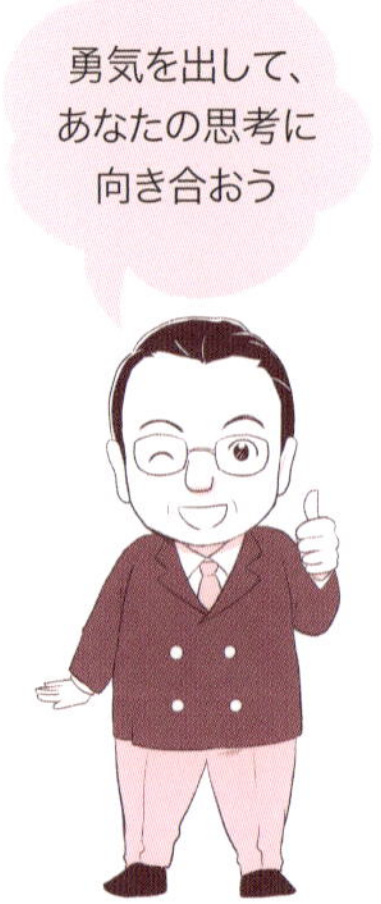

+αの認知レッスン
希さんとは反対に、自分の成果を過大評価し、他人の業績を低く見る人も、なかにはいます。これも認知のゆがみであり、状況が変わると、心が苦しくなる可能性があります。

それぞれの自動思考の原因に気づく

自動思考の右の欄に、該当すると思われる推論の誤りを記入する。

希さんの例

自動思考	推論の誤り
・皆はちゃんとできているのに私だけが失敗している	6. 拡大解釈＆過小評価
・大事な仕事でミスをするなんて、許されない	8. すべき思考
・私にはこの仕事は無理かもしれない	5. 結論の飛躍

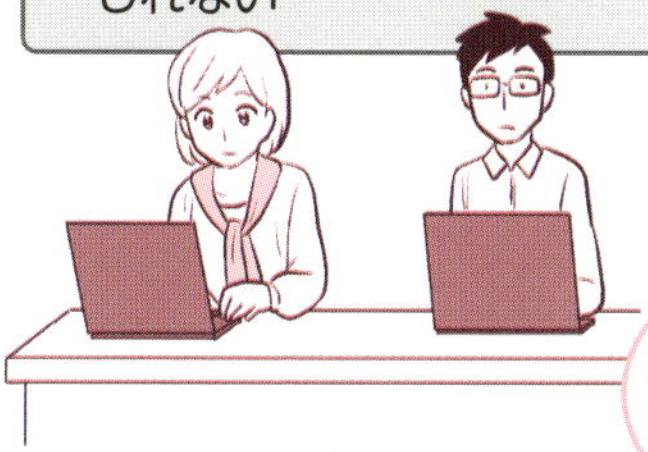

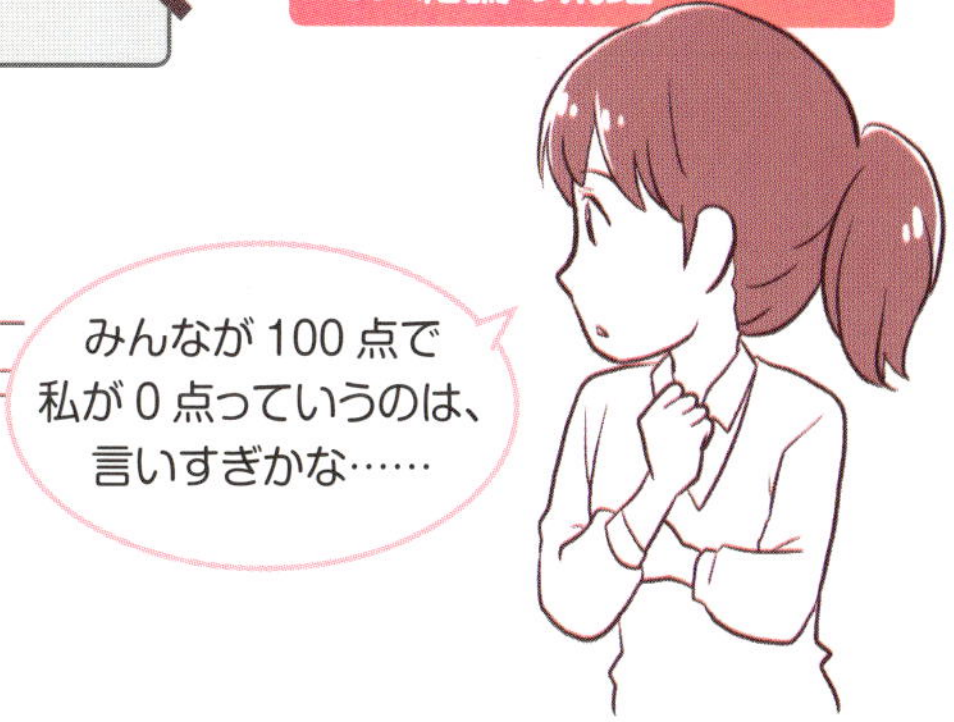
みんなが 100 点で
私が 0 点っていうのは、
言いすぎかな……

「失敗は許されない」という考えも、他者を過大評価し、自分を過小評価する推論の誤りにつながっている。

Aさんの例

自動思考	推論の誤り
・自分はこの先、一生ひとりだ	5. 結論の飛躍
・自分のような人間を好きになる女性なんて、ひとりもいない	2. 一般化のしすぎ
・いいことなんて、ひとつもない	3. 心のフィルター

フラれて落ち込んでいた、P53 の男性の例。将来に関する悲観的なストーリーを、勝手につくり上げていたことに気づいた。

Let's try! ➡ワークブック P5 に書いてみよう

+αの認知レッスン 「自分を好きになる女性なんていない」と考えると、女性に話しかけられず、本当に孤独になることも。自己暗示にかからないよう、注意しましょう。

column

筋肉の緊張をゆるめて不安や緊張をやわらげる

体をリラックスさせると心もリラックスできる

不安や緊張、恐怖をしずめるリラクセーション法も、認知行動療法の一種。P40の呼吸法のほか、「漸進的筋弛緩法《ぜんしんてききんしかんほう》」もそのひとつです。筋肉をゆるめることで、気分を落ち着かせる方法です。

ポイントは、ゆるめたい筋肉を意識的にゆるめること。ある程度緊張させたあとで力を抜くと、弛緩《しかん》の感覚がつかめます。手、腕、顔、おなかと、順におこない、最後に下半身をゆるめたら終了です。

まずは寝室やリビングで、横になって試してみましょう。全身を1セットとして、朝晩2~3セットずつ練習します。

感覚がつかめたら、電車のなか、オフィスなどでも挑戦。手や肩など、一部分をゆるめるだけでも、効果があります。

1 手~腕をゆるめる

右手、左手、右腕、左腕の順に、緊張と弛緩《しかん》を2回ずつくり返す。

2 顔~肩をゆるめる

額、目、顔全体、首、肩の順に。目もとを緊張させるときは、ギュッとつぶって。

3 胸~おなかをゆるめる

胸、おなかの順に。息を深く吸って筋肉を緊張させ、吐くときにゆるめる。

4 下半身をゆるめる

足を上げて、足先、ふくらはぎ、おしりの順に。最後に足を下ろして力を抜く。

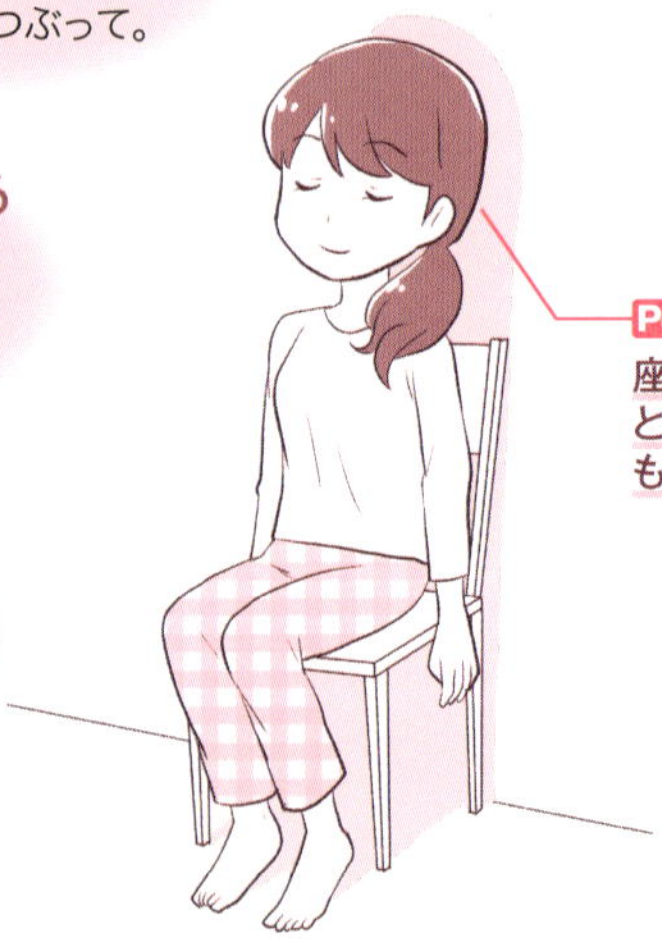

Point
座っておこなうときは、壁に頭をもたせかけて

Part3

心が軽くなる“考えグセ”を身につける

自動思考の偏りに気づいたら、
思考のクセを少しずつ変えていきましょう。
ものごとを、現実に即して捉えられる
ようになると、心が軽くなってきます。

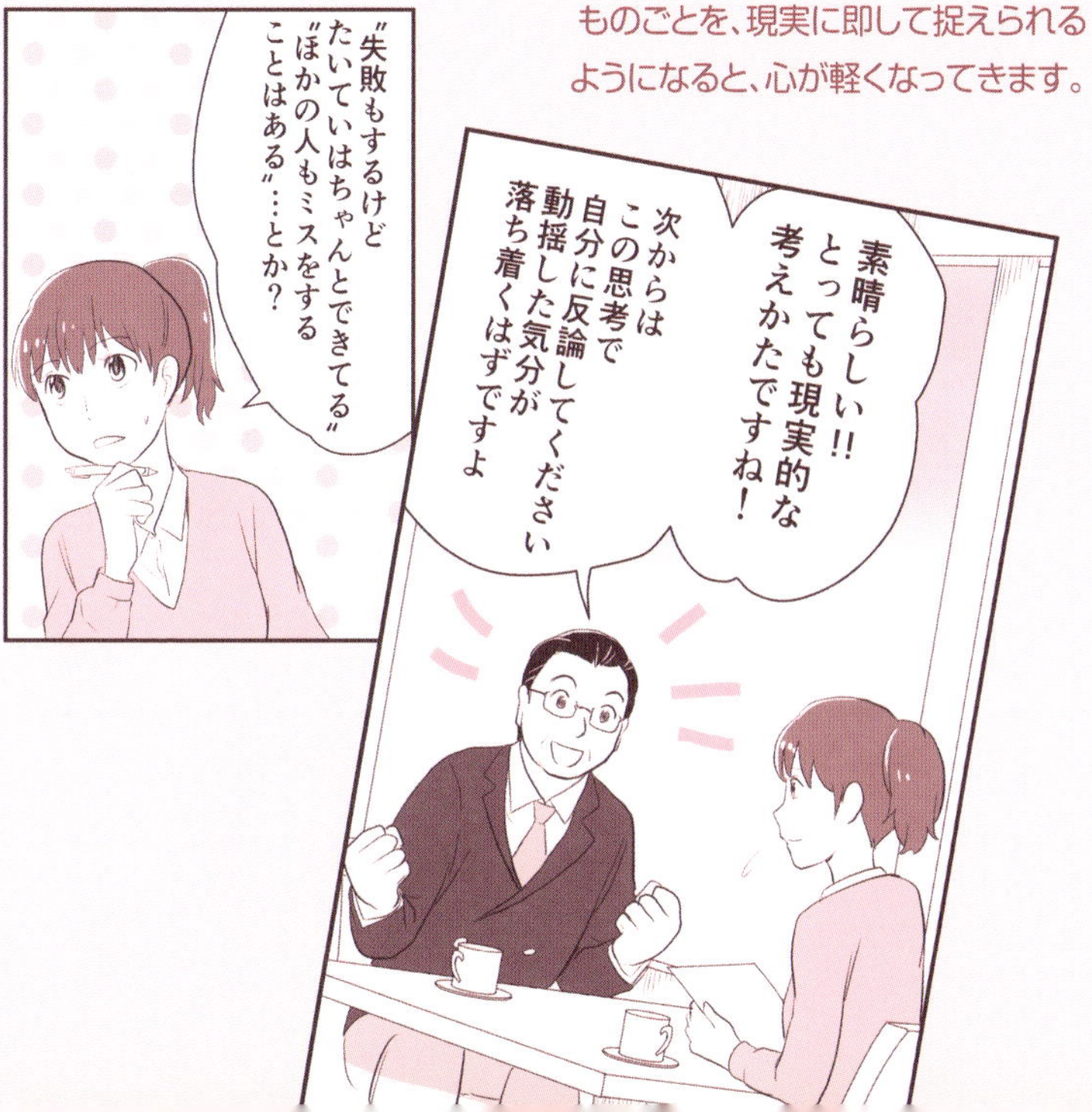
“失敗もするけど たいていはちゃんとできてる” “ほかの人もミスをする ことはある”…とか？
素晴らしい!! とっても現実的な 考えかたですね！
次からは この思考で 自分に反論してください 動揺した気分が 落ち着くはずですよ

偏りのない自動思考を見つける

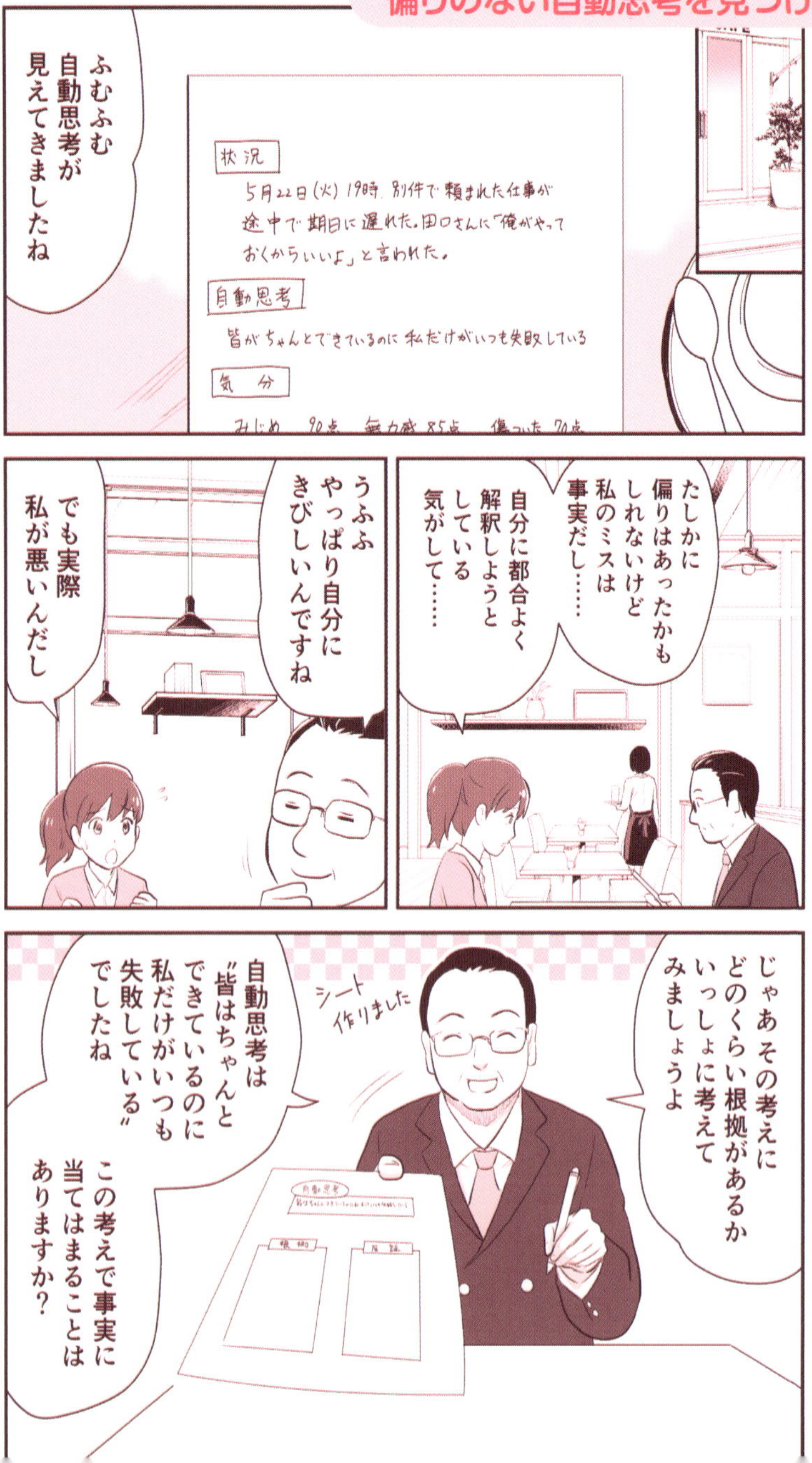
ふむふむ 自動思考が 見えてきましたね
状況
5月22日(火) 19時 別件で頼まれた仕事が途中で期日に遅れた。田口さんに「俺がやっておくからいいよ」と言われた。
自動思考
皆がちゃんとできているのに私だけがいつも失敗している
気分
みじめ 90点 無力感 85点 傷ついた 70点
たしかに 偏りはあったかも しれないけど 私のミスは 事実だし……
自分に都合よく 解釈しようと している 気がして……
うふふ やっぱり自分に きびしいんですね
でも実際 私が悪いんだし
じゃあその考えに どのくらい根拠があるか いっしょに考えて みましょうよ
シート 作りました
自動思考は "皆はちゃんと できているのに 私だけがいつも 失敗している" でしたね
この考えで事実に 当てはまることは ありますか？

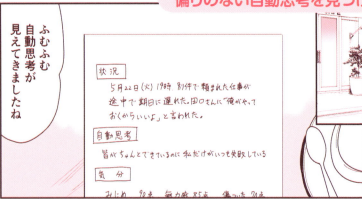

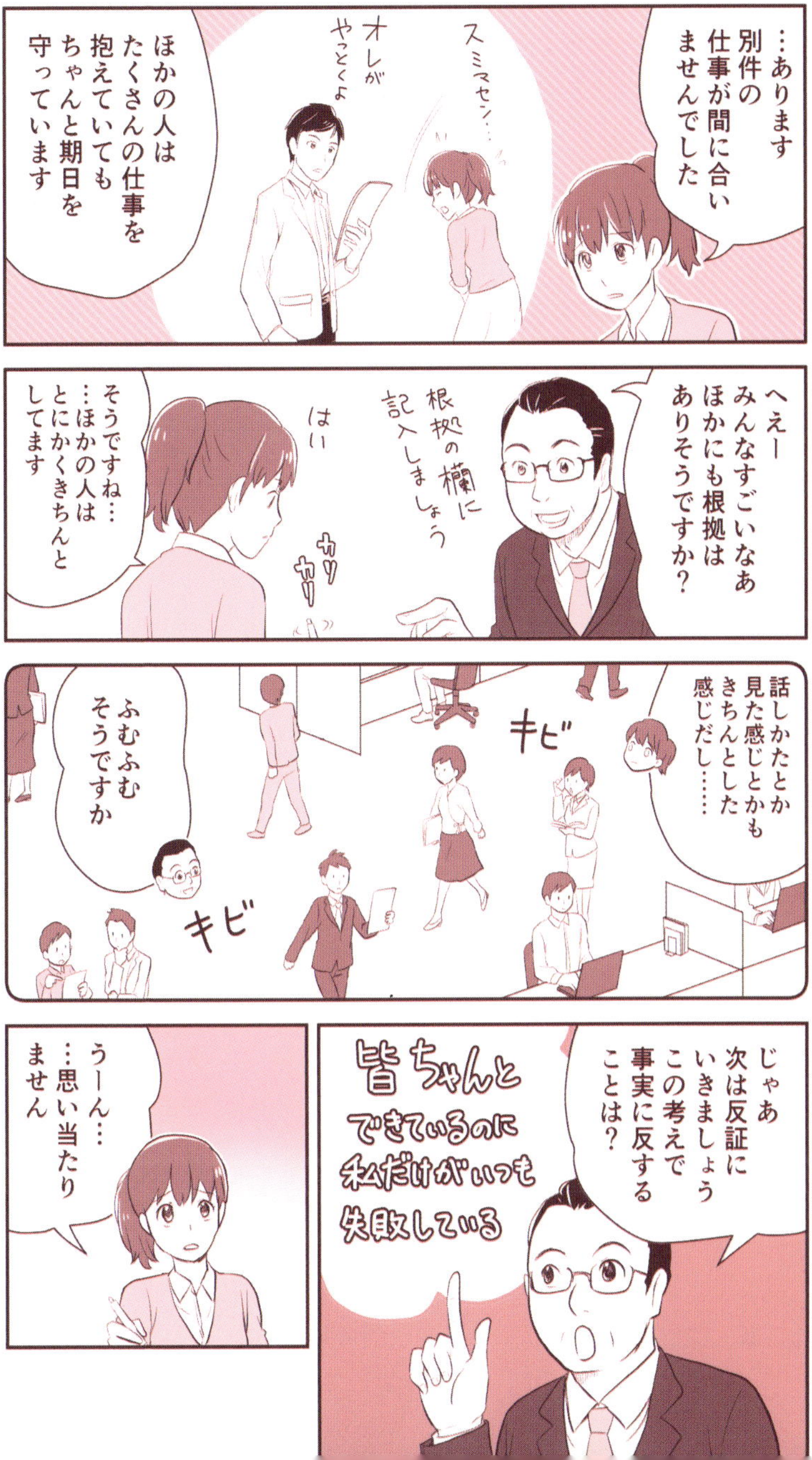
…あります
別件の仕事が間に合いませんでした
スミマセン…
オレがやっとくよ
ほかの人はたくさんの仕事を抱えていてもちゃんと期日を守っています
へえー
みんなすごいなぁ
ほかにも根拠はありそうですか？
根拠の欄に記入しましょう
はい
カリカリ
そうですね…ほかの人はとにかくきちんとしてます
話しかたとか見た感じとかもきちんとした感じだし……
キビ
ふむふむそうですか
キビ
じゃあ
次は反証にいきましょう
この考えで事実に反することは？
皆ちゃんとできているのに私だけがいつも失敗している
うーん……思い当たりません

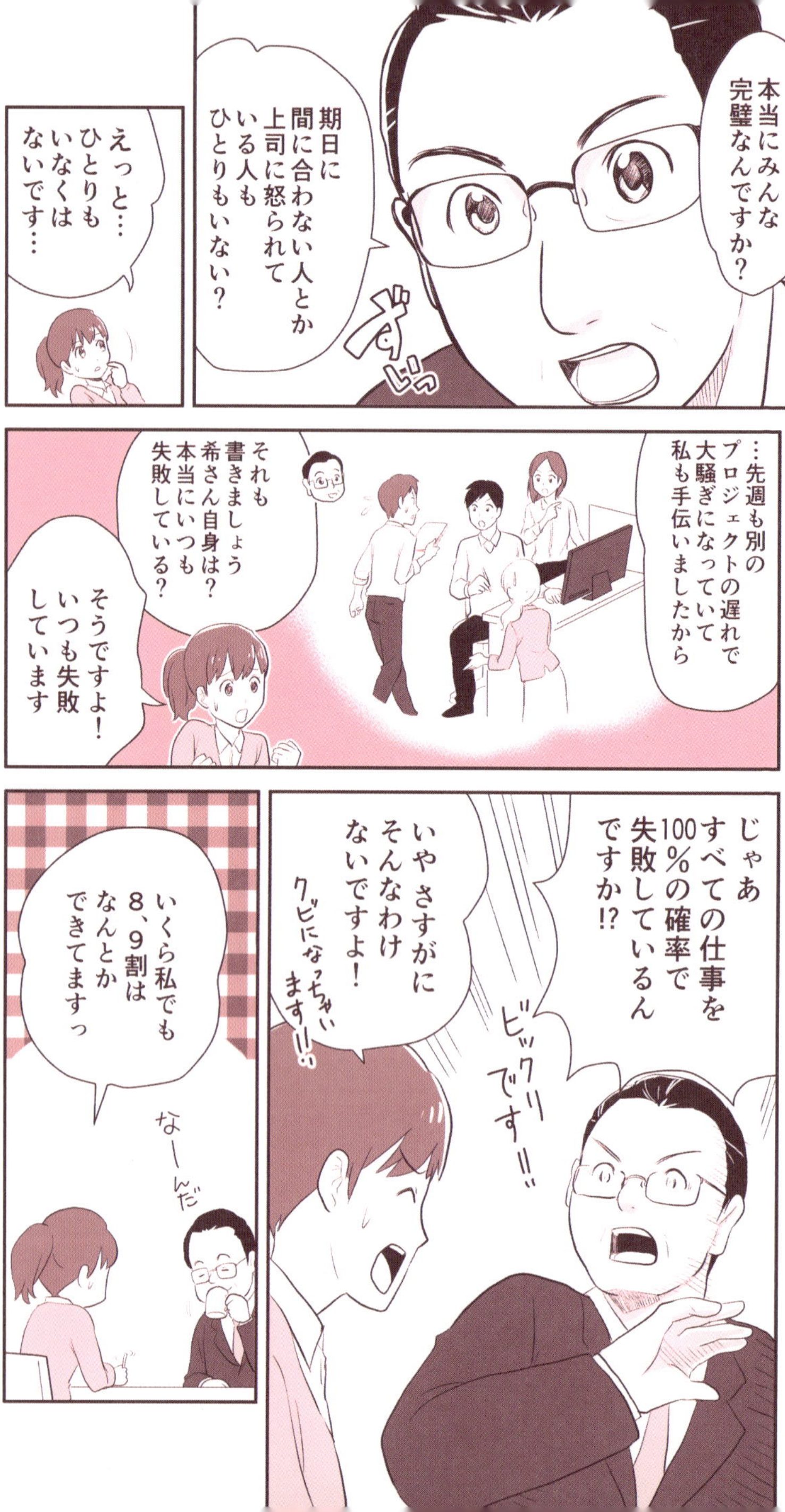
本当にみんな完璧なんですか？
期日に間に合わない人とか上司に怒られている人もひとりもいない？
ずいっ
えっと…ひとりもいなくはないです…
…先週も別のプロジェクトの遅れで大騒ぎになっていて私も手伝いましたから
それも書きましょう希さん自身は？本当にいつも失敗している？
そうですよ！いつも失敗しています
じゃあすべての仕事を100％の確率で失敗しているんですか!?
ビックリです!!
いやさすがにそんなわけないですよ！
クビになっちゃいます!!
いくら私でも8、9割はなんとかできてますっ
なーんだ

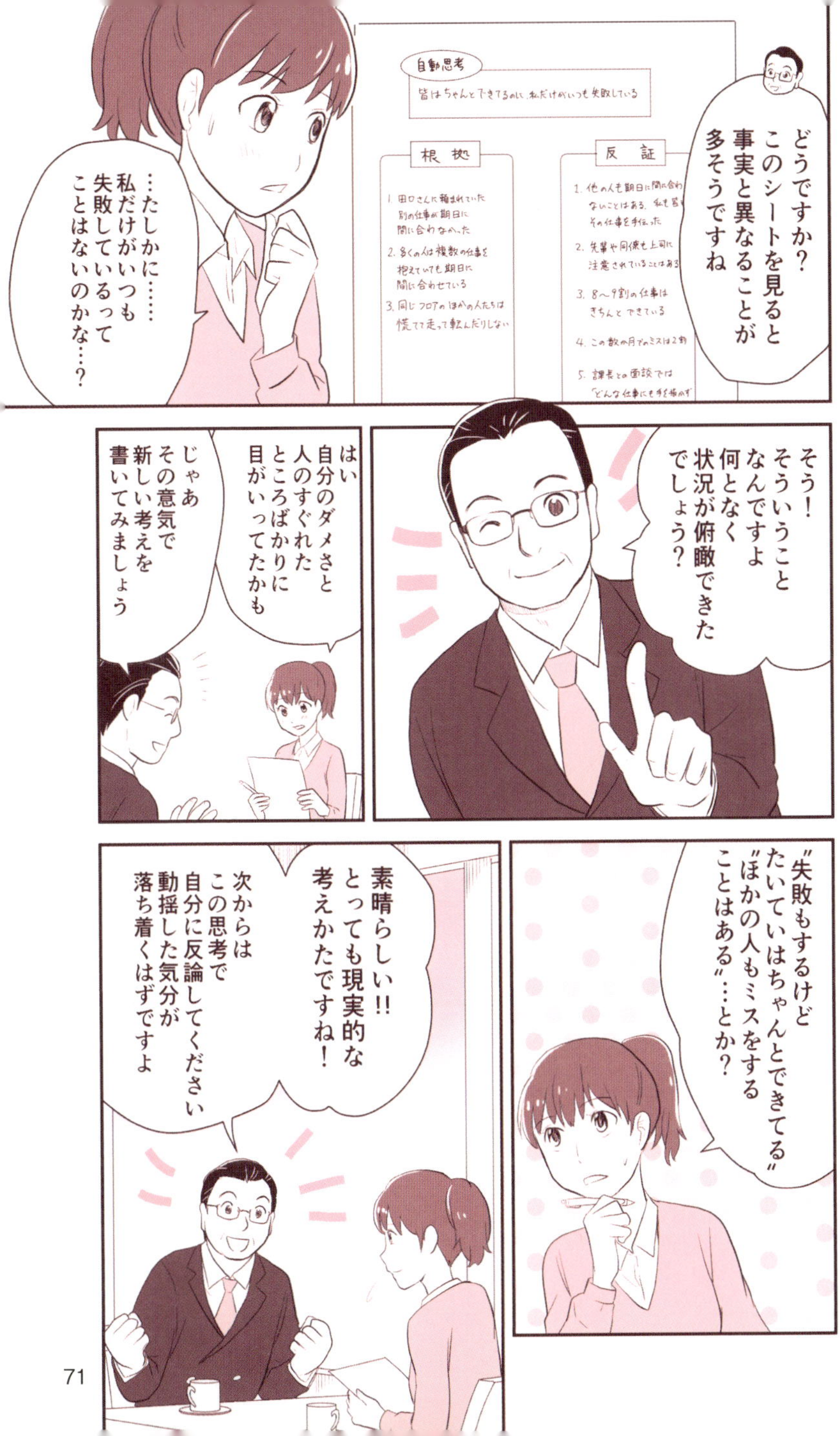
どうですか？このシートを見ると事実と異なることが多そうですね
自動思考
皆はちゃんとできてるのに、私だけがいつも失敗している
根拠
1. 田口さんに頼まれていた別の仕事が期日に間に合わなかった
2. 多くの人は複数の仕事を抱えていても期日に間に合わせている
3. 同じフロアのほかの人たちは慌てて走って転んだりしない
反証
1. 他の人も期日に間に合わないことはある。私も
その仕事を手伝った
2. 先輩や同僚も上司に注意されていることはある
3. 8～9割の仕事はきちんとできている
4. この数カ月でのミスは2割
5. 課長との面談では
「どんな仕事にも手を抜かず
…たしかに……私だけがいつも失敗しているってことはないのかな…？
そう！そういうことなんですよ何となく状況が俯瞰できたでしょう？
はい自分のダメさと人のすぐれたところばかりに目がいってたかも
じゃあその意気で新しい考えを書いてみましょう
"失敗もするけどたいていはちゃんとできてる""ほかの人もミスをすることはある"…とか？
素晴らしい!!とってても現実的な考えかたですね！
次からはこの思考で自分に反論してください動揺した気分が落ち着くはずですよ

思考を変える

自動思考に反論してみよう

事実をもとに、根拠を書き出す

自動思考は、長年の思考のクセで生じるもの。偏りがあるとわかっても、自分にとってもっとも親しみがあり、納得できる考えかたです。一瞬にして変えられるものではありません。

そこで役立つのが、自動思考がどの程度事実を反映したものなのかを検証する作業です。

別冊P6のワークシートを使って、まずは**根拠**の欄に記入を。客観的に見て、事実に即している点をすべて書き出します。

希《のぞみ》さんの場合は「ミスをした」という事実、「先輩や同僚の多くは納期を守れている」という事実を書きました。

事実と矛盾する点を見つける

次におこなうのが、自動思考に反する事実（反証）をあげる作業です。慣れ親しんだ考えに反論するのは、むずかしいもの。いかに多くの**反証**をあげるかが、この作業のポイントです。

希さんの場合は、「ほかの人もミスをすることがある」点、「すべての仕事を失敗しているわけではない」点を、まずあげました。ほかの人が、自分の仕事をどんな言葉で評価したかも書き出しています。これも客観的な事実です。

根拠と反証の両方が出揃ったら、どちらが多いかを比較しましょう。根拠より反証が多ければ、その考えは事実に反するものと言えます。

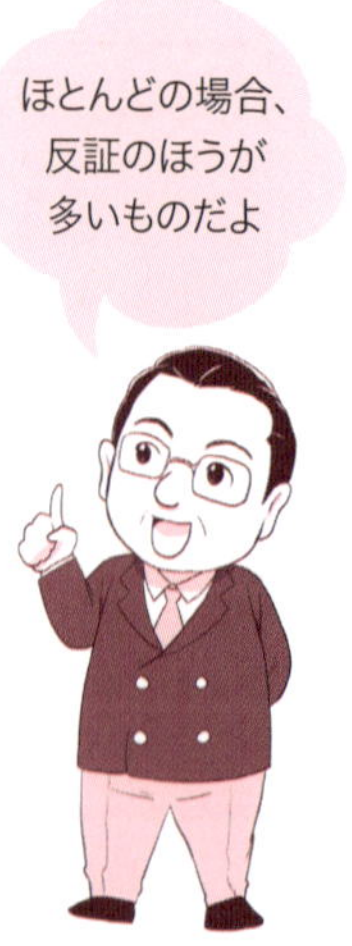

+αの認知レッスン

反証をあげるときに大切なのは、現実をありのままに見つめ直すこと。周囲の人からのほめ言葉も、「どうせお世辞だ」などと決めつけず、そのまま書き出しましょう。

自動思考の根拠&反証を記入する

上の欄に自動思考を書き入れ、次に根拠と反証を記入する。できごとをさまざまな角度から検証しよう。最後に両者を比較し、現実に即した考えかどうかを判断する。

希さんの例

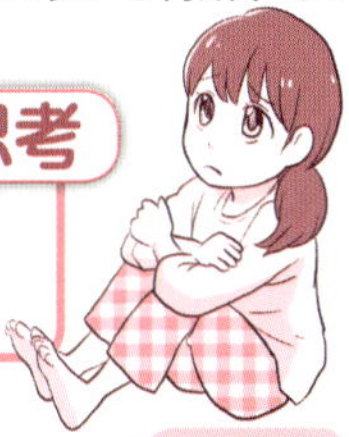

自動思考

皆はちゃんとできているのに、
私だけがいつも失敗している

根拠

事実に当てはまることは?

1. 田口さんに頼まれていた別の仕事が、期日に間に合わなかった
2. 多くの人は、複数の仕事を抱えていても、期日に間に合わせている
3. ほかの人たちは、私のように慌てて走って転んだりしない

反証

事実と違うことは?

1. ほかの人も期日に間に合わないことはある。私も先週、遅れた仕事を手伝った
2. 先輩や同僚も、上司に注意されていることはよくある
3. 8～9割の仕事は、ミスなくきちんとできている
4. この数か月での失敗は、2つ
5. 課長との面談では「どんな仕事も手を抜かず、正確にやってくれている」と言われた
6. 田口さんも「人の仕事をよく見て覚えてくれるから、助かる」と言ってくれた

結論

根拠より反証のほうが多く、事実とは言えない

Let's try! ➡ワークブック P6 に書いてみよう

+αの認知レッスン

反証を記入するときは、具体的な数字をあげることも有効。「いつも～だ」「皆が～だ」という自動思考であれば、何割程度のできごとや人に当てはまるのかを検証します。

適応的な考えといまの気分を書き出す

現実に即した考えが、必ずある

自動思考があなたを苦しめているとわかったら、いよいよ自動思考を変える番。現実に即した、新たな思考を考えるワークです。

思考を変えるときには、左の**トリプル・カラム**を使います。つらかったできごとについて、**状況**と**自動思考**、**気分**を書きましょう。真ん中の欄には、該当する**推論の誤り**を記入します。

最後の欄には、**適応的思考**を書き込んでください。そして、その考えを思い浮かべたときの、自分の気分を採点します。古い考えにとらわれていたときの気分とは、点数がずいぶん変わってくるはずです。

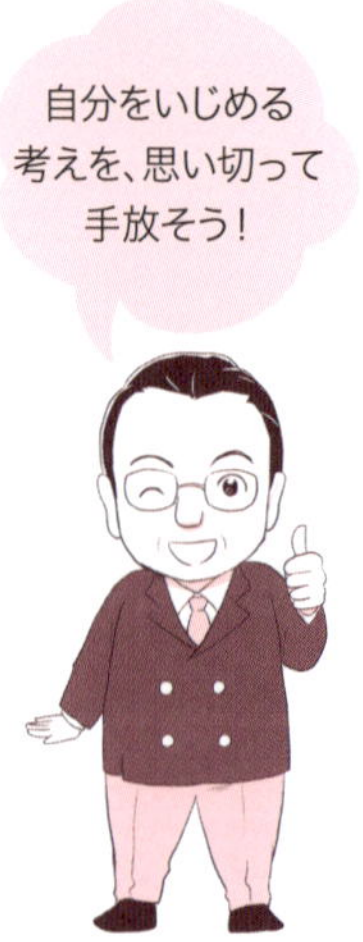
自分をいじめる
考えを、思い切って
手放そう！

100％のポジティブさはいらない

新たな思考を考えるときには、過度なポジティブさに注意してください。無理に前向きになろうとして、「私は皆から愛されている」などと書くのは、よくありません。これはただの願望であり、客観的事実を伴っていません。あなた自身も、心からこの考えを信じることはできないでしょう。

現実的な考えは、もう少し複雑です。「私のことを好きな人もいれば、そうでない人もいる」というように、長い文章になるのが特徴です。ものごとのよい面、悪い面を両方ともあらわす思考が、現実に即した思考といえます。

+αの認知レッスン　現実の世界に、「100％の幸せ」「100％の不幸」はありません。よい面とよくない面のバランスを見る習慣をつけると、適応的思考に少しずつ近づいていきます。

トリプル・カラムで思考と気分を変える

希さんは、「いつも失敗」という自動思考を、以下のように書き換えました。
この考えを思い浮かべると、みじめな気持ちがずいぶんと軽くなりました。

トリプル・カラム

〈希さんの場合〉

状 況

5月22日(火) 19時。
別件で頼まれていた仕事が途中で、期日に遅れた。
田口さんに「俺がやっておくからいいよ」と言われた

自動思考

皆はちゃんとできているのに、私だけがいつも失敗している

そのときの気分

みじめ 90点　無力感 85点　傷ついた 70点

推論の誤り

6. 拡大解釈&過小評価

適応的思考

たまには失敗することもあるけれど、ちゃんとできていることも多い。ほかの人も同じで、失敗がゼロの人なんていない

いまの気分

みじめ 50点　無力感 35点
傷ついた　30点

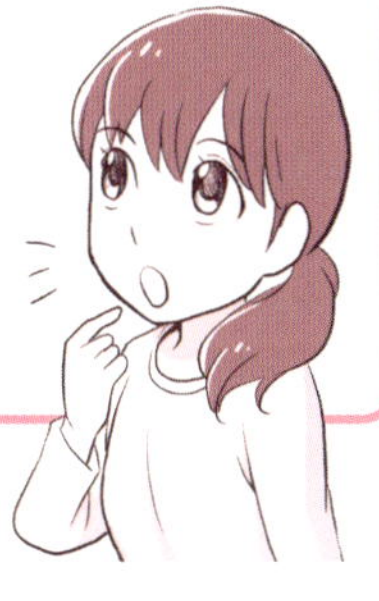

Let's try! ➡ワークブック P7 に書いてみよう

+αの認知レッスン　時間とともに、適応的思考が身についてくると、つらい気分の点数はもっと軽くなります。新たな思考が定着したかどうかの指標としても、役立ちます。

適応的思考を見つけるコツは？

他人の偏りは、よく見える

適応的な考えがうまく浮かばないときは、下記のヒントを参考にしましょう。

たとえば、「〜しなくてはならない」という文章を、「〜にこしたことはない」「〜できたらうれしいが、いつもそうなるとは限らない」と書き換えるのも、ひとつのテクニック。「いつも」「必ず」「皆が」といった、断定的な言葉もなくします。これだけで、思考の偏りが軽減されるはずです。

左ページにあげた、ほかの人の思考も参考にしてください。自分の偏りは見えにくくても、人の偏りなら、はっきりと見えるものです。

適応的思考につながる3つのヒント

悩んだときは、下記の視点で思考を書き換えよう。決めつけがなくなり、柔軟なものになる。

1 「すべき」の語尾を換える

「〜すべき」「〜しなくてはならない」は、つらくなる思考の典型。「〜にこしたことはない」というように、語尾を変えてみる。

2 「いつも」「きっと」の決めつけをなくす

ときどきしか起こらないことを、「いつもそうだ」と決めつけていないだろうか？　断定的な言葉はなるべく使わないようにする。

3 他者への決めつけもなくす

皆が同じ考えをもっていることは、現実にはありえない。他者の考えを断定する「皆が」「全員が」という言葉もなくそう。

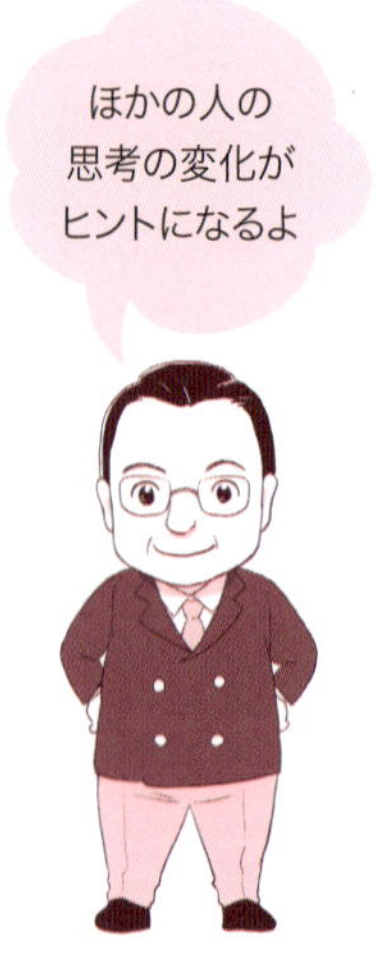

+αの認知レッスン　気分がたかぶっているときには、「絶対そうだよ！」「みんなそう言ってるし」といった表現をしがち。このような言葉を使ったあとに、「本当かな？」と振り返る視点も大切です。

ほかの人の適応的思考を見てみよう

人前での緊張に悩むＢさんと、ママ友とのつきあいに悩むＣさん。他者に与える印象を大げさに考えていたことに気づき、思考を下記のように見直した。

Bさんのケース

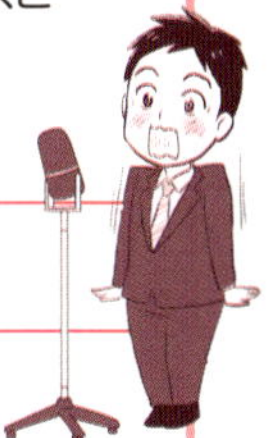

状況	友人の結婚式のスピーチで、緊張のあまり何度もかんだり、口ごもったりしてしまった
自動思考	皆を盛り上げなくてはいけない場面で、つまらないスピーチしかできないなんて最低だ
そのときの気分	はずかしい 90 点　失望 85 点　くやしい 70 点
推論の誤り	8. すべき思考
適応的思考	気のきいたスピーチをするのにこしたことはないが、皆がそうできるわけではない。気持ちが伝われば十分だ
いまの気分	はずかしい 55 点　失望 40 点　くやしい 25 点

Cさんのケース

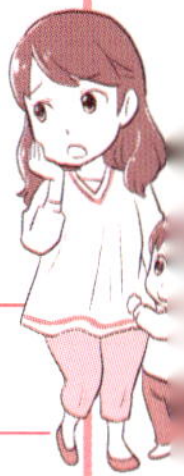

状況	ママ友からランチ会に誘われた。「その日はちょっと……」と答えたら、「あっそう、じゃあまた今度ね」と言われた
自動思考	きらわれたのかもしれない。きっともう誘ってもらえない
そのときの気分	不安 80 点　恐れ 75 点　悲しい 70 点
推論の誤り	5. 結論の飛躍
適応的思考	誘いを一度断っただけできらわれるとは、現実的に考えにくい。「また今度ね」と言ったのだし、もう誘われないとは言えない
いまの気分	不安 40 点　恐れ 30 点　悲しい 25 点

Let's try! ➡ワークブック P7 に書いてみよう

+αの認知レッスン　スピーチやプレゼンで緊張した経験がある人は、少なくないのでは？　緊張のおもな原因は、「完璧に話さなくては」「よい印象を残さなくては」という思考の偏りです。

友人へのアドバイスとして考える

新しい考えが腑に落ちないときは

適応的思考を見つけにくいとき、納得できないときには、**友人へのアドバイス**として考えてみます。同じ悩みを打ち明けられたとき、あなたなら何と答えるでしょう？　「本当にいつも失敗ばかりで、救いようがないね」などと答えるでしょうか。「〝いつも失敗〟は言いすぎだよ。仕事のミスなんて、誰だってするものだし」と、現実に即した返答をするはずです。

このような返答は、**適応的思考**のヒントになります。適応的思考に納得できないときも、友人とのやりとりを思い浮かべると、それが現実的な考えだと気づけるでしょう。

自分にばかり意地悪してない？

心がつらくなる人の多くは、自分にきびしい、まじめな人です。ほかの人には「うまくいかないこともあるよね。つらかったね」と、やさしい言葉をかけるのに、自分のことはきつく叱責《しっせき》してしまうのです。

このような偏りをなくすためにも、友人へのアドバイスとして考える方法は有効です。あなた自身にも、同じ言葉をかけることを習慣にしてください。

ただし、根拠のない慰《なぐさ》めや、見え透いたお世辞では、あまり効果がありません。現実に即した視点でのアドバイスを心がけましょう。

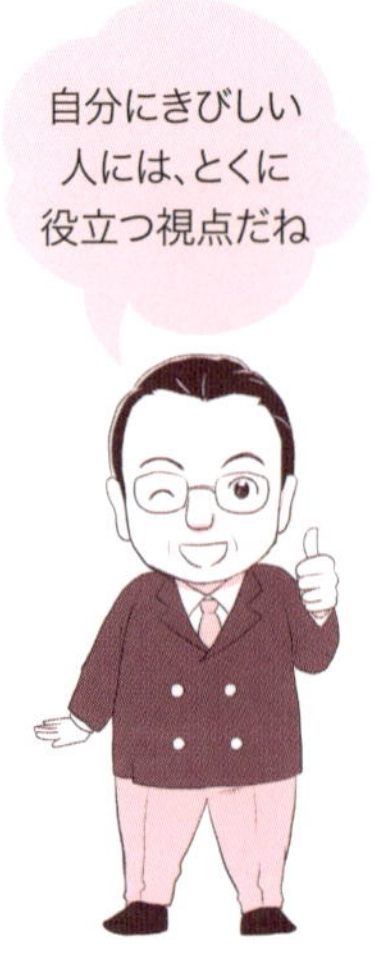
自分にきびしい人には、とくに役立つ視点だね

+αの認知レッスン
業績に悩む人に、「そんなことないよ。この部署でいちばん優秀だよ！」と言うのは、根拠のない慰《なぐさ》め。本当に必要なのは、業績だけにとらわれずにすむような助言です。

目線を変えて、自分へのアドバイスを

自分が友人の立場だったら、どうアドバイスするか。3人の例から考えてみよう。

希さんの場合

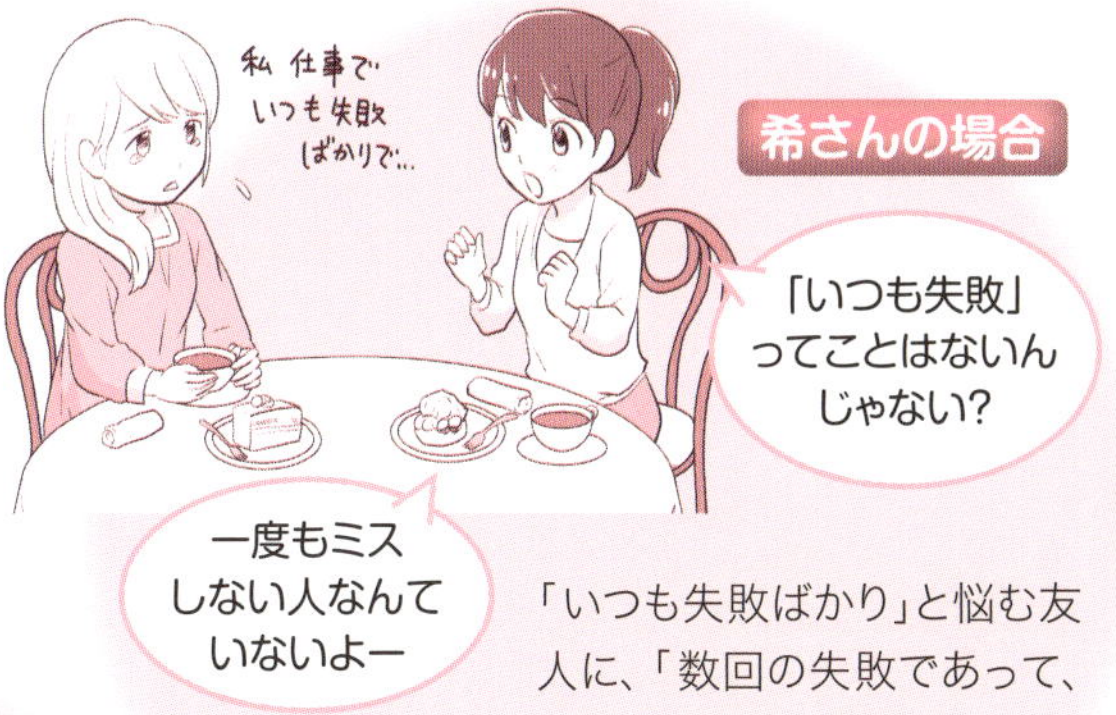
私 仕事で いつも失敗 ばかりで…
「いつも失敗」ってことはないんじゃない?
一度もミスしない人なんていないよー

「いつも失敗ばかり」と悩む友人に、「数回の失敗であって、いつもじゃない」「誰だってミスすることはある」と話す希さん。ほかの人のことであれば、状況を客観的に捉えられるもの。

Bさんの場合

P77 で、スピーチのことで落ち込んでいたBさん。「プロじゃないんだから、盛り上げて当然とは言えない」「たいていの人は緊張する」「聴衆もいつまでも覚えていない」と、冷静に助言する。

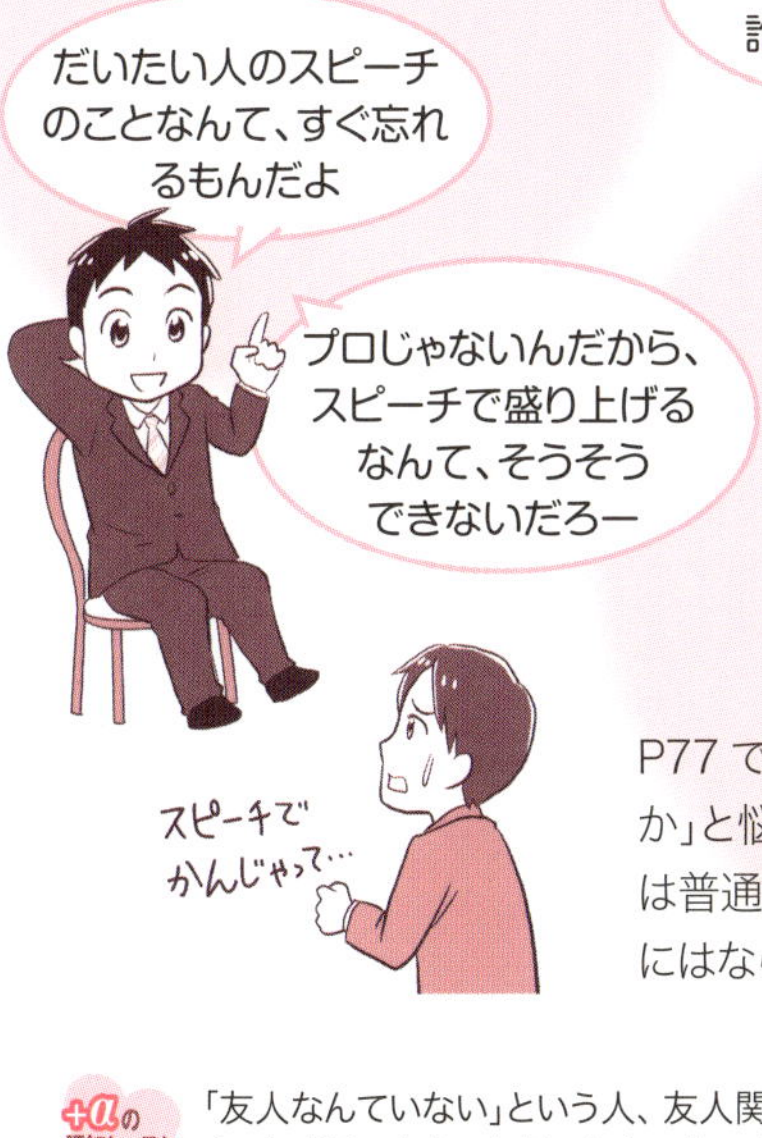
だいたい人のスピーチのことなんて、すぐ忘れるもんだよ
プロじゃないんだから、スピーチで盛り上げるなんて、そうそうできないだろー
スピーチでかんじゃって…

Cさんの場合

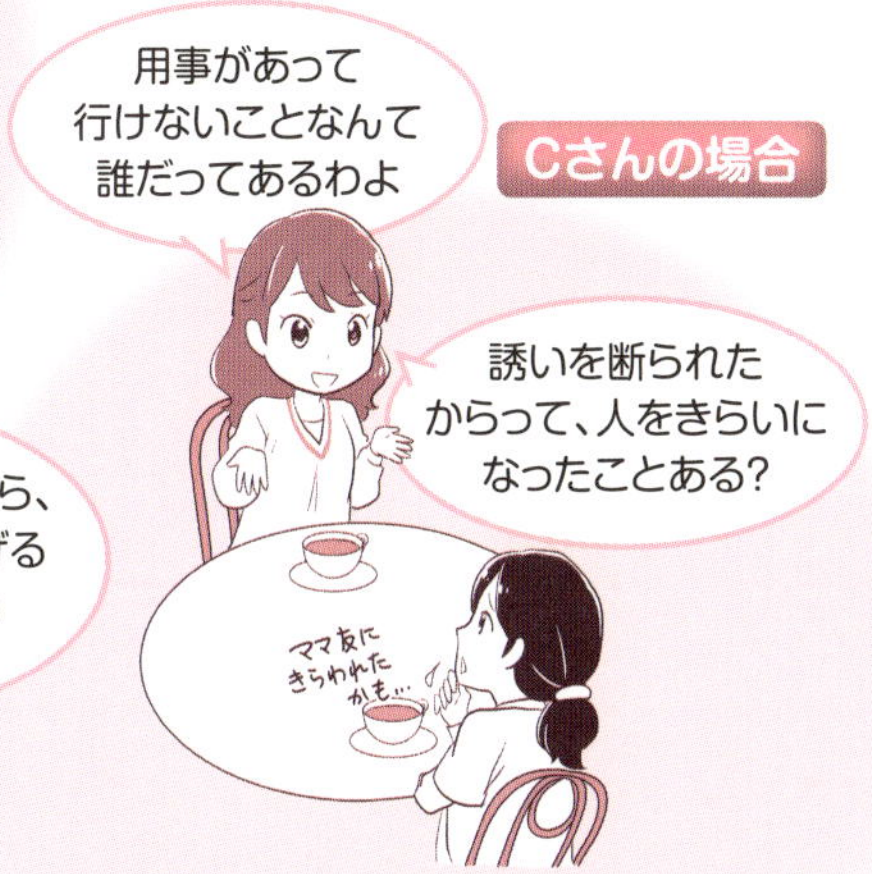
用事があって行けないことなんて誰だってあるわよ
誘いを断られたからって、人をきらいになったことある?
ママ友に きらわれた かも…

P77 で「ママ友への印象を悪くしたのではないか」と悩んでいた C さん。「用事があって断るのは普通のこと」「断られたからって、相手をきらいにはならない」と、適応的な考えをアドバイス。

+αの認知レッスン　「友人なんていない」という人、友人関係自体に悩む人は、無理に友人を思い浮かべなくても OK。カウンセラーになったつもりで、自分に言葉をかけてみましょう。

別の場面で浮かんだ自動思考も見直す

自動思考はひとつじゃない

偏った思考を適応的なものに変えることができたら、今度は**別の思考**にも挑戦します。

非適応的な思考は、ひとつではありません。さまざまな場面で、自分をつらくする思考、偏った思考をしているものです。つらい気分がわき上がった、別の場面を思い出してみてください。そのときの**状況**と**自動思考**、**気分**を、左のように**トリプル・カラム**に記入しましょう。**推論の誤り**を特定する作業も大切です。

これらの枠を埋めたら、現実に即した**適応的思考**を考えましょう。その考えを思い浮かべたときの、**いまの気分**も採点します。

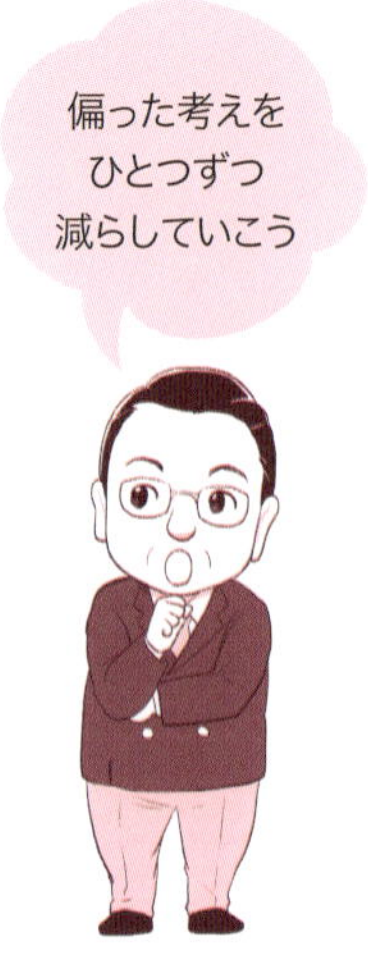
偏った考えを
ひとつずつ
減らしていこう

つらさの種をひとつずつ消していく

トリプル・カラムは、とてもシンプルな構成です。慣れてくると、ノートや裏紙を使って、サッと書きつけることもできます。

仕事や外出先からの帰り道に「今日はゆううつだな」「気が晴れないな」と思ったら、帰宅後にトリプル・カラムにとり組みましょう。つらさの背景には、何らかの思考があるもの。心を追い込む前に、ゆううつさ、つらさの種をひとつずつ消していくのです。「駅のホームでぶつかってきた人がいた」というような、ささいなことでもかまいません。いやな感情に支配される前に、ワークで心を整えることが大切です。

+αの認知レッスン

「気が晴れないけれど、なぜなのかわからない」というときには、最近のいやなできごとをできるだけ多く思い出し、ひとつひとつ、トリプル・カラムで解消していきます。

いやな気分になった、別の場面を思い出す

希さんの場合は、母親からの電話でもやもやしたことを思い出し、シートに記入。仲が悪いわけではないのに、なぜか腹が立つ理由が明確になり、適応的思考を見つけることができた。

トリプル・カラム

〈希さんの場合〉

状況

5月27日(日) 20:00
お母さんから電話が来た。「元気ないわね」と言われたので、「仕事がなかなかうまくいかなくて」と言ったら、「無理に大変な仕事することないじゃない。誰かいい人いないの?」と言われた

自動思考

お母さんはいつも私の気持ちをわかってくれず、平気で無神経なことばかり言う

そのときの気分

イライラ85点　うんざり85点　不満80点

推論の誤り

2. 一般化のしすぎ

適応的思考

お母さんが私の意に沿うことを言ってくれたらうれしいけれど、そうなるとは限らない

いまの気分

イライラ50点　うんざり30点
不満30点

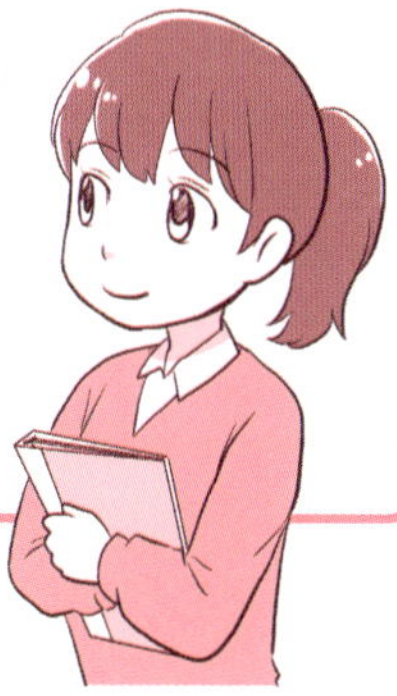

Let's try! ➡ワークブックP7に書いてみよう

+αの認知レッスン
対人関係の悩みで気分がつらくなっている人は、Part6のレッスンにもとり組みましょう。「すぐに腹を立ててしまう」「きらわれるのがこわい」といった問題を解決できます。

新たな思考を習慣に

つらくなったら新たな考えをつぶやく

いつもの思考に立ち向かう

毎日の生活で、いつもの思考が浮かんでつらくなりそうなときは、**適応的思考**を思い出してください。「また失敗する!」と思ったときは、「いつも失敗しているわけじゃない。たいていのことはできている」と、頭のなかでくり返しましょう。「きらわれてしまった」と不安になったら、「すべての人に好かれたらうれしいけど、私を好きな人もいれば、きらいな人もいる」という考えを、落ち着いて思い出してください。

いつもの思考が浮かばなくなるまで、さまざまな場面でくり返します。時間とともに、適応的思考が自然と浮かぶようになります。

声に出して3回つぶやいてみる

少し時間を置いて、適応的思考を思い浮かべるのもいいでしょう。帰宅後の落ち着ける時間に、そのときの状況と考えを冷静に振り返ります。そして、適応的思考をもう一度、頭のなかでくり返してください。

声に出して3回つぶやくと、より効果的。「そんなこと、はずかしくてできない」と思うかもしれませんが、声に出すことは、心の殻を破ること。思い切ってやってみましょう。

その日の問題は、その日のうちに片づけるのが理想的です。布団に入ってから、いやな感情に支配されることが、徐々に減っていきます。

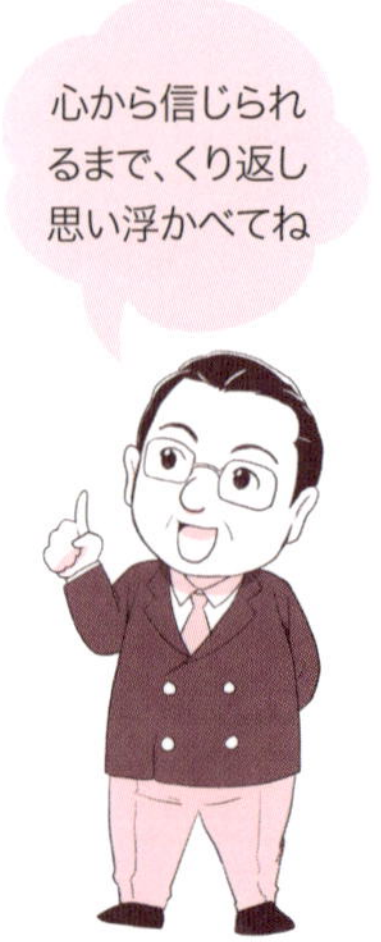
心から信じられるまで、くり返し思い浮かべてね

+αの認知レッスン
いやな気分が続くと、眠りにつきにくくなるものです。こんなとき、スマホでネットを閲覧したりすると、目がさえてますます不眠がちに。寝る前の習慣を見直すことも大切です。

つらい瞬間だけでなく、寝る前にも思い出して

つらくなりやすい場面で、適応的思考を思い浮かべるとともに、帰宅後は声に出してくり返すといい。

新たな思考で心を整える 1

以前のつらいできごとと似た場面では、偏った思考がつい浮かんでしまう。このようなとき、ワークで考え出した適応的思考をすぐに思い浮かべると、気持ちの動揺を防げる。

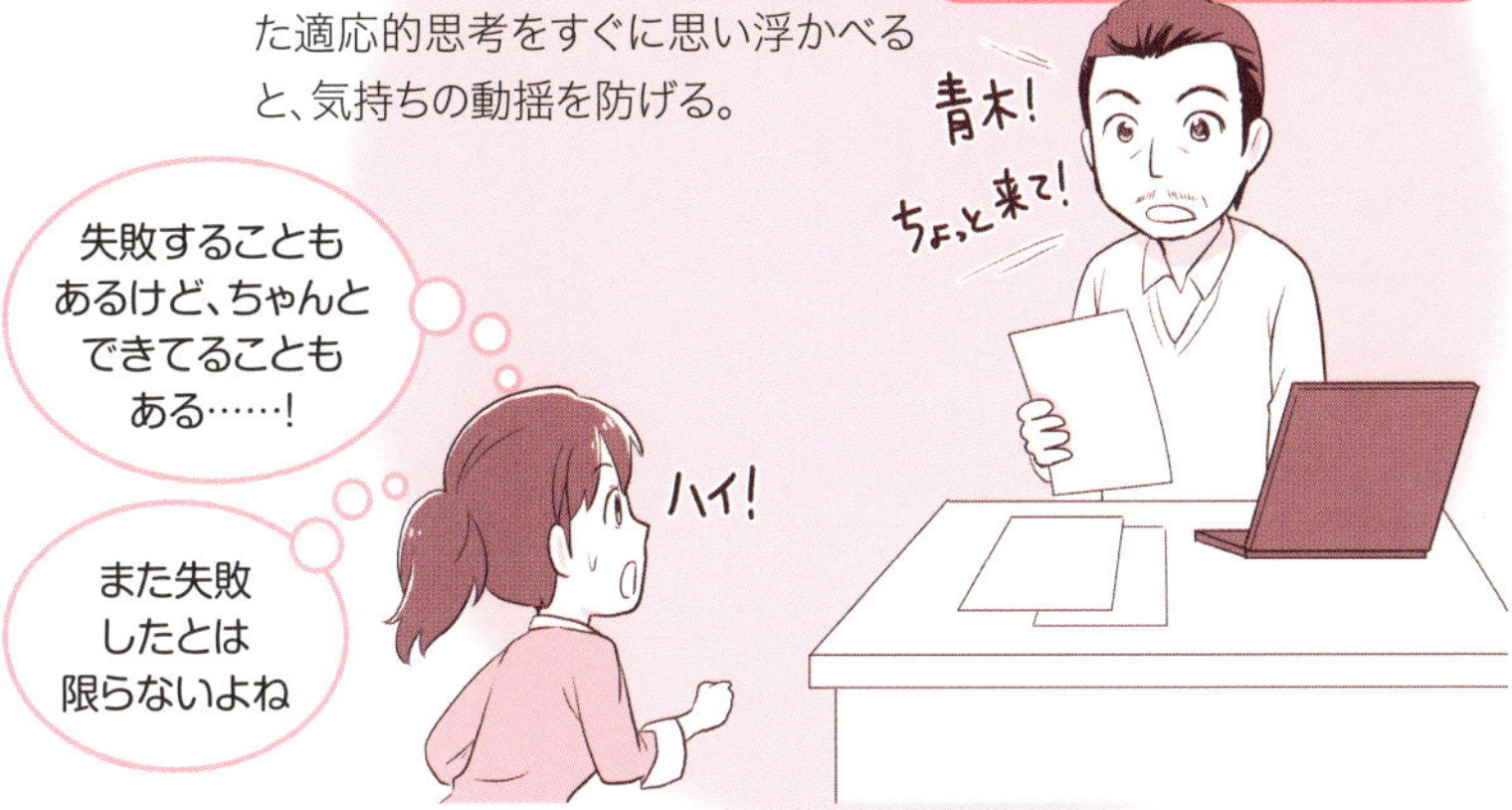
青木!
ちょっと来て!
ハイ!
失敗することもあるけど、ちゃんとできてることもある……!
また失敗したとは限らないよね

ひとりの時間に振り返る 2

家事や食事、入浴をすませ、落ち着ける時間にもう一度思い出してみる。声に出してつぶやくと、適応的思考との距離感がなくなり、自分のものになりやすい。

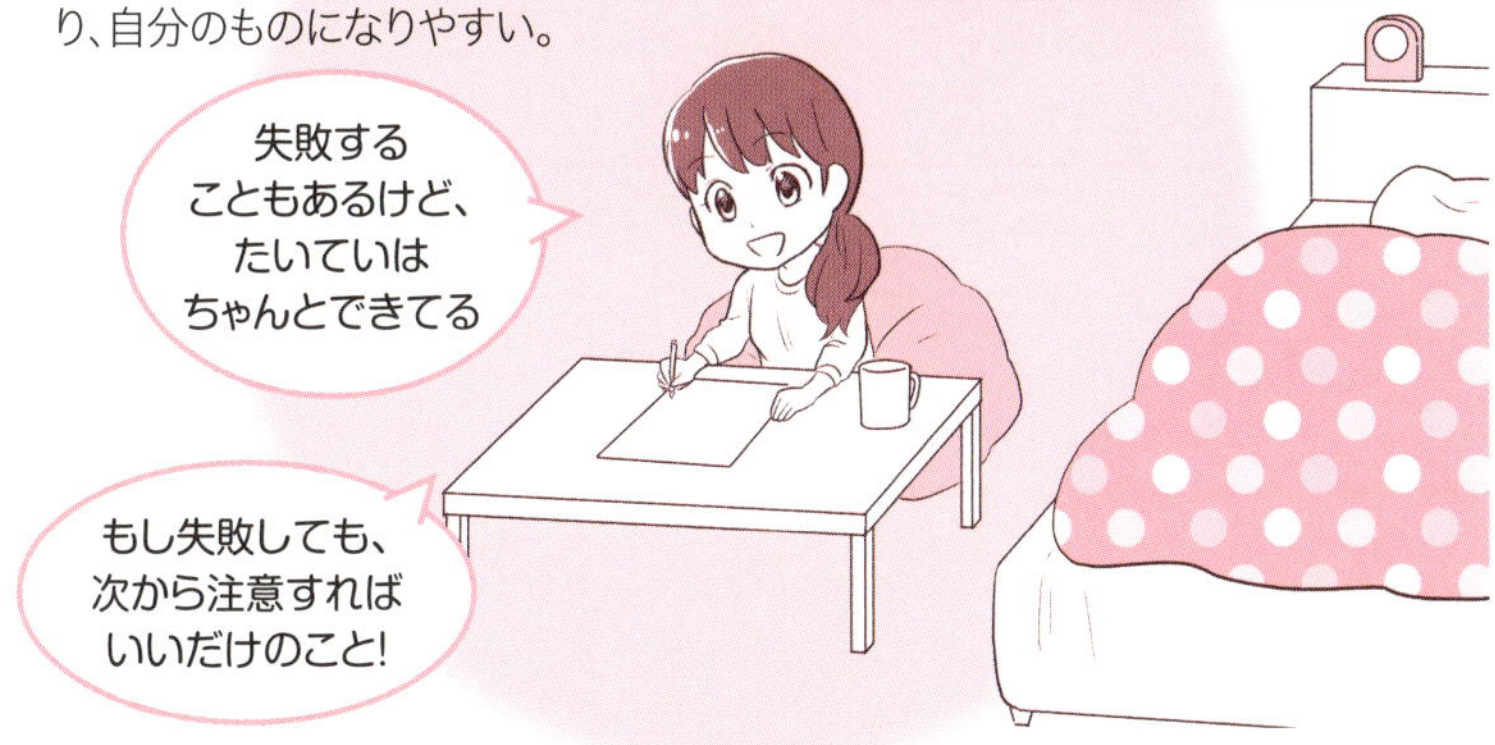
失敗することもあるけど、たいていはちゃんとできてる
もし失敗しても、次から注意すればいいだけのこと!

+αの認知レッスン　ストレス解消のため、甘いものやお酒に頼っていると、「自分はやっぱりダメだ」という思考でつらくなることも。物質でストレスを解消するのは、案外むずかしいものです。

古い考えを消す

いつもの考えがつい浮かんでしまったら

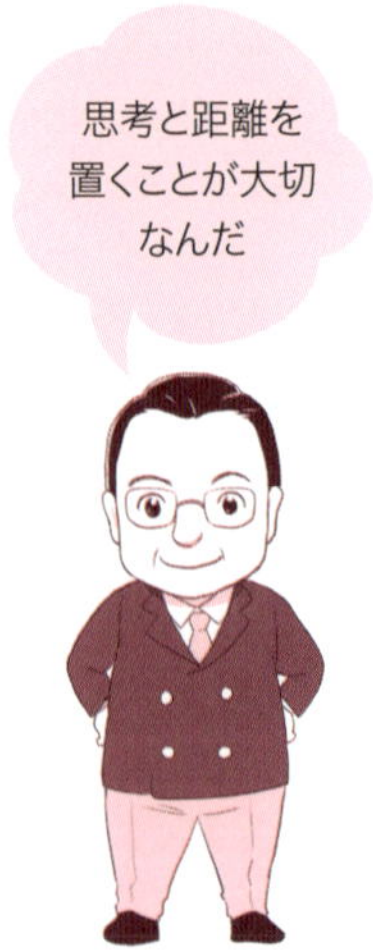

言葉の力に飲み込まれない

偏りのある思考と、距離を置く方法もあります。その代表が、**マインドフルネス認知療法**（↓P202）。「いま、ここにいる自分」にだけ意識を集中させる方法です。次々に浮かぶ**思考**に影響されず、心を整えることができます。

まずは、左ページのふたつのトレーニングを試してみましょう。思考を葉っぱにのせて流す「葉っぱのトレーニング」、そして、思考にとらわれる自分を客席から眺める「シアター鑑賞トレーニング」です。思考を真実と思い込まず、「ただの思考」として眺めることで、心をつらくする言葉の力に飲み込まれにくくなります。

「と思った」のひと言が効く

思考と距離を置くための、より簡単な方法もあります。いつもの思考が浮かんだら、「と思った」と付け加えるだけ。「〝私はいつも失敗ばかり〟と思った」「〝私は皆にきらわれている〟と思った」「〝どうしよう、もうおしまいだ！〟と思った」という具合です。

つらくなったときに、とっさにこのひと言をつけると、不安やゆううつさに支配されにくくなります。心を落ち着けて、現実的な問題に対処できるのが、最大のメリット。「不安で頭が真っ白になり、また失敗」という悪循環を防ぐことができます。

+αの認知レッスン

思考と距離を置くそのほかの方法として、「メタ認知療法」もあります。「認知に関わる認知」にアプローチして、いつもの認知を選択するのを防ぐという心理療法です。

思考をほうっておくトレーニングに挑戦

いつもの思考が浮かんでも、「また何か言ってる」という態度で傍観できれば、つらい気分になりにくい。具体的なトレーニングとしては、下記のふたつが役立つ。

Lesson 1
葉っぱのトレーニング

流れる葉っぱに、思考をのせて

頭のなかで、川べりに座る自分を思い浮かべる。たくさんの葉っぱが川に落ちてきて、下流へとゆっくり流れていく。そこにあなたの自動思考をのせて、思考が流れゆくようすを、静かに眺める。

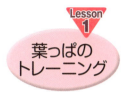

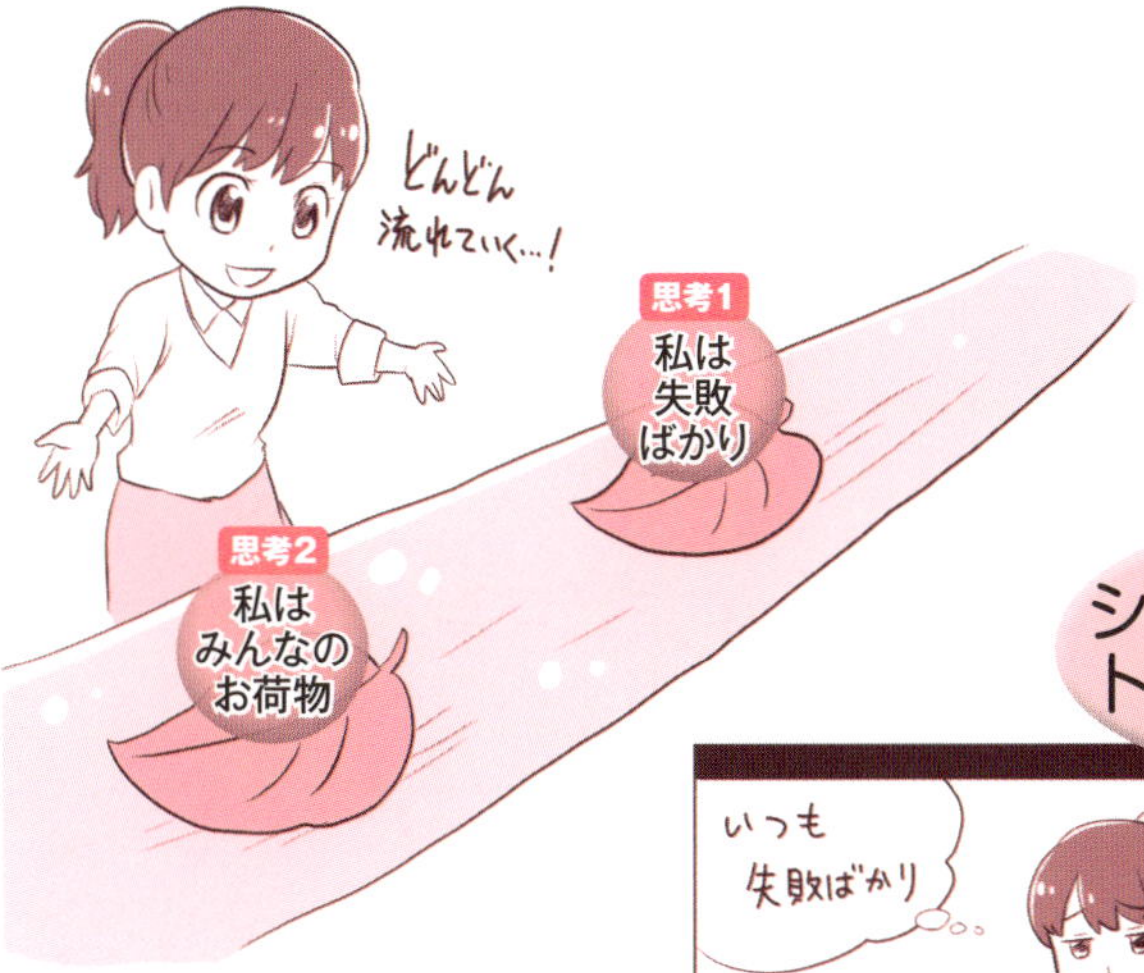
どんどん流れていく…!
思考1
私は失敗ばかり
思考2
私はみんなのお荷物

Lesson 2
シアター鑑賞トレーニング

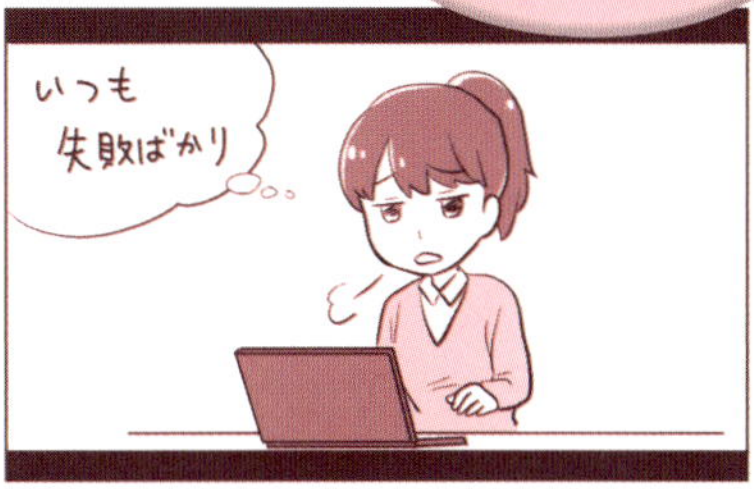
いつも失敗ばかり

スクリーンに映る自分を眺める

映画館をひとり占めし、真ん中の席に座っている姿を思い浮かべて。スクリーンには、いつもの思考でつらくなっている、あなたの姿が映っている。偏った思考にとらわれる自分のようすを、ただ静かに見つめる。

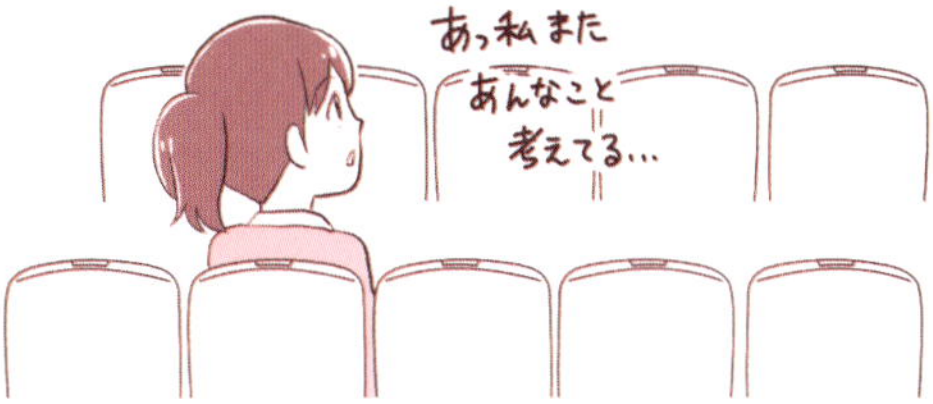
あっ私またあんなこと考えてる…

+αの認知レッスン

偏った考えは、多かれ少なかれ、すべての人がもっているもの。人の思考に振り回されそうなときも、「あの人はそう思っているんだな」と、静かに距離を置きましょう。

古い考えを消す

いつもの思考をもっと極端にする

強調すると、現実味のなさがよくわかる

ものの見かたを極端に偏らせる、逆説的なトレーニングもおすすめです。「皆が怒っている」と思うなら、職場の全員があなたを敵視し、棒で殴りかかる姿を想像してみましょう。恥をかくことが不安なら、道行く人全員があなたを笑うという、最悪の事態を思い浮かべます。

あまりのくだらなさに、ばかばかしくなったら、しめたもの。自分の思考を笑う力があれば、**もうつまらない思考には飲み込まれません。**

頭のなかで意地悪なことを言う、もうひとりの自分と対話し、撃退する方法も有効です（下記参照）。

頭のなかの「意地悪な自分」と対話する

あなたを追い詰めるもうひとりの自分と、冷静に対話する。

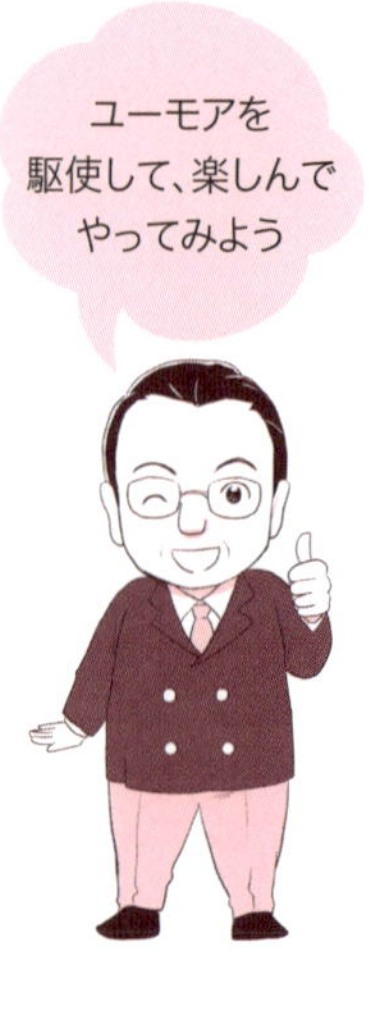

あなたって本当にばかね。いつも失敗してばかりじゃない。

たしかに、私にはばかなところがあるかも。失敗もときどきするし…。でも、いつも失敗しているわけじゃないよ。

そんなの、ただの言い訳じゃない。私には、救いがたいほどの無能な人間にしか見えないけど。よく平気で、毎日会社に行けるよね！　自分がいるだけで迷惑だって、気づかないの？

「救いがたいほどの無能な人間」ってどんな人？　私はそんな人見たことないし、ミスの多い人がいても、そうは思わないよ。

+αの認知レッスン　相手を言い負かそうとすると、人は感情的になるもの。頭のなかの意地悪な自分に対しても、正しい指摘は認めつつ、間違いには冷静に反論するという態度が大切です。

自分の思考を、ときにはからかってみて

偏った考えを、より大げさにしてみよう。「つまらない考えだったな」と気づき、笑える余裕が生まれたら、もうその考えには支配されなくなる。

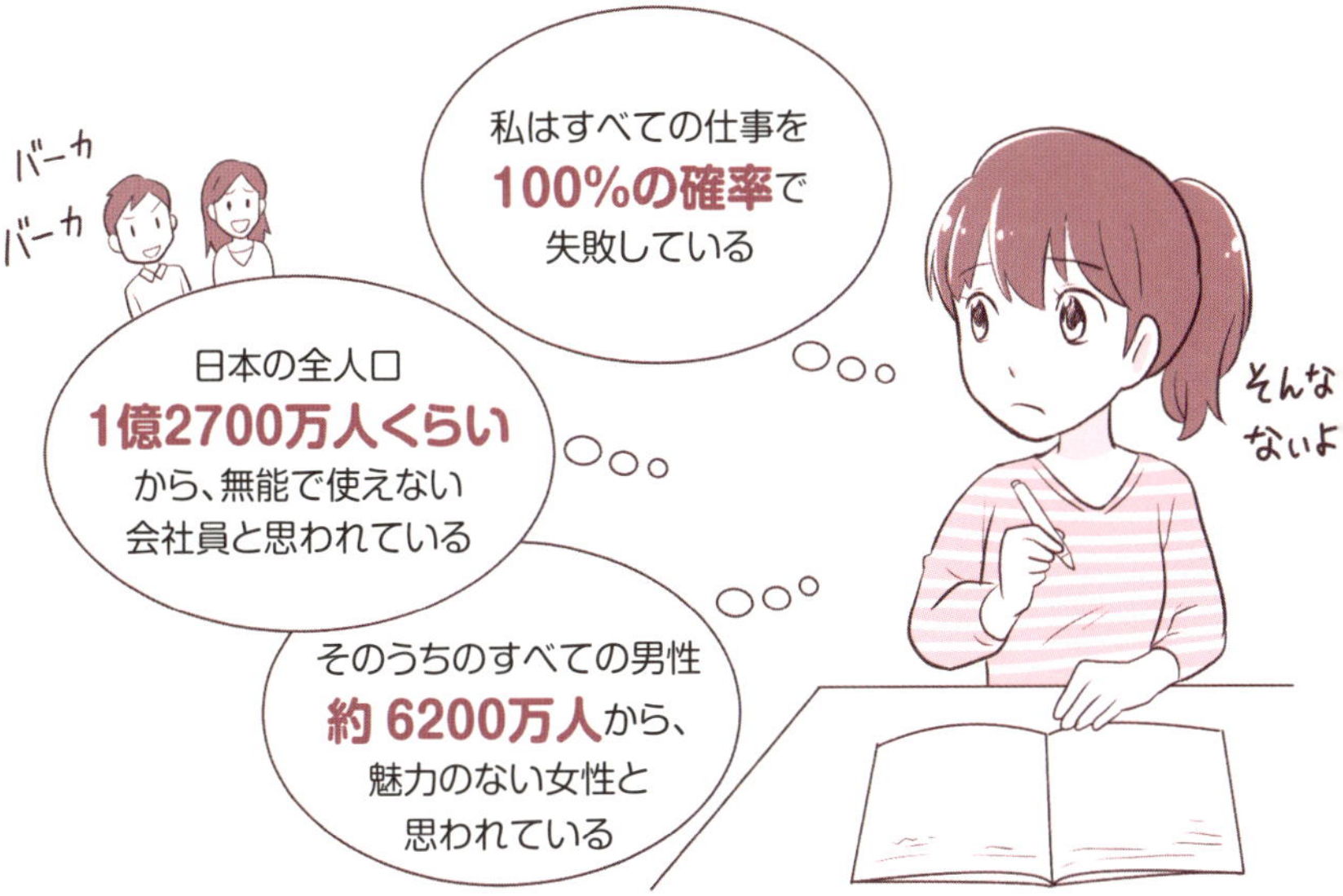
バーカ
バーカ
私はすべての仕事を
100%の確率で
失敗している
日本の全人口
1億2700万人くらい
から、無能で使えない
会社員と思われている
そのうちのすべての男性
約 6200万人から、
魅力のない女性と
思われている
そんな
ないよ

いるだけで迷惑だなんて、業績だけを基準に、人をモノのように扱うような、偏った見かたじゃない？

じゃあ、あなたは人に迷惑をかけてないとでも思ってるの？

ううん、迷惑はかけてるよ。でも、誰だってミスをすることはあるんだし。迷惑をかけたり、かけられたりしながら、全体としていい仕事ができればいいんじゃないのかな。

ふーん。じゃあそうやって開き直って、このままミスし続けるんだ。

そんなことないよ。反省してるから、次からは同じ失敗をしないように、注意するもの。
だけど、「いつも失敗ばかり」って自分を責め続けても、萎縮《いしゅく》して何もできなくなるだけだから、そういう態度はもうやめにしたの。

あっそう。じゃあ好きにしたら。

+αの認知レッスン 少しのユーモアは、心に余裕をもたらしてくれます。偏った考えにとらわれる自分を、デフォルメして絵に描いたりするのも、楽しみながらできるワークです。

古い考えを消す

頭に浮かぶイメージを置き換える

偏ったイメージが浮かぶこともある

人の思考法はひとつではなく「言語型」「ビジュアル型」に分けられます。多くの人は、言語でものを考えていますが、言語より**イメージ**で考える人もいます。ビジュアル先行で対象を理解し、感覚で動くタイプの人です。

　このような人は、**偏った思考**に悩まされにくいものの、**負のイメージ**にとらわれることがあります。皆が自分のことを悪く言っている場面が浮かび、心がつらくなるのは、その典型。失敗するイメージが、ビジュアルとしてリアルに頭に浮かび、緊張や不安が強まってしまうこともあります。

頭のなかに新たな絵を描く

このようなイメージが頭に浮かぶときは、**イメージの修正**を図りましょう。

　適当な紙にふたつのコマを書き、いま浮かんでいるイメージを上段に描きます。セリフが浮かぶときは、具体的に書き入れてください。見ただけで、心がざわつく絵になれば成功です。

　この絵のうち、客観的な根拠のない点を見つけましょう。そして、下の欄に新たな絵を描きます。セリフも含めて、現実的に妥当と考えられる場面に描き直すことが大切です。

　このワークによって、頭に浮かぶイメージが切り替えられ、心が徐々に軽くなっていきます。

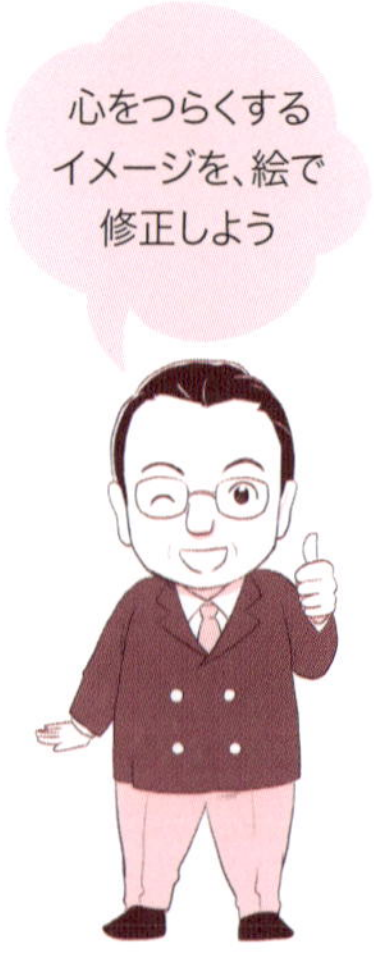

+αの認知レッスン
「絵は苦手だから……」なんて、はずかしがらないで。人に見せるものではありませんし、下手な絵を楽しんで描く作業が、心の殻を破るきっかけになることもあります。

話題の中心は、あなたではない

「皆が私を悪く言っている」場面を例に考えてみよう。自分のいない場所で、他人が何を言っているかなどわからない。話題の中心がつねにあなたというのも、非現実的。このような客観的事実をもとに、下の欄に新たな絵を描く。

Before

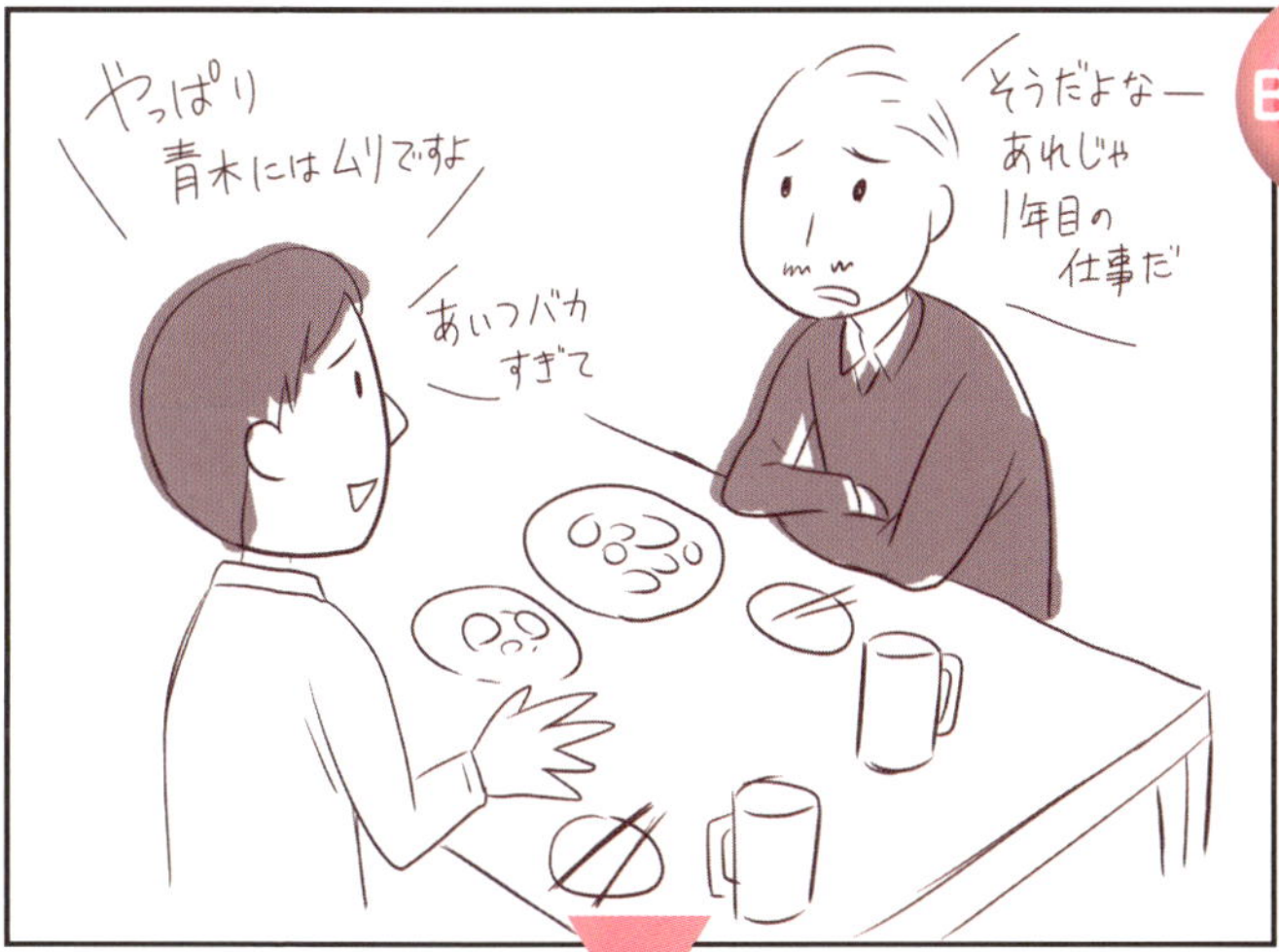
やっぱり
青木にはムリですよ
あいつバカすぎて
そうだよなー
あれじゃ
1年目の
仕事だ

After

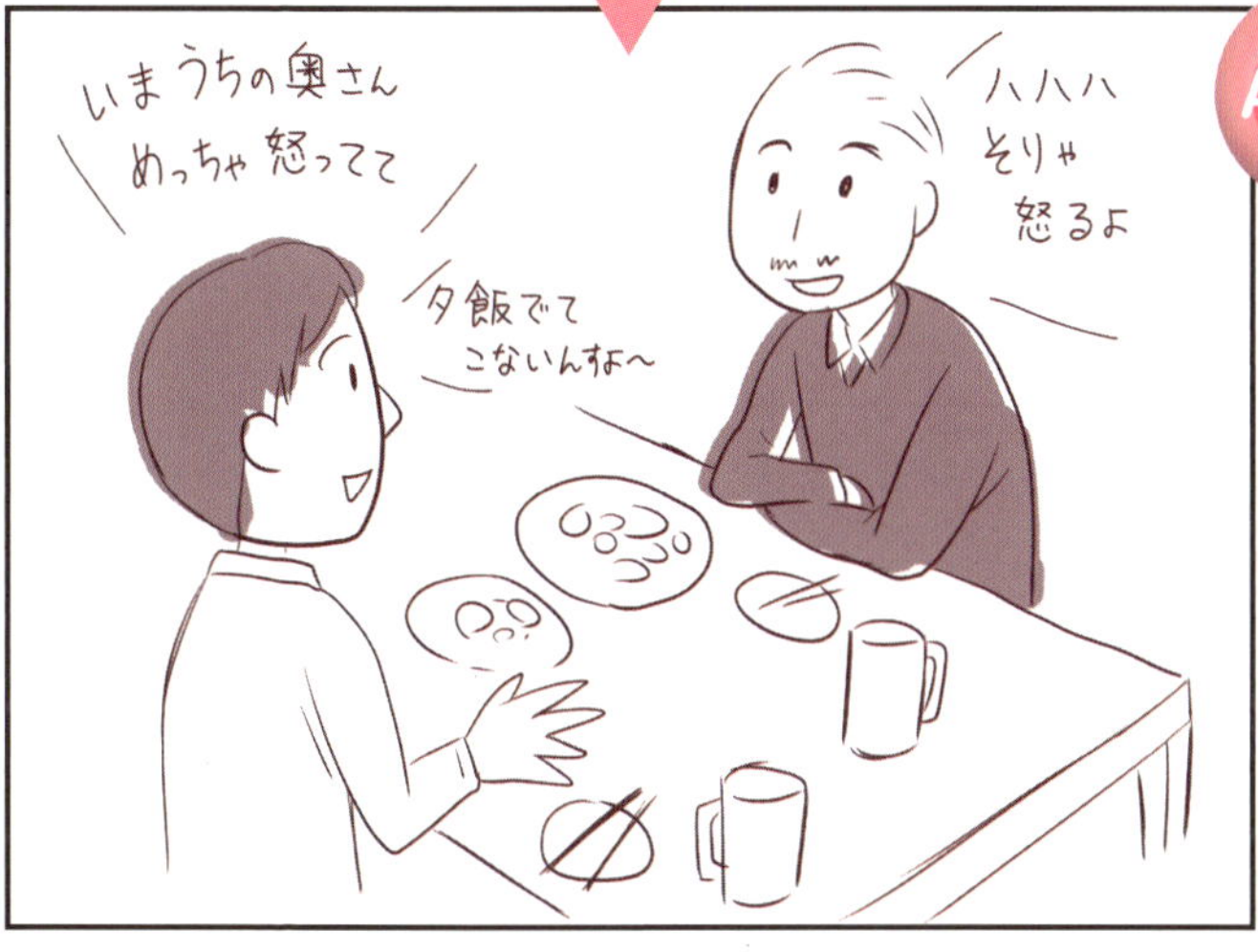
いまうちの奥さん
めっちゃ怒ってて
夕飯でてこないんすよ〜
ハハハ
そりゃ
怒るよ

+αの認知レッスン

論理的にものを考える人にも、絵を描くレッスンは有効。言語による思考が、頭のなかをぐるぐる駆けめぐるときには、イメージによる思考の修正を試してみましょう。

貝谷先生に聞いてみよう!

認知行動療法カウンセリング

仕事の悩み編

仕事にまつわる不安や落ち込み、怒りについて、貝谷先生に相談してみました。

相談1 「納期にいつも間に合いません」

Dさん（23歳、女性）

就職して半年。仕事がいつも予定どおりに終わりません。正直、量が多すぎると思います。

でも、仕事を頼まれて、〝できません〟なんて言えるはずもなく……、パニックになったまま、締め切りの日に。上司から〝何で終わっていないんだ。しかも俺に聞かれるまで、黙ってるつもりだったのか〟と叱責《しっせき》されます。でも、終わりそうもないと相談しても、怒られるに決まっているし……。会社に行くのがつらいです。

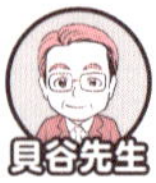

仕事量が多くて、締め切りに間に合わず、悩んでいるんですね。

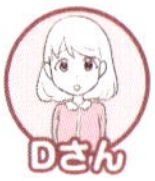

はい。やらないといけないことが、あまりに多い気がして、圧倒されちゃって。

ほかの人は期日に間に合うように進めているんですけど、私が不慣れなせいか、正解が見えないんです。「ちゃんと仕上げなきゃいけないのに、いったい何をどうしたらいいの」と考えて、パニックになるっていうか……。

そのあいだにどんどん時間が過ぎて、結局いつも間に合わないんです。

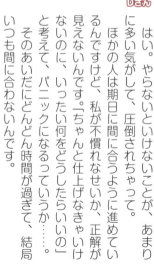

なるほど、状況が少し見えてきました。

つねに、ちゃんとした仕事をめざしているんですね。

Dさん　そんなの、当たり前じゃないですか！ 仕事なんだから、中途半端で、できの悪いものを出すわけにはいきません。

貝谷先生　**でも、そのために手を動かせず、ただ時間が過ぎてしまう。**

Dさん　そうなんです……。それで、「どうしよう、どうしよう」って思って、よけいに何も手につかなくて。

貝谷先生　**じゃあ、こうしませんか？「30点で十分」と考えて、まず手をつける。１００点をめざすことをやめるんです。**

Dさん　30点……そんなできの悪いもの、はずかしくてとても出せません。

貝谷先生　**「１００点でなければ」というのは、推論の誤り（→Ｐ56）のうち、「全か無か思考」「すべき思考」の典型です。完全にできないと、自分に価値がないように感じてしまう。**

でも、学業ならまだしも、仕事で１００点をとるのは、現実的ではありませんよね。「そこそこの完成度でも、期日に間に合わせるほうが大事」と、認知を変えてみませんか？

Dさん　期日が大事なのはわかるんですけど、でも30点では、クビになってしまうかも……。

貝谷先生　**大丈夫。仕事を頼まれた日に、まず30点程度のものをつくってしまいましょうよ。「どうせ出すわけじゃないんだから」と、考えればいいんです。そこから手を入れていって、40点、50点、60点と、完成度を上げていくのはどうですか？**

Dさん　それなら、何とかできるかもしれません。

貝谷先生　**そうでしょう？ 最初から完璧を求めると、やるべきことがあまりに大きく見えて、不安に圧倒されてしまうんです。スモールステップでちょっとずつ進めたほうが、落ち着いた気持ちで、いい仕事ができます。**

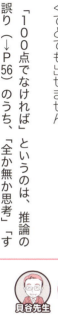

それでも間に合いそうもないときは、上司に相談してみましょうよ。できそうですか？

Dさん　それはむずかしいかも……。「どうしてこの程度のことができないんだ」と、怒る顔が目に浮かんで、ドキドキしてしまいます。

貝谷先生　でも、締め切り前に相談したことは、まだないんでしたよね。

Dさん　はい。怒られたらどうしようと思うと、どうしても相談もできなくて。

貝谷先生　そこにも推論の誤りがありそうですね。人の考えや、ものごとの結果を根拠なく決めつけてしまう「結論の飛躍」です。

本当にそうなるのか、まずは試してみましょうよ。行動実験で、Dさんのイメージが事実に基づくものかどうか、確かめるんです。

アクションプランで、結果と対処法を考えて行動に移せば、過剰な不安やパニックは防げます（→P106）。

いままで怒られたときにも、「俺に聞かれるまで黙ってるつもりだったのか」と言われたんでしたよね。上司の方は、〝自分から報告・相談する〟ことをいちばんに望んでいるのかもしれませんよ。

Dさん　たしかにそうかもしれません……。「きっと怒られる」って、私が勝手に決めつけていたかも。もし間に合わなそうなときは、思い切って相談してみます。

貝谷先生　そうそう、その意気です！

「怒られたらおしまいだ」という自動思考を、ワークで修正することも大切です（→P74）。

仕事を覚える時期には、誰だって怒られるものですし、一度怒られた程度でクビになることも、現実には考えられません。

「たとえ怒られたとしても、失敗から学んで、次にいかせばいい」「自分自身を否定されたんじゃなく、よくない行為に対する指摘なんだ」と考えてみてくださいね。

相談2

「評価に納得できません」

Eさん（39歳、男性）

上司の業績考課が不公平で、納得できません。先日も、自分よりずっと成績の劣る同期が、先に課長に昇進。上司に愛想がいいだけで、仕事のほとんどを部下に押しつけ、本人はさぼってばかりなのに……。

好ききらいで評価しているとしか考えられず、〝自分はこんなに働いているのに〟と思うと、腹が立ちます。

高い業績を上げているのに、評価が適切でないことに、腹を立てていらっしゃるんですね。

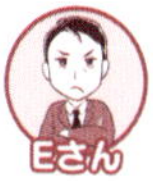

そのとおりです。昇進した同期は、目標の数値をかろうじて達成している程度です。それに対して、私は１３０％の達成率。この5年間、つねに前年より高い数値をあげています。なのに、彼のほうが評価が高いのは、理不尽すぎます。

なるほど。あなたの怒りはよくわかります。ところで、業績考課はつねに公平・公正であるべきだとお考えですか？

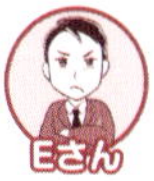

当然ですよ！　そうでなければ努力がすべてムダになるし、収入にも直結しますし。

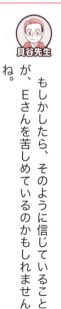

もしかしたら、そのように信じていることが、Eさんを苦しめているのかもしれませんね。

人の思考の奥には、頑固な信念であるスキーマが存在します。Eさんには、「評価は公平・公正であるべきだ」「努力が報われるのは当然だ」というスキーマがあるようです。

しかし現実には、完全に公平・公正な評価は存在しない。それが苦しみの原因ではないでしょうか。

Eさん

でも、評価が公平・公正でなければ、誰だってやる気を失います。それが現実と言われても……。

貝谷先生

では、「公平・公正であるべき」というスキーマに、何かひとつ、反論を考えられますか？

Eさん

うーん、そうですね……。「他人が評価をおこなう以上、自分の望みどおりになるわけじゃない」とか、そういうことでしょうか。

貝谷先生

その調子です！

人には、その人の好きにする自由があります。評価する上司が、誰をどう見るか。Eさんの同期が、上司とどう関わるか。Eさんがそれに腹を立てるかどうかも自由です。

でも、Eさんだけが正義を求め、怒りにとらわれている。何だかもったいないですよね。

Eさん

たしかにばかげてるとは思いますが……。

じゃあ、僕はどうしたらいいんでしょう？

貝谷先生

評価に対する考えも、それによる怒りも、あなたの頭でつくり出されたものであることを、まず受け入れることです。頭のなかにある考えや感情を、ただ眺めてみてください。

Eさん

考えと感情をただ眺める……。「僕はこう考えて、怒っているようだ」という感じですか？

貝谷先生

いいですね！　職場でもそれを実践してみましょう。望みどおりになることもあれば、ならないこともある。その事実をそのままに受け入れられると、心がラクになります。

Eさん

でも、それでも腹が立ったら、どうすれば？

貝谷先生

あなたにも、上司に媚びる自由はあります。でも、それをしたくない。それがあなたにとっての価値であることを思い出してください。それに、部署が替われば、評価する上司も替わります。感情や思考をそのままに眺めること、価値に沿って生きることで、心におだやかさがもたらされるはずですよ。

Part4

一歩踏み出せば、気分は変えられる

自動思考を変えたら、今度は行動を変える番。
苦手だと思っていた行動に挑戦したり、
気分がつらくなる行動パターンを変えることで
心がラクになり、新たな思考を信じられるようになります。

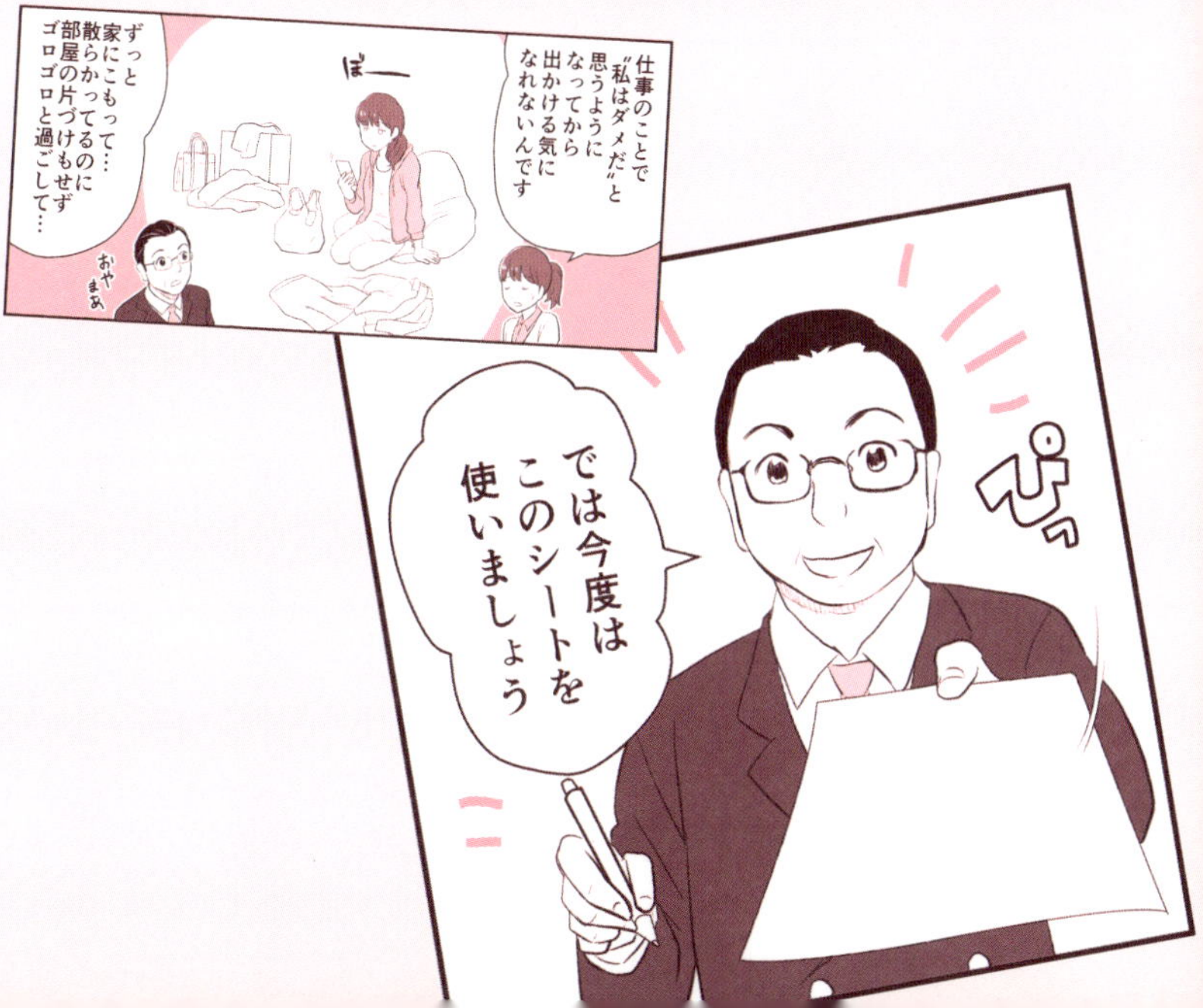

仕事のことで〝私はダメだ〟と思うようになってから出かける気になれないんです
ぼ――
ずっと家にこもって…散らかってるのに部屋の片づけもせずゴロゴロと過ごして…
おやまあ
では今度はこのシートを使いましょう
ぴっ

自信や意欲がもてないときは
行動パターンを変えてみる

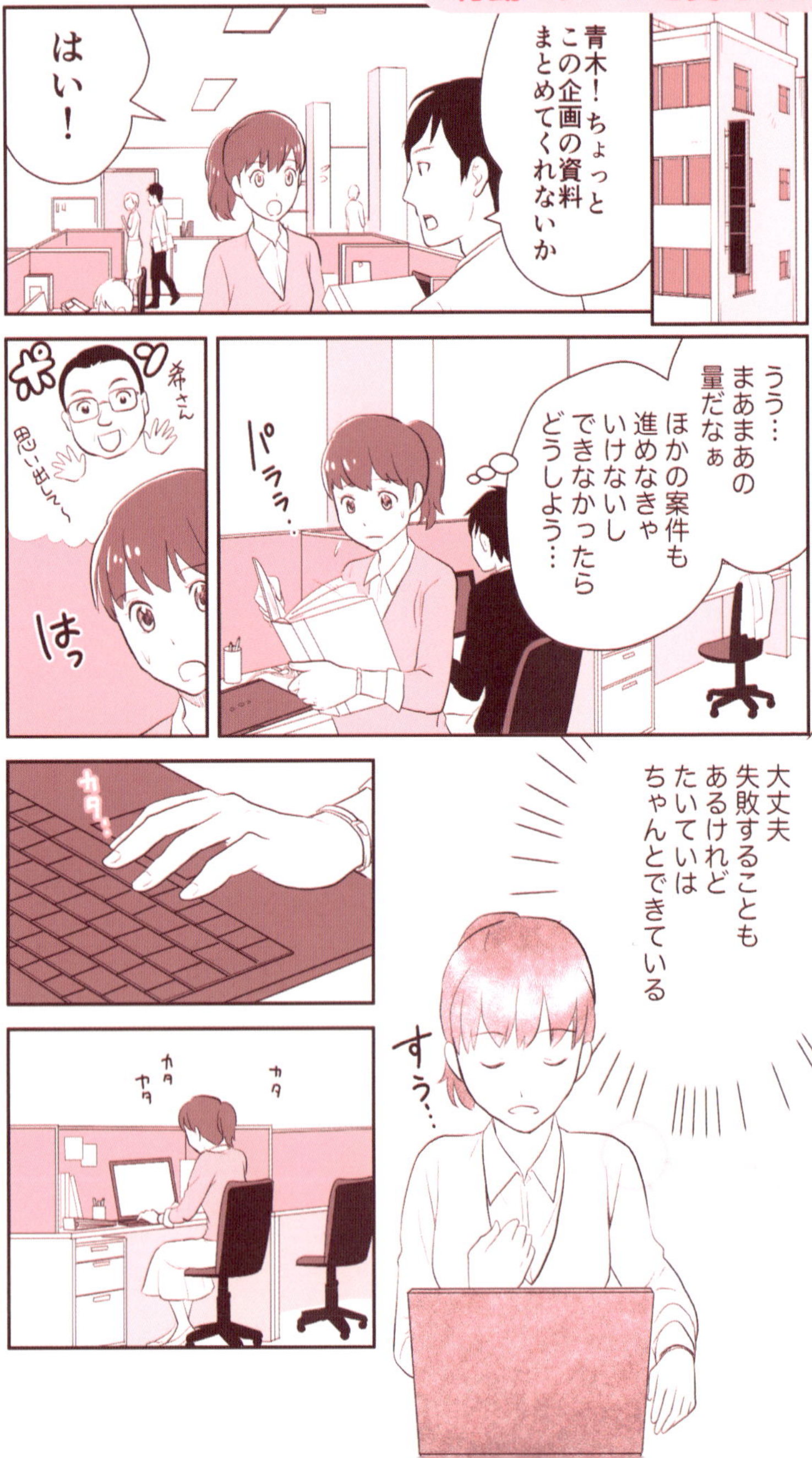
青木！ちょっと この企画の資料 まとめてくれないか
はい！
パラララ…
うう… まあまあの 量だなぁ
ほかの案件も 進めなきゃ いけないし できなかったら どうしよう…
ポワ
希さん
思い出して～
はっ
大丈夫 失敗することも あるけれど たいていは ちゃんとできている
すう…
カタ…
カタ
カタ
カタ

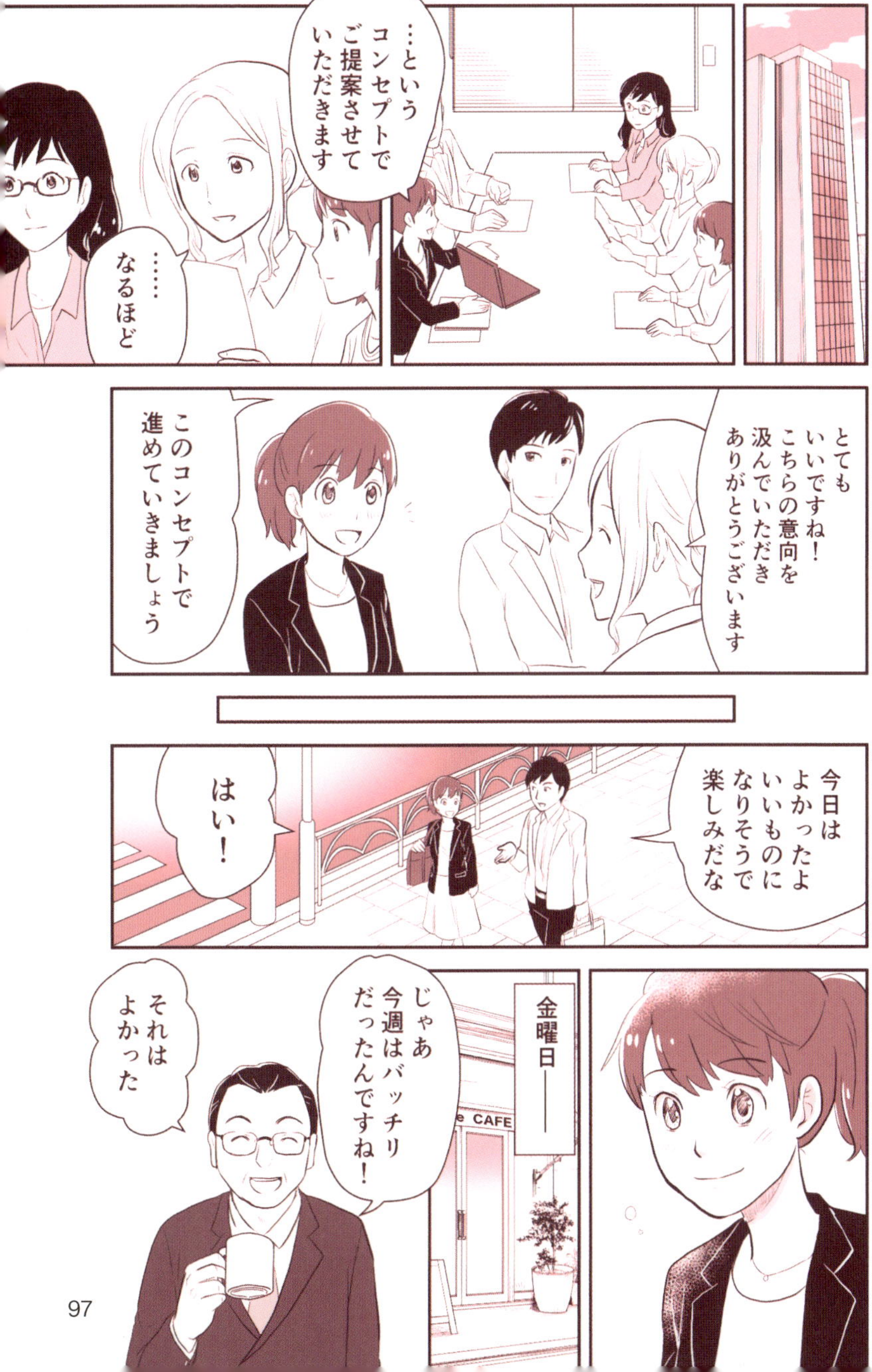
…というコンセプトでご提案させていただきます
……なるほど
とてもいいですね！こちらの意向を汲んでいただきありがとうございます
このコンセプトで進めていきましょう
今日はよかったよいいものになりそうで楽しみだな
はい！
金曜日――
CAFE
じゃあ今週はバッチリだったんですね！
それはよかった

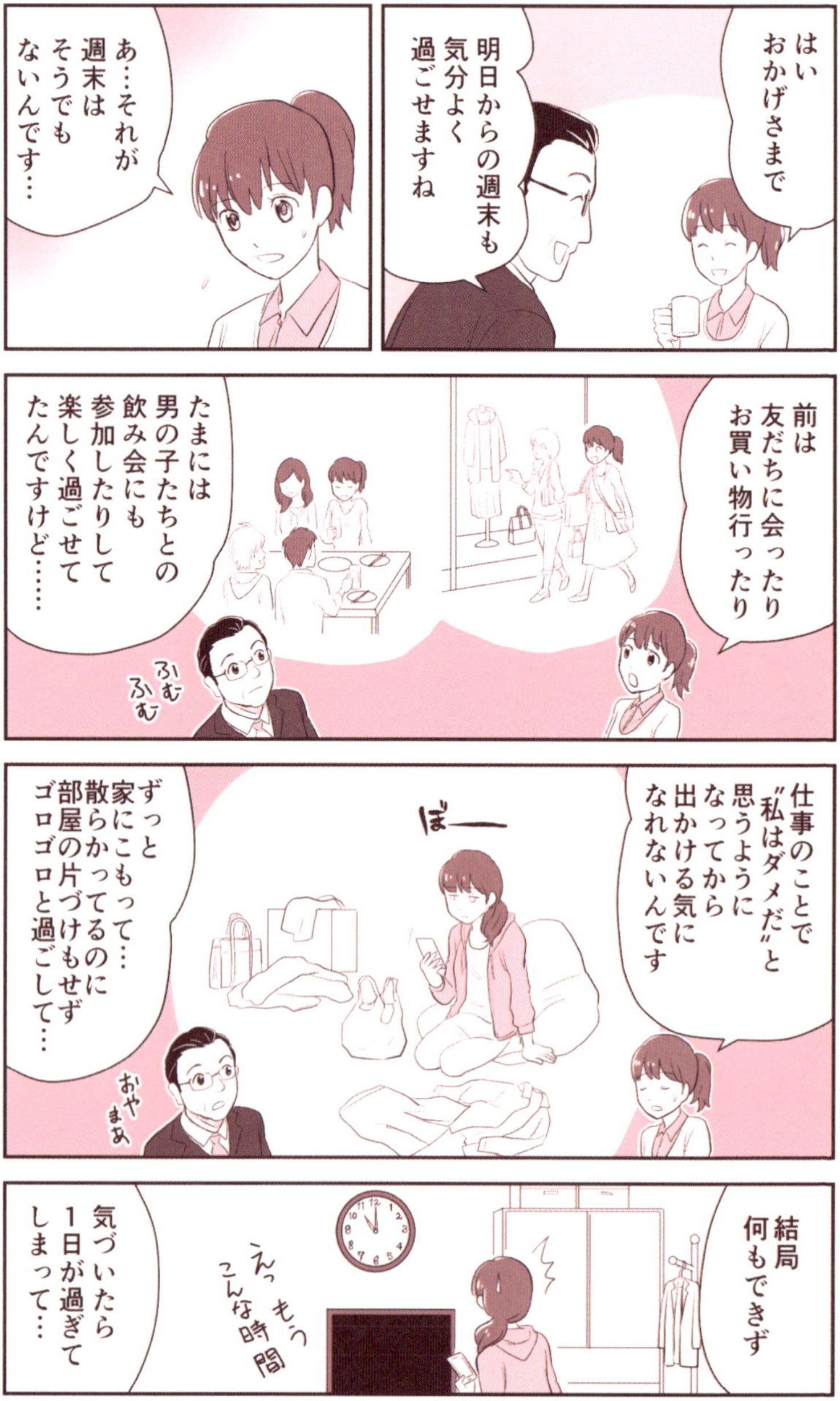

はい
おかげさまで
明日からの週末も気分よく過ごせますね
あ…それが週末はそうでもないんです…
前は友だちに会ったりお買い物行ったり
たまには男の子たちとの飲み会にも参加したりして楽しく過ごせてたんですけど……
ふむふむ
仕事のことで〝私はダメだ〟と思うようになってから出かける気になれないんです
ぼ――
ずっと家にこもって…散らかってるのに部屋の片づけもせずゴロゴロと過ごして…
おやまあ
結局何もできず
えっもうこんな時間
気づいたら1日が過ぎてしまって…

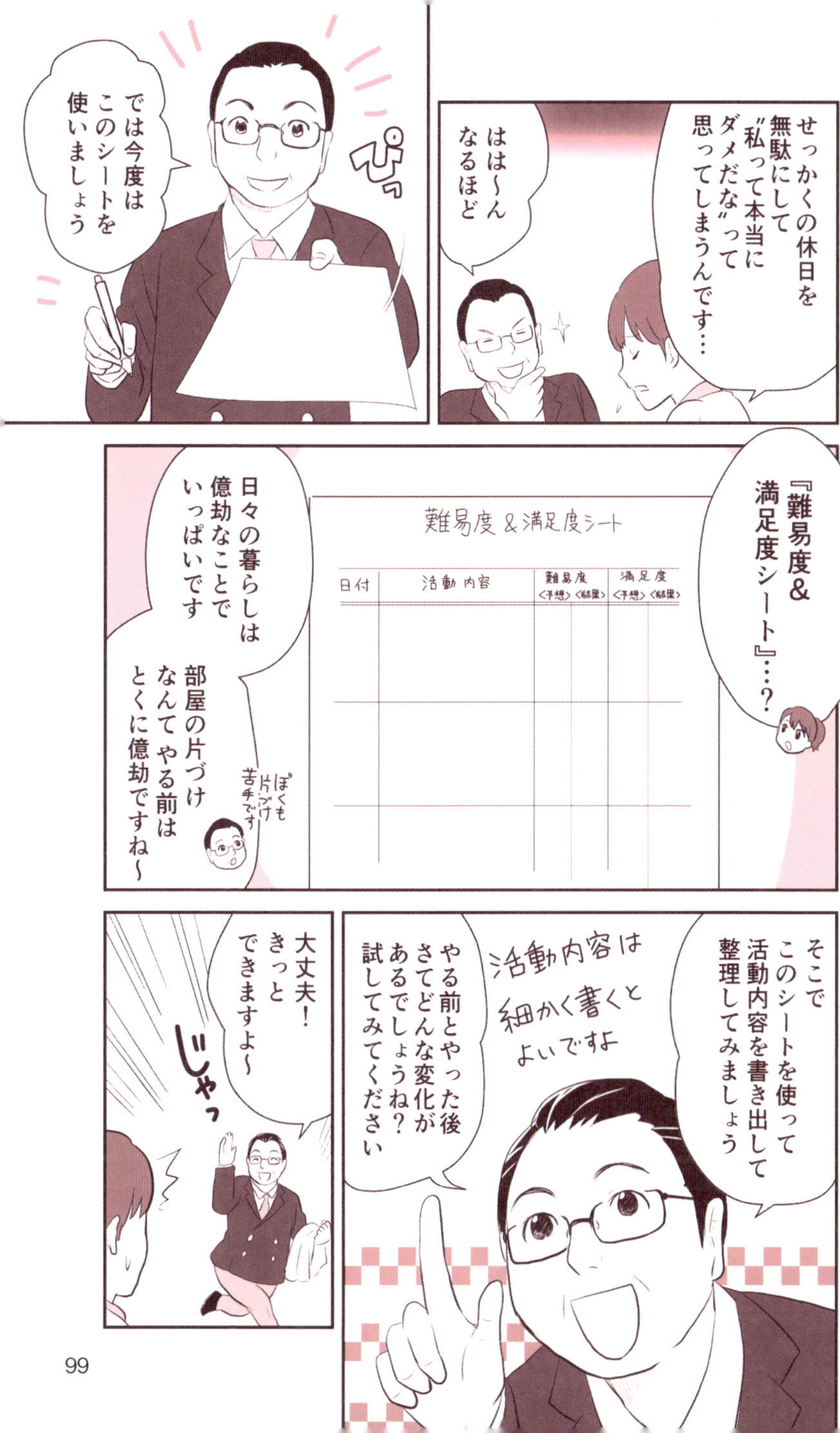

せっかくの休日を無駄にして〝私って本当にダメだな〟って思ってしまうんです…
ははーんなるほど
ぴっ
では今度はこのシートを使いましょう
『難易度＆満足度シート』…？
日々の暮らしは億劫なことでいっぱいです
部屋の片づけなんてやる前はとくに億劫ですね～
ぼくも片づけ苦手です
難易度＆満足度シート
日付
活動内容
難易度 <予想> <結果>
満足度 <予想> <結果>
そこでこのシートを使って活動内容を書き出して整理してみましょう
活動内容は細かく書くとよいですよ
やる前とやった後さてどんな変化があるでしょうね？試してみてください
大丈夫！きっとできますよ～
じゃっ

思考とともに行動を変えてみる

行動実験が、あなたに自信をくれる

気分がさえないとき、「何もしたくないな」と思うのは自然なことです。ただ、そのまま何もせずに家にこもっていると、何もかも面倒に感じられ、気分がもっと沈むものです。気分をラクにするには、**認知**とともに、**行動**を変えることが必要です。

いままでと違う行動は、新たな認知の裏づけにもなります。同僚との関係に悩む人なら、同僚の誰かをランチに誘うのもいいでしょう。「自分を好きな人もいれば、きらいな人もいる。皆に疎《うと》まれているわけじゃない」という、適応的認知を確信できるようになります。

変えたい行動、やりたいことを10個書く

新たな一歩を踏み出すために、〝できたらいいな〟と思えることを、別冊P8のシートに書き出します。まずは、思いつくままに記入を。全部で10個を目標に、シートを埋めていきます。

何かのできごとをきっかけに気分が沈み、行動パターンが変わった人は、以前おこなっていた活動を書き出すのもいいでしょう。気分の沈む日が続くと、「朝早く起きる」「休日に外に出る」といった、ささいな行動すらむずかしくなるものです。「こんなこと、できて当たり前」と思わずに、等身大のあなたの目線で、できるようになりたいことを考えてください。

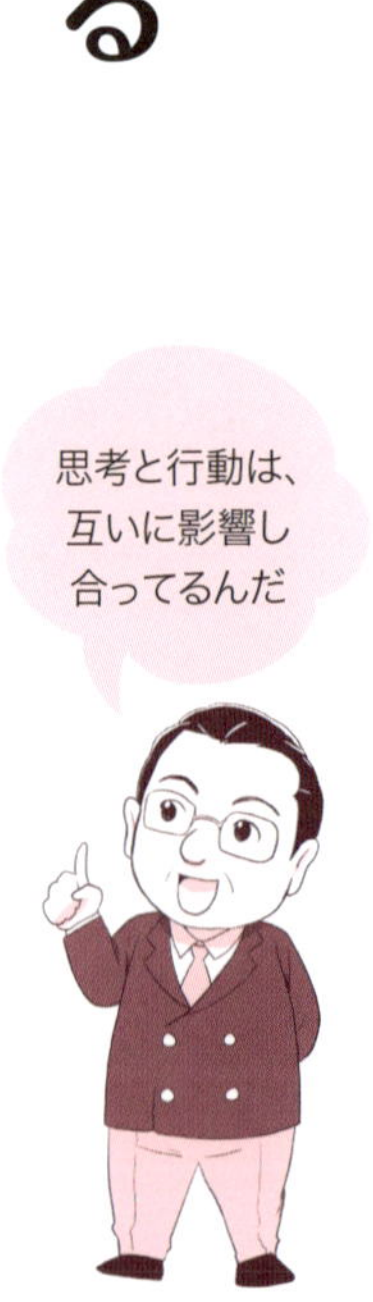

+αの認知レッスン

頭のなかで、認知だけを変えようとしても、やがてはもとの考えに戻ってしまうもの。そのため、行動の変化も組み合わせた「認知行動療法」が推奨されているのです。

"できたらいいな"をシートに書き出す

できるようになりたいこと、やってみたいことを思いつくままに10個あげる。仕事のこと、友人関係、家庭生活など、複数のテーマが混在した状態でかまわない。

希さんの例

"できたらいいな"リスト

1. やってみたいプロジェクトに、自分から手を上げる
2. ウェブデザイン技能検定2級を受ける
3. 素敵な男性に出会えるよう、自分から動いてみる
4. 旅行のために5日間の有給をとりたいと言う
5. 複数の仕事を一度に頼まれたとき、できないものは断る
6. 上手なプレゼンで、皆を納得させる
7. コンビニ弁当をやめて自炊する
8. 友人と会ったりするために、たまには上司や先輩より早く帰る
9. ずっと中断していたランニングを再開する
10. 他チームの飲み会に参加して、交流を図る

やってみたいことはあるけど、"目の前の仕事もできないくせに"って思われるのがこわいんだよね……

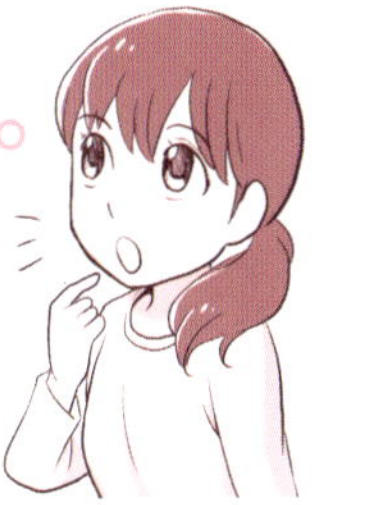

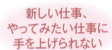

新しい仕事、やってみたい仕事に手を上げられない

定時に帰ったり、有給をしっかりとったりしにくい

キャリアアップのための学習時間を確保できない

新たな認知を見つけたことで、新しい仕事、充実した生活への意欲がめばえてきた希《のぞみ》さん。一方で、「"何もできないくせに"と思われたらどうしよう」という考えも頭をよぎる。

Let's try! ➡ワークブックP8に書いてみよう

+αの認知レッスン　「何もしたくないし、どんなささいなことも億劫《おっくう》だ」と感じることもあります。そんなときは、P112～115のワーク「気分と活動のモニタリングシート」から始めましょう。

がんばればできそうな行動にチャレンジ

ひとつずつでいい。前に進もう

〝できたらいいな〟のリストには、いまのあなたにとってハードルの高い行動も含まれているでしょう。思い切って実行するのは大切なことですが、いきなり頂上をめざさなくても大丈夫。がんばればできそうな行動をひとつ選び、最初の課題としてください。

ひとつできるようになると、**新たな認知**が心のなかに定着します。すると、**偏った認知**のせいでとり組めずにいた行動も、自分を信じて動けるようになってきます。

できることをひとつずつ増やし、前に進んでいくことが、何より大切です。

「なぜできないか」を明確にする

実行に移す行動を決めたら、何が妨げとなっているかをまず考えます。二の足を踏ませるような偏った認知が、どこかにあるはずです。

まずはこの認知を打ち破りましょう。「ミスは誰にでもある。次から注意すればいい」「皆が私を悪く思っているわけではない」というように、適応的な認知に書き換えてください。

そして、この認知が真実なのかどうかを、**行動実験**で確かめます。上司や先輩より先に帰ることのできない希さんは、「できる限りのことはしているし、仕事が終わったら定時に帰ってもいい」という認知を検証することにしました。

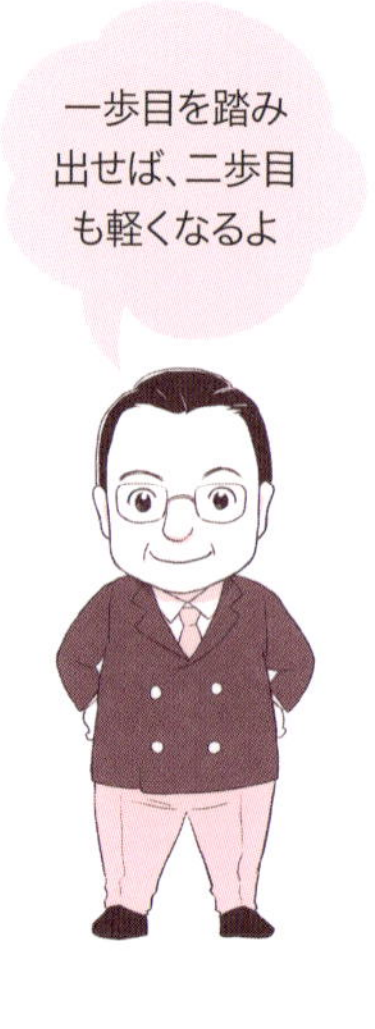
一歩目を踏み出せば、二歩目も軽くなるよ

+αの認知レッスン
「仕事ができない自分が先に帰ったりしたら、きっと悪く思われる」というのは、〝結論の飛躍〟です（→ P58）。人の考えなどわからないのに、考えを先読みしているのです。

行動の妨げとなっている問題は？

ひとつめのステップは、問題となっている偏った認知を明確にすること。
そのうえで、新たな行動をどうやって実行するかのプランを考える。

希さんの例

問題

上司や先輩より先に帰ることができない

新たな認知

「できる限りのことはやっているのだから、仕事が終わったら定時に帰ってもいい」

問題の明確化

どのような認知が行動の妨げとなっているかを考え、現実に即した新たな認知を見つける。
希さんは「仕事のできない自分が先に帰ったりしたら、きっと悪く思われる」という認知を、左のように書き換えた。

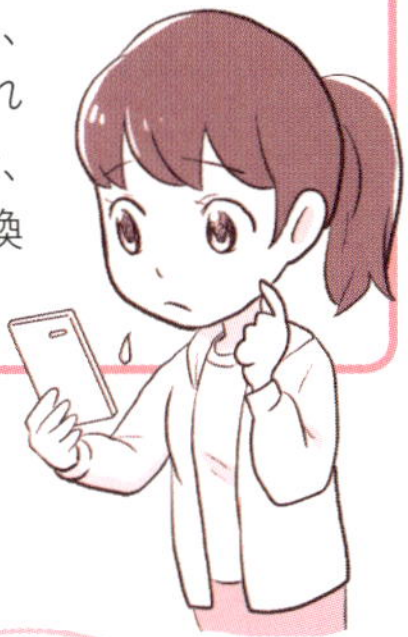

ブレインストーミング

行動をどのように実行するか、できるだけ多くの案を書き出す。そのなかから、もっともよいと思われる行動を選ぶ。 ➡P104

アクションプラン

行動の結果、どのようなことが起こりえるかを予測。そのときの対処法も考えておくことで、落ち着いて行動できる。 ➡P106

アクション

結果の検証

行動の結果を書き出し、新たな認知が正しかったかどうか振り返る。うまくいかなかったときは、もう一度別のプランで挑戦。 ➡P108

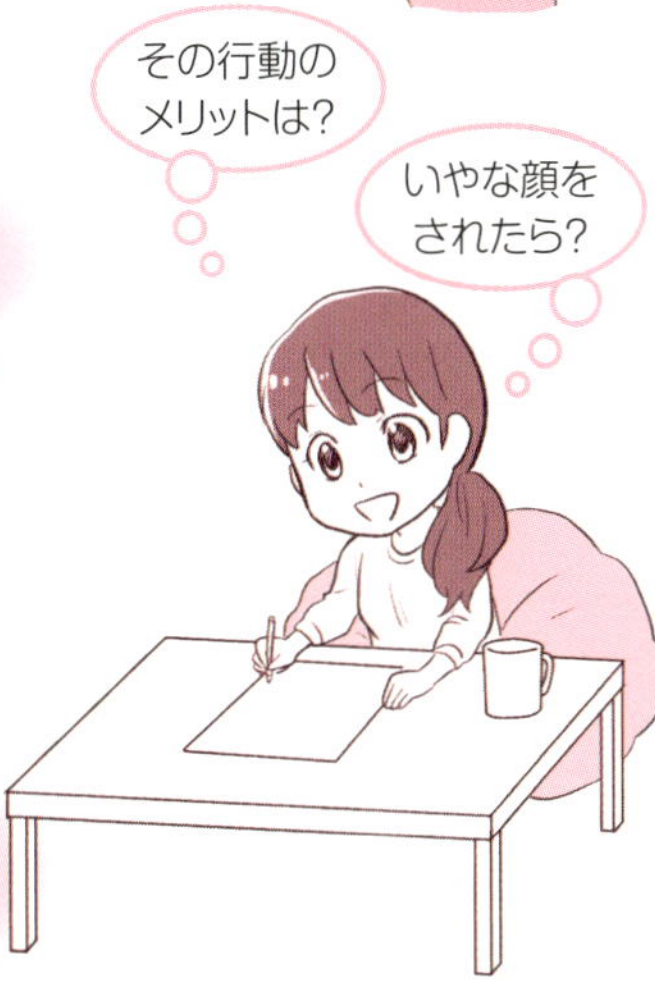

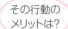

+αの認知レッスン

新しい行動を思いつきや勢いで試すと、「なぜうまくいったのか」「なぜ失敗したのか」がわからなくなります。面倒でも、プランを考えてからとり組みましょう。

行動を変える

実行のためのアイデアを出す

どんなにおかしなアイデアでもいい

行動を実行に移す前に、「いつ」「どこで」「どのように」を明確にしましょう。

まずは具体的な方法を、できるだけ多くあげます。「こんなことできるわけがない」と思っても、気にせず書き出してください。たくさん書き出せば、いい**アイデア**がひとつはあるもの。気分がのってきて、いつもは考えられないような愉快なアイデアが浮かべば、最高です。

すべて書き出したら、どの方法がベストかを検証します。基準となるのは、下の4つの項目。これらの基準をもとに**採点**し、もっともよいアイデアを採用します。

4つの基準でアイデアをチェック

以下の４つの視点で評価し、－５点～＋５点の範囲で採点。感情だけにとらわれず、冷静に判断できるようになる。

時間&労力
時間や労力をさほどかけずに、実行に移すことができそう？

解決度
その方法によって、いま抱えている問題が解決しそう？

メリット／デメリットの比率
デメリットを大きく上回るような、メリットはある？

感情的好ましさ
その方法をとることで、いまよりも気分がよくなりそう？

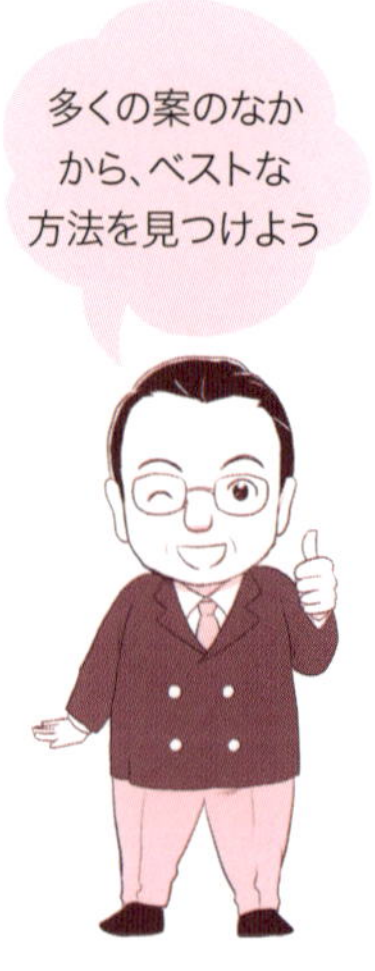
多くの案のなかから、ベストな方法を見つけよう

+αの認知レッスン　「“こんな会社やめてやる！”と言って、机をひっくり返す」といったアイデアも、考えるだけなら自由。心のなかのタブーを破るつもりで、楽しみながら考えてみましょう。

総合点を出して、いいアイデアを採用

すべてのアイデアを「選択肢」の欄に記入。4つの基準に照らして、ひとつずつ採点し、最後に総合点を出す。

希さんの例

行動

友人と会うために、上司や先輩より先に帰る

選択肢	解決度	感情的好ましさ	時間&労力	メリット／デメリットの比率	**総合点**
「予定があるので早く帰りたい」と、前日に直属の上司、先輩に話しておく	+5	+2	0	+4	**+11**
先輩が席をはずしたすきに、見つからないように帰る	−2	−3	+3	0	**−2**
「皆さんが早く帰らないせいで、私も定時に帰れないんですけど!」とキレる	−5	−5	−4	−5	**−19**
定時に帰れない働きかたはおかしいと、人事に訴える	−4	−4	−5	+1	**−12**
その日は有給を使って休む	−3	0	−1	−3	**−7**
仕事はできるだけ前日までに片づけ、「お先に失礼します」とだけ言って帰る	+5	+5	+3	+5	**+18**
「祖母の容体が急変して……」と言って、急にダッシュで帰る	−5	−5	+5	−3	**−8**

ベストプラン

仕事はできるだけ前日までに片づけ、「お先に失礼します」とだけ言って帰る

希さんの表で2位につけたのは、前日に断りを入れる方法。しかし〝定時に帰るだけなのに〟という思いが浮かび、感情的好ましさが低得点に。その結果、挨拶をして普通に帰る方法が、もっとも高得点となった。

Let's try! ➡ワークブックP9に書いてみよう

+αの認知レッスン

社員の多くが夜中まで働いているブラック企業の場合、認知や行動を変えることが最適とは言えません。労働環境に大きな問題があるなら、別の対処が必要です。

行動を変える

アクションプランを立てる

とっさのときに慌てないために

いつもの行動であれば、結果はおおよそ予測できます。しかし新たな行動をとるときは、周囲の反応も違ってきます。

その行動をとったときに起こりえる**結果**を予測し、別冊ワークブックP10に書き出しましょう。望ましい結果だけでなく、悪い結果も考えておくことが大切。その場でパニックになったり、深く落ち込んだりするのを避けられます。

とくに他人の感情に敏感な人は、相手の怒りや悲しみに巻き込まれがちです。相手に責められたりしたときに、どのように対処すべきかも考えておいてください。

いつもと違う対処法を試す

対処法は、**新たな認知**に沿って考えるようにします。人の感情に巻き込まれやすい人は、「自分には自分の都合がある」「相手の期待どおりにできることもあれば、できないこともある」という認知がもとになります。そして、「今日は都合が悪いのですが、できるときには協力します」という具合に、落ち着いて対処します。

新たな行動が、**実験**にすぎないことも忘れずに。失敗したら、また別の方法で試せばいいのです。相手が感情的になるのも、あなたではなく相手の問題。心をラクにして生きるための第一歩として、勇気を出して試してください。

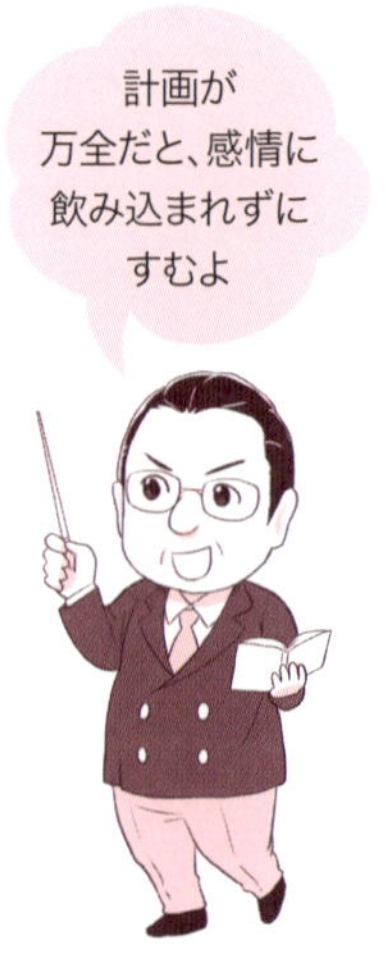
計画が
万全だと、感情に
飲み込まれずに
すむよ

+αの認知レッスン

頼みごとが断れない人も、スモールステップで行動変化を。まずは「このくらいのことなら断ってもいいかな」という小さな依頼で、自分の都合を話し、理解を得ましょう。

最悪の事態も含めて、予測しておく

P105 で決めた行動内容を、いちばん上の欄に記入。次に結果の予測を、考えられる限り書いておく。3つめの「結果」の欄は、行動後に記入を（→ P109）。

アクションプラン

希さんの例

今週の金曜 18 時。仕事はできるだけ前日までに
片づけておき、時間になったら「お先に失礼します」と言って帰る

結果の予測

1.「お疲れさま」と、普通に返してくれる

対処　そのまま笑顔で帰ればいい。言い訳はしない

2.「今日は早いね」「もう帰るの？」などと言われる

対処　「はい、今日はちょっと予定があって」とだけ言って、にこやかに帰る。びくびくして謝らない

3.「人に迷惑をかけておいて、いい気なもんだな」と、あとで悪口を言われる

対処　仕事は予定どおり進めたのだし、定時に帰るのはおかしなことじゃない。万が一悪く言われても、気にする必要はない

結 果

新たな認知の確信度　%

自分が悪いように感じて、謝ってしまうことの多い希さん。「仕事はちゃんとやったのだから、定時に帰っていいよね」と自分に言い聞かせ、謝ったり、言い訳したりせず、対処することに決めた。

Let's try! ➡ワークブック P10 に書いてみよう

+αの認知レッスン　新しい行動が不安な人は、P40 の呼吸法、P66 の漸《ぜん》進《しん》的《てき》筋《きん》弛《し》緩《かん》法《ほう》をマスターしておきましょう。行動の前におこなうと、不安や緊張に飲み込まれるのを防げます。

行動を変える

行動後にアクションプランを検証する

いざやってみると、認知を確信できる

前回のワークで決めた行動を実行したら、あとは結果を**検証**するのみ。ワークシートの「結果」の欄に、客観的事実を記入します。そのときに得た気づきも、記しておきましょう。

そして、**新たな認知**をどこまで確信できるようになったか、パーセンテージで書き入れます。

予想どおりの結果になり、うまく対処できれば、高い数値になるはずです。同様の**行動**を、何度もくり返しましょう。頻度を増すほど、いやな気分は軽くなっていきます。別冊P8で書き出した〝できたらいいな〟リストのうち、ほかの項目にも挑戦してみてください。

うまくいかなければ、プランを修正

うまく対処できなかったとき、予想外の結果が起きたときも、振り返りが大切です。どう対処すればよかったか、結果の欄に記入します。「次は何とかできそう」と思えたら、新たな対処法を念頭に置いて、もう一度挑戦します。

気分が動揺し、二度とやりたくないという場合は、難易度が高すぎた可能性があります。もう少し簡単な行動を選び直し、無理なく実行できる**アクションプラン**に修正します。

人によっては、行動の結果、**別の認知**が浮かんでつらくなることも。そのようなときは、Part3の方法で認知を修正します。

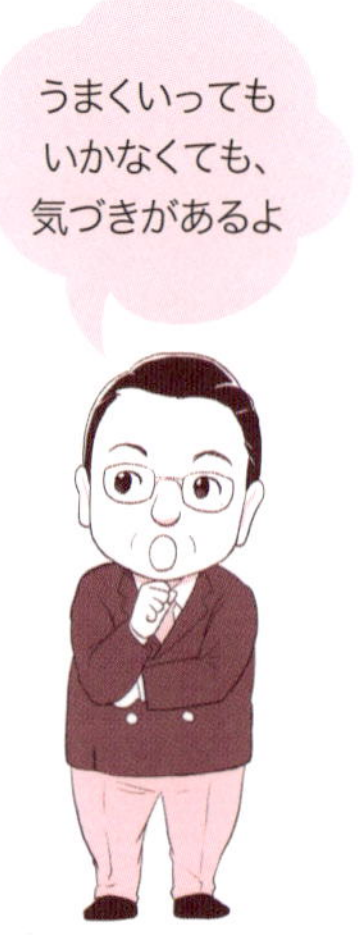
うまくいっても
いかなくても、
気づきがあるよ

+αの認知レッスン

「予想される最悪の事態」は、心のなかの不安がもたらすイメージ。現実にはそうそう起こりません。行動によって、そのイメージをひとつずつなくしていきましょう。

行動の結果、認知が正しかったかを振り返る

行動の結果は、できれば当日のうちに振り返りを。P107 で記入したシートの「結果」欄に、行動の結果と気づき、新たな認知の確信度を記入する。

アクションプラン

今週の金曜 18 時。仕事はできるだけ前日までに
片づけておき、時間になったら「お先に失礼します」と言って帰る

結果の予測

1.「お疲れさま」と、普通に返してくれる

対処　そのまま笑顔で帰ればいい。言い訳はしない

2.「今日は早いね」「もう帰るの？」などと言われる

対処　「はい、今日はちょっと予定があって」とだけ言って、にこやかに帰る。びくびくして謝らない

3.「人に迷惑をかけておいて、いい気なもんだな」と、あとで悪口を言われる

対処　仕事は予定どおり進めたのだし、定時に帰るのはおかしなことじゃない。万が一悪く言われても、気にする必要はない

結 果

皆、忙しくパソコンに向かって仕事していて、2、3 人に「お疲れさま」と言われただけだった。忙しいから残っているだけで、私の行動をいちいち気にしていないと気づいた

新たな認知の確信度　90　%

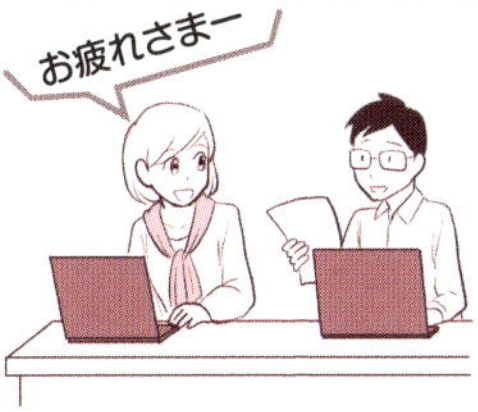

希さんの行動実験の結果は、「結果の予測 1」に当てはまった。「たいていの人は、他人の行動をいちいち気にしていない」という新たな認知も得られた。

Let's try! ➡ワークブック P10 に書いてみよう

+αの認知レッスン　うまく対処できたのに、「失敗だった」と感じる人も、なかにはいます。P56 の「全か無か思考」に陥り、100%の成功を求めていないか、思考と行動を振り返りましょう。

不安に悩む人は不安階層表を使う

難易度の低い行動から、順に試す

人見知りの人、**不安**や**緊張**に悩まされやすい人にも、**行動実験**が役立ちます。

まずは、不安解消に役立つ行動を10個考えてみましょう。「これができたら、自信がつくのに」という行動です。次に、それぞれの行動についてどの程度不安を感じるか、数値で評価します。別冊ワークブックＰ11のシートに、不安度の高い順に記入していってください。

不安を徐々に克服できるよう、いちばん簡単な行動から試すのがポイントです。Ｐ１０２～１０９と同様の方法で、アクションプランを考え、実行に移しましょう。

恥をかいても、失うものはない

不安が強い人の心には、「きっと恐ろしいことが起こる」という認知が存在します。そのため、不安な行動や場面を避けようとします。これが**回避行動**です。回避行動を長く続けると、不安はさらにつのり、行動範囲もせばまります。

回避行動をやめるには、不安な行動や場面に、少しずつ慣れるしかありません。「恐ろしいことなど起こらない」と気づき、根拠のない認知に振り回されなくなってきます。**恥**についての認知も同じ。「少し恥をかいたところで、何も起こらないし、軽蔑されない」ことがわかると、落ち着いて行動できるようになります。

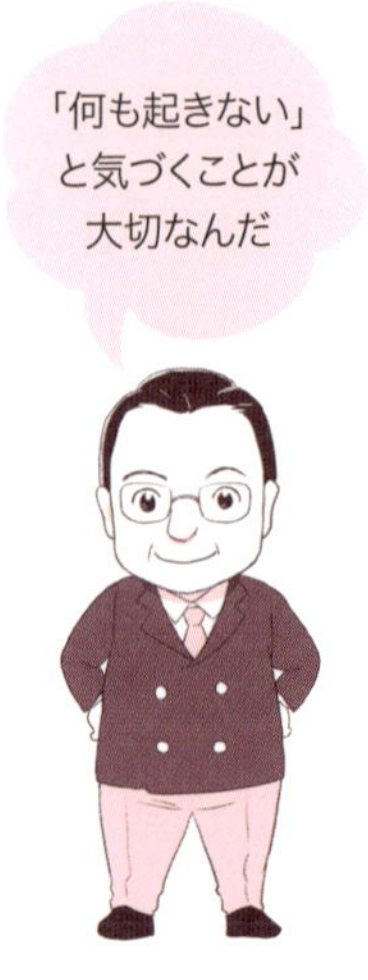
「何も起きない」と気づくことが大切なんだ

+αの認知レッスン
不安や恐怖の対象に徐々に慣れていく方法を「エクスポージャー（曝露《ばくろ》法）」と言います。社交不安障害やパニック症、恐怖症などの治療で広くおこなわれています。

リストのいちばん下から、試してみる

不安の克服に役立つ行動を、数値化して、不安度の高い順に並べる。
いちばん下の項目から、ひとつずつ挑戦していこう。

Bさんの例

不安階層表

強 ↑ 不安の強さ ↓ 弱

・ひとりでバーに行き、女性に話しかける	100点
・道行く女性に話しかけ、お茶に誘う	90点
・電車で隣に座った人に話しかける	80点
・パーティーに参加し、3人以上と挨拶して話す	70点
・初対面の人がほとんどの飲み会に行く	60点
・ラーメン屋さんで、大将に味の感想を言う	50点
・会社の受付の女性と、世間話をする	40点
・エレベーターで一緒になった人に、天気の話をする	30点
・散歩中の犬の飼い主に「かわいいワンちゃんですね」と言う	20点
・カフェの店員に「今日は混んでますね」と言う	10点

Let's try! ➡ワークブックP11に書いてみよう

人見知りと孤独感に悩むBさん（→P77）は、「気軽に人と話せるようになりたい」と思い、上記の行動をリストアップした。「会話が盛り上がらなくても、たいしたことではない」と気づければ、不安は徐々に軽くなってくる。

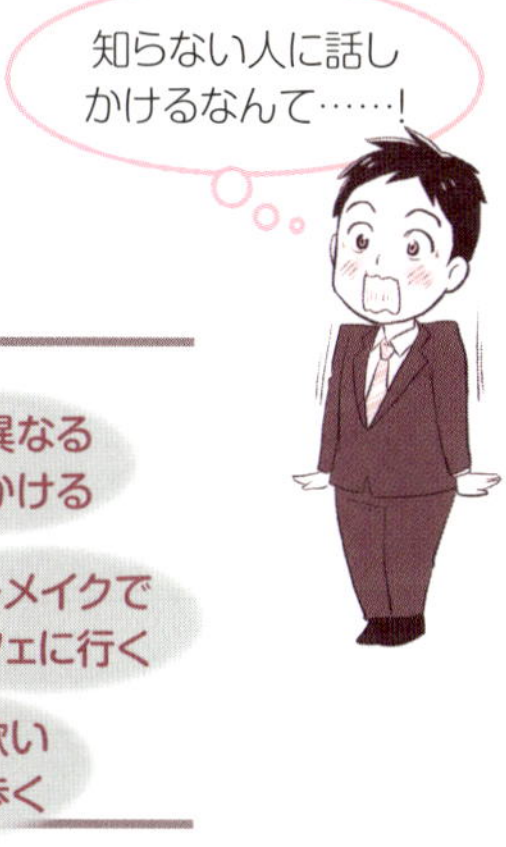

Column

人前で恥をかく実験も、試してみよう

恥をかくのが不安な人には、少し大胆に思える行動が役立ちます。本人は赤面しそうな行動でも、他人は案外、気に留めていないもの。人に迷惑をかけない範囲で、「一風変わった行動」に挑戦してみましょう。

- 左右で異なる靴で出かける
- ノーメイクでカフェに行く
- 鼻歌を歌いながら歩く

+αの認知レッスン　不安や羞《しゅう》恥《ち》心《しん》が強い場合は、ひとりで克服するのが困難なこともあります。不安障害かもしれないと思う人は、無理をせず、カウンセラーの力を借りてとり組みましょう。

習慣を変える

気分が沈む行動パターンに気づく

落ち込みのループから抜け出す

落ち込みやストレスが続くと、部屋が散らかり、植物が枯れていく。あなたにも、そんな経験はないでしょうか?

ゆううつな気分は、行動にブレーキをかけます。「何をやるのも面倒で、とても手をつけられない」という思考に陥ってしまうのです。

けれど、そのままじっとしていては、ゆううつさが増すばかり。**気分と思考、行動**の悪循環を、どこかで断ち切る必要があります。そのために役立つのが、毎日の行動を少しずつ活性化する方法です。1週間の生活記録をつけ、行動を振り返ることから始めます。

ゆううつさの点数もセットで書く

この1週間の行動を、**気分と活動のモニタリングシート**に書き出しましょう（→別冊ワークブックP12）。朝起きてから寝るまでの行動を、時間枠ごとに「仕事」「昼食」「テレビ」などと書き入れます。先週の行動を思い出せない人は、今日から記録し始めてもかまいません。

行動をすべて記したら、問題となっている気分の振り返りを。ゆううつさに悩む人は、それぞれの行動のときにゆううつさがどのくらい強かったか、100点満点で記入します。このシートをもとに、行動と気分の関係を明確にし、気分がよくなる行動を増やしていきます。

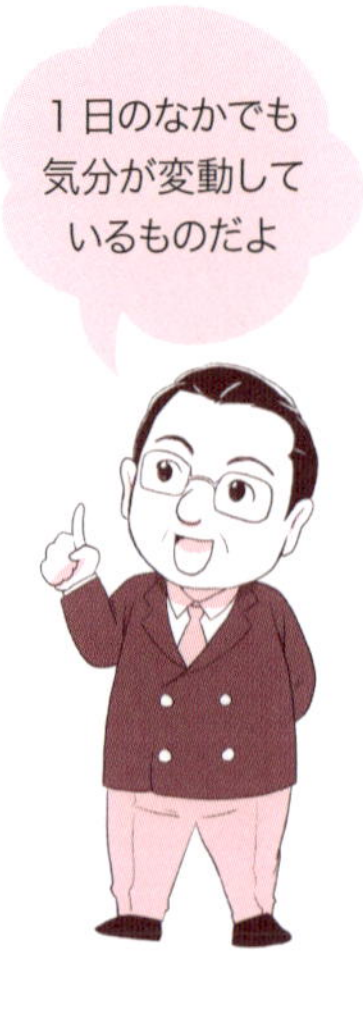
1日のなかでも気分が変動しているものだよ

+αの認知レッスン　気分と活動のモニタリングシートは、もともとうつ病の治療に使われていたものですが、うつ病未満のストレスやつらさ、不安感の解消などにも役立ちます。

過剰なプレッシャーは禁物。あせらず、一歩ずつ

習慣化された行動を変えるには、少しずつでもとり組むこと、動機づけを高めるくふうをすることが大切。

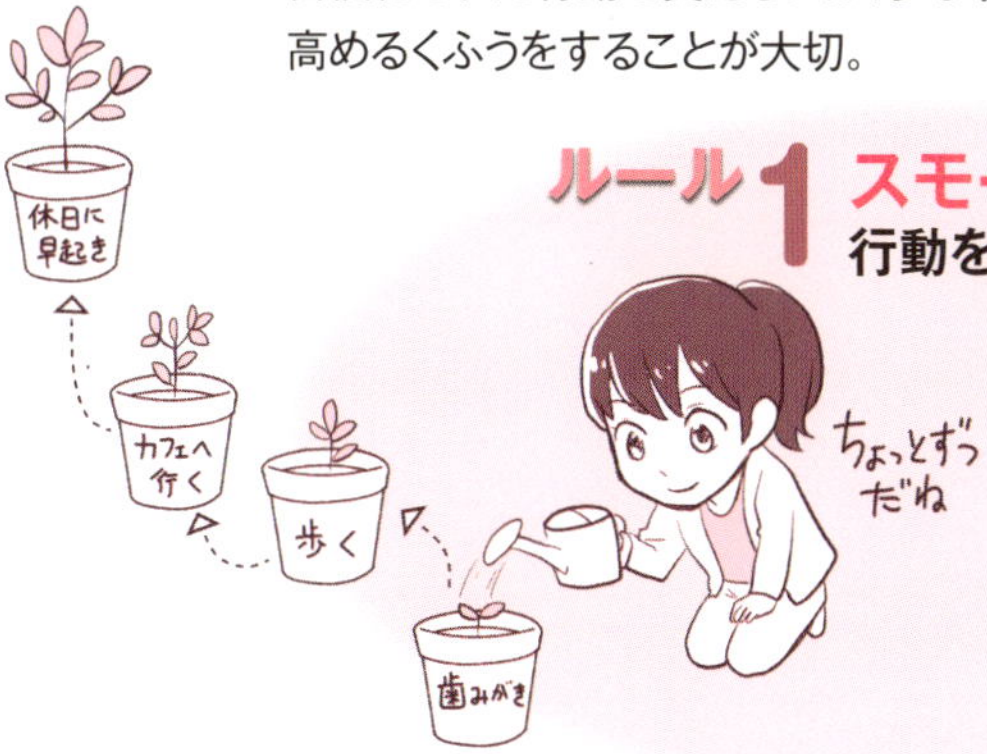
休日に早起き
カフェへ行く
歩く
歯みがき
ちょっとずつだね

ルール1 スモールステップで行動を変える

高すぎる目標に圧倒されるのは、誰しも同じ。気分が落ち込んでいるときはなおさらだ。
「休日の朝起きて、まず歯を磨く」「着替えて外に出る」というくらいでも十分。小さな目標をコツコツと達成していこう。

ルール2 短時間だけに区切ってとり組む

何をするときも、1回15分～1時間以内に区切って計画しよう。すべて終わらなくても、時間になったらやめる。「気分がのってきたから、もっとがんばろう」と無理すると、日常の習慣になりにくいので注意して。

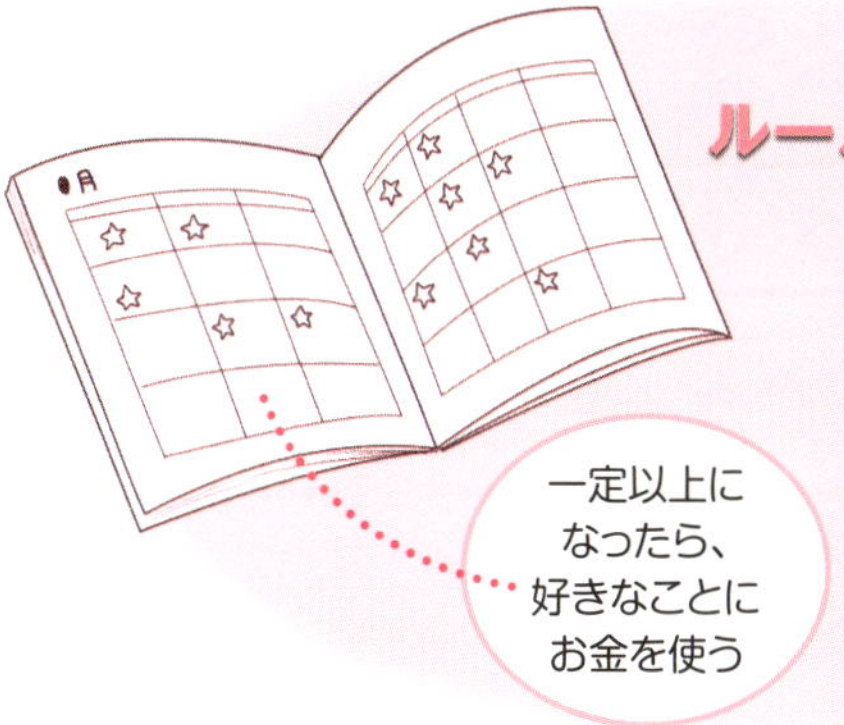
一定以上に
なったら、
好きなことに
お金を使う

ルール3 できたことを数える

つらい気分に陥りやすい人は、結果を過小評価しやすく、自分をほめるのが苦手。新たな行動を実行したら、シールを貼って、回数を可視化しよう。一定数になったら、「5000円分の買い物をする」などのごほうびを。

+αの認知レッスン 新たな行動を目標とするとき、ほかの人と比較することは避けましょう。人よりすぐれた結果を出せないと、達成感を感じられなくなってしまうためです。

1週間の行動、気分を記録する

この1週間、またはこれからの1週間の活動を記録し、気分の強さも書き込もう。どんな行動をしているときにつらくなったり、気分がラクになったりするか、傾向が見えてくる。

気分と活動のモニタリングシート

希さんの例

6月7日（木）	6月8日（金）	6月9日（土）	6月10日（日）
起床、シャワー、身じたく 55	起床、シャワー、身じたく 45		
電車で出勤 65	電車で出勤 60		
仕事（ミーティング） 45	仕事（ミーティング） 40		
仕事（打ち合わせ 55	仕事（コンテンツ制作） 30		
		起床 70	起床、身じたく 70
先輩とランチ 25		身じたく、コンビニ 80	昼食（パスタ） 30
仕事（コンテンツ修正） 35	ひとりでランチ 15	昼食（パン）、テレビ 80	テレビ 45
	仕事（コンテンツ制作） 25	インターネット 80	
		スマホでゲーム 85	書店、カフェ 20
			インターネット 60
		夕食（コンビニ弁当） 90	夕食（スーパーの惣菜） 55
友人と飲み会 10	帰宅、カフェ 10	マンガ 65	仕事の資料チェック 75
	夕食（牛丼） 40		
	ビール、インターネット 55		
			入浴 45
帰宅、就寝 5			就寝 45
	入浴、就寝 45	入浴、就寝 60	

+αの認知レッスン

「自分の生活は、何てさえないんだろう……」などと、落ち込まないで。華やかな生活が幸せとは限りません。大切なのは見た目の充実度でなく、気分よく暮らせることです。

問題となる気分：ゆううつ

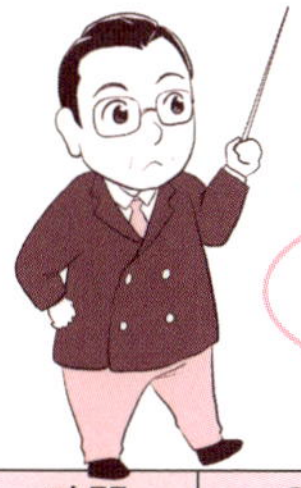

時間	6月4日（月）	6月5日（火）	6月6日（水）
5:00			
6:00			
7:00	起床、身じたく 50	起床、身じたく 35	起床、身じたく 35
8:00	電車で出勤 60	電車で出勤 55	電車で出勤 50
9:00	仕事（会議） 70	仕事（ミーティング） 40	仕事（ミーティング） 35
10:00		仕事（仕様書作成） 35	仕事（コンテンツ制作） 25
11:00			
12:00	同僚とランチ 20		
13:00	仕事（企画書） 30	昼食（弁当） 45	ひとりでランチ 10
14:00			仕事（資料収集） 15
15:00	仕事（打ち合わせ） 55	仕事（打ち合わせ） 40	
16:00		仕事（コンテンツ制作） 30	
17:00			
18:00	仕事（資料作成） 30		仕事（ミーティング） 20
19:00			仕事（コンテンツ修正） 20
20:00			
21:00	帰宅、夕食（コンビニ弁当） 50		帰宅、夕食（コンビニ弁当） 45
22:00		帰宅、夕食（ファミレス） 40	インターネット 55
23:00	ビール、インターネット 45	入浴、インターネット 35	
24:00		就寝 25	就寝 35
25:00	入浴 15		
26:00	就寝 15		
27:00			

Let's try! ➡ワークブックP12に書いてみよう

+αの認知レッスン 気分と活動のモニタリングシートを使って、記録を続けていると、気分がどれだけ改善したかの指標になります。できれば１か月以上は続けるといいでしょう。

気分がラクになる行動を増やす

つらくなりやすい行動を変える

気分と活動のモニタリングシートで、とくにつらい気分が強かったのは、どの**行動**でしょうか。まずはその行動を変えることが目標です。「仕事がつらい」という場合は、とりわけつらい業務を特定し、進めかたを見直すことも考えます。プライベートの行動を先に変えて、気分の変容を図るのもいいでしょう。「仕事だから仕方ない」とあきらめずにとり組んでください。

　希さんの場合は、帰宅後にスマホを見ている時間に、ゆううつになるとわかりました。体を動かさず、画面の情報ばかり追っていることで、心身にストレスがかかっていたようです。

一度は外に出ると、気分が変わる

　希さんのように、好きでやっている行動がストレスになっているケースは、めずらしくありません。ゲームなども同じです。時間はあっという間にたつのですが、「だんだんむなしくなる」という人が多いようです。飲酒や間食、喫煙も、あくまで一時的な気晴らし。長い目で見ると、気分をよくする効果は望めません。

　このような行動が習慣化している人は、外の空気を吸ったり、体を動かしたりして、五感を刺激する行動を増やしましょう。とくに休日に部屋にこもりがちな人は、短時間の散歩でもいいので、外出の予定を組み入れてください。

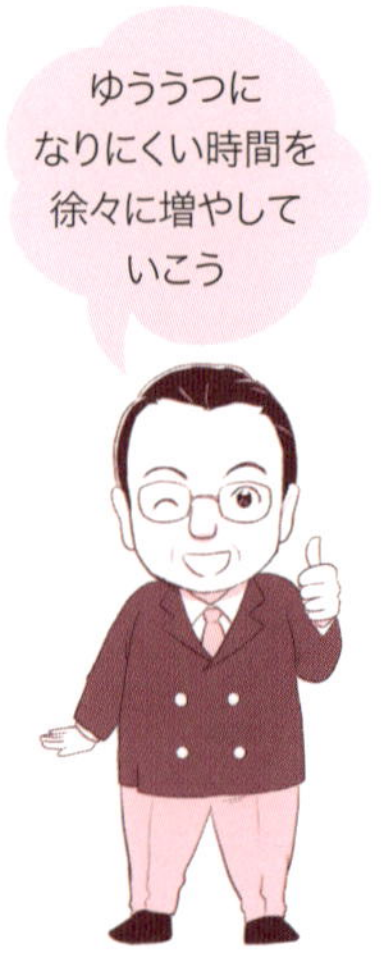
ゆううつに
なりにくい時間を
徐々に増やして
いこう

+αの認知レッスン　手を動かす行動も、ひとつ加えましょう。簡単な料理やお菓子づくり、塗り絵など、興味をもてることなら何でもOK。コーヒー豆を挽くといった単純作業もおすすめです。

ゆううつ度が高い時間の行動を変える

希さんの例

P114のモニタリングシートで、つらい気分が強まっていた時間帯と行動をチェック。その時間には別の行動目標を立てる。
気分が改善しているときの行動をヒントにしよう。

気分を変える活動シート

平日編

時間帯

22:00～24:00

いつもの行動

スマホでLINEやインスタ、ツイッターをチェック。
ゴロゴロしてアイスを食べながら

新たな行動

好きな音楽を聞きながら、15分間ストレッチする
（ヨガの日があってもいいかも?）

休日編

時間帯

20:00～23:00

いつもの行動

明日からの仕事に関する資料を読み、
頭に入れておく

新たな行動

近所のカフェで、お気に入りのフルーツタルトを食べる。
帰宅後は、好きな入浴剤でゆっくり入浴

希さんの場合は、家でスマホを見るなどして、ゴロゴロしているときに、ゆううつ度が高かった。外に出ているときには、気分が多少改善していることも発見。そこで、体を少し動かす行動や、カフェに出かける行動を組み入れた。

Let's try! ➡ワークブックP14に書いてみよう

+αの認知レッスン 深夜2時、3時までネットを見ているなど、夜型生活になっている人は、行動時間を少しずつずらしていきましょう。夜更かしが続くと、日中の行動がより億《おっ》劫《くう》になるためです。

習慣を変えたあとの気分をチェック

最低2回は試して、気分と感想を書く

Ｐ117で記入した**時間帯**に、**新たな行動**を試してみましょう。行動後には、別冊ワークブックP15のシートに日時と気分を書き入れます。

慣れない行動に対しては、億劫《おっくう》な気持ちがどうしても生じます。そのため1回目は、ゆううつさの点数が高くなることも。しかし2回、3回と続けるうちに、心が軽くなるはずです。

行動によって得られた気づきも、メモ欄に記します。根拠のない**ゆううつさ**や**不安**が軽くなり、新たな行動を定着させるのに役立ちます。

慣れてきたら、気分がつらくなりやすい別の時間にも、新たな行動を組み込むようにします。

目の前のことにだけ、意識を向ける

新しい行動をとるときは、その体験に心を集中させます。「いま、ここにいる私」に目を向ける、**マインドフルネス認知療法**の考えかたです（→P202）。スマホは手から離し、テレビも切っておいたほうが、心おだやかにとり組めます。よけいな刺激に気をとられず、新しい行動の心地よさ、楽しさを体感できるはず。新たな行動として、瞑想（→P203）やヨガ、呼吸法（→P40）を試してみるのもいいでしょう。

新たな行動がどうしても楽しめない場合は、別の行動に変更を。ひとりの行動がつらいなら、友人とお茶を飲むといった予定を加えます。

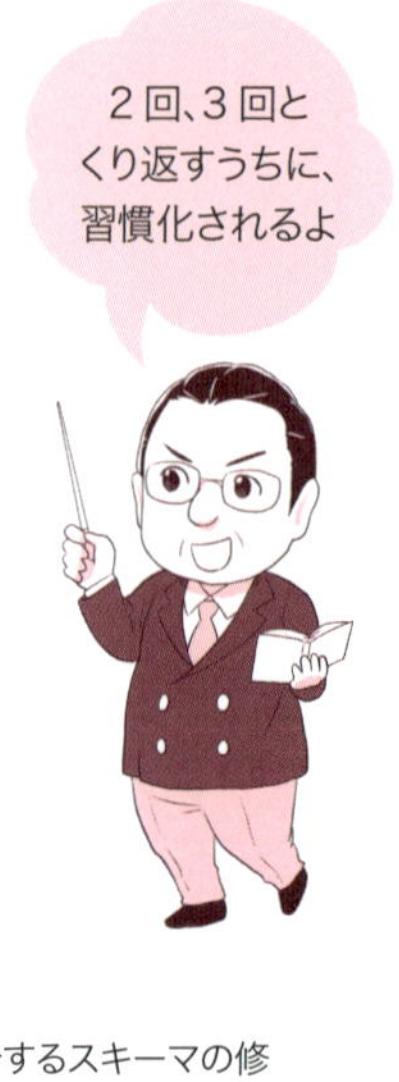
2回、3回と
くり返すうちに、
習慣化されるよ

+αの認知レッスン
「ひとりでいると、孤独感でつらくなる」という人には、Part5で紹介するスキーマの修正が役立ちます。「ひとり＝みじめ」という強い思い込みを、ワークで変えましょう。

2回目以降は、心がもっとラクになる

新たな行動に挑戦したら、日時と気分の強さを、下記のシートに記入。最低でも2回はおこない、気分がどう変わったかをチェックする。

希さんの例

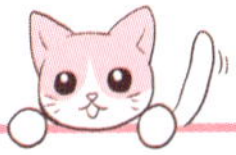

平日編

気分の変化チェックシート

行動　好きな音楽を聞きながら、15分間ストレッチする（日によってはヨガも試してみる）

❶ 日時：6月12日（火）　22：30～22：45
気分とその数値：［　ゆううつ　］　30点
❷ 日時：6月13日（水）　23：00～23：30
気分とその数値：［　ゆううつ　］　15点

memo：ストレッチやヨガをするのはひさしぶりだったけれど、
好きな音楽を選ぶのも楽しかったし、気持ちよく過ごせた。
2回目は、気分がよかったので30分やった

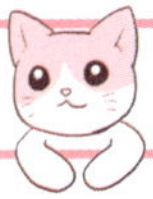

休日編

行動　近所のカフェで、お気に入りのフルーツタルトを食べる。帰宅後は、好きな入浴剤でゆっくり入浴

❶ 日時：6月17日（日）　20：00～21：30
気分とその数値：［　ゆううつ　］　25点
❷ 日時：6月24日（日）　19：30～21：00
気分とその数値：［　ゆううつ　］　10点

memo：最初は、明日の仕事のことが気になって「こんなことしてて
いいのかな……」と不安だったが、2回目はすごく気分がよかった！
お茶するときに、好きな本も楽しめた

家にいるときに、気分が沈みやすくなっていた希さん。1回目は体を動かすことが億劫《おっくう》だったが、2回目以降は、気分のよさを実感できた。

Let's try! ➡ワークブックP15に書いてみよう

+αの認知レッスン　休日に仕事を持ち帰ると、気分がつらくなることがあります。何をしていても仕事が目に入り、プレッシャーとなるためです。仕事は極力、職場ですませるのが理想です。

先延ばしをやめる

「面倒だな」と思っていた行動にとり組む

先延ばしするほど、いやになる

「新たな行動を決めたものの、どうしても実行できない」という人もいるはず。いわゆる**先延ばし行動**です。

誰にでもある行動ですが、先延ばしがクセになると、**ゆううつさ**が増します。大量の宿題を心に抱えているようなものだからです。

「いまはどうしてもやる気になれない」と考えていると、身動きのとれない状態が続きます。「やってみたら、案外やる気が出るかも」という気持ちで、まず手をつけることが大切です。**「気分ありき」**ではなく、**「行動ありき」**であることを、忘れないでください。

先延ばしの悪影響を、はっきりさせる

どうしても面倒な行動があるときは、左の**メリット&デメリット比較表**を使いましょう。記入してみると、先延ばし行動は、何の利益にもならないことが見えてきます。短期的には「何もしなくてすむ」というメリットがありますが、それ以外にいいことはありません。

希さんの場合も、散らかった部屋で過ごすデメリットが、想像以上に多いと気づきました。部屋に帰るたびに、自分のだらしなさに落ち込むのです。そして、「どうせひとりだし」「やっぱり私はダメだ」といった気分がわき上がり、ますますゆううつになってしまいます。

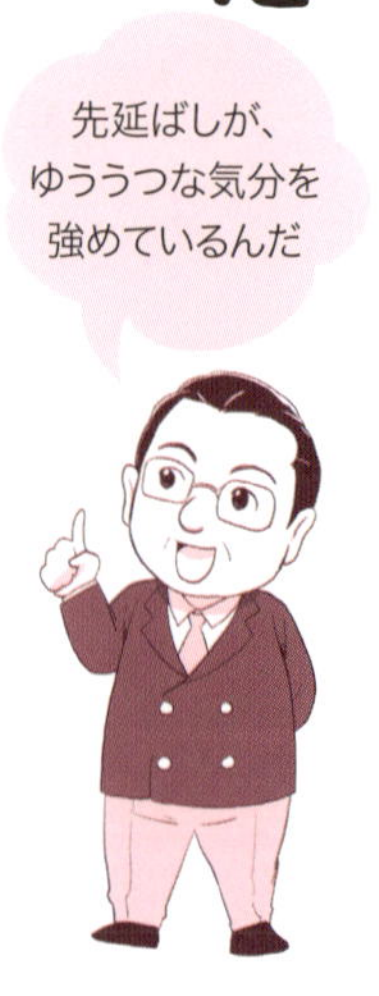
先延ばしが、ゆううつな気分を強めているんだ

+αの認知レッスン 休日の朝に目覚めて、「すべてがいやだ。一歩も動きたくない」というときには、まず着替えだけでも。布団から出られないという思い込みをくつがえすことが、第一歩です。

先延ばしにするメリット＆デメリットは？

先延ばしを続けることのメリット、デメリットを、思いつく限り書き出す。気分を優先せず、「自分にとって利益があるか」をもとに動くことが大切。

希さんの例

先延ばしのメリット＆デメリット比較表

先延ばし行動

部屋の片づけ、そうじをする

メリット

1. 何もしないのがいちばんラク
2. ずっとゴロゴロしていられる

デメリット

1. 散らかった部屋を見るたびにゆううつになる
2. 着る服が見つからず、平日の朝にいつも慌てる
3. 絶対に人を呼べない
4. 彼氏がほしいけど、「こんな自分じゃ無理」と思ってしまう
5. ほこりがたまって不衛生
6. ゴロゴロしていても、別に楽しいわけじゃない

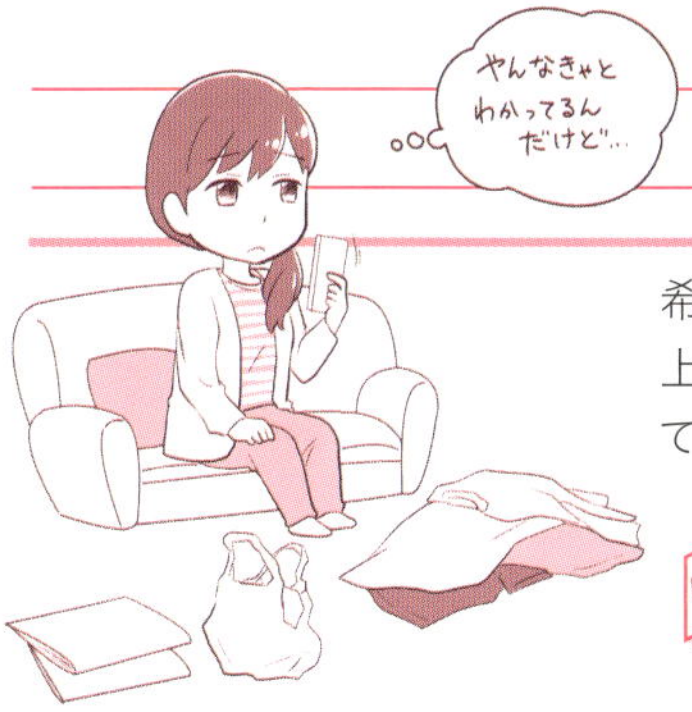

希さんの先延ばし行動には、デメリットが予想以上に多かった。散らかった部屋でゴロゴロしていても、ちっとも楽しくないことにも気がついた。

Let's try! ➡ワークブックP16に書いてみよう

+αの認知レッスン　散らかった部屋で１日中ゴロゴロしているのは、独身の人にありがちな行動です。「どうせひとりだし」という思考が、行動を妨げ、気分を低下させているのです。

やる前とやったあとで満足度を比べる

「絶対に無理」の予想は本物？

先延ばし行動のデメリットに気づいたら、あとは面倒な行動に着手するだけ。まず、別冊ワークブックP17のシートに行動内容を記入してください。その行動の**難易度**と、やったあとの**満足度**も予想し、数値で書き込みます。

「部屋をきれいにする」といった大きな目標ではなく、**スモールステップ**で考えるのがコツ。「窓を開ける」「服をハンガーにかける」といった小さな目標なら、無理なく実行に移せます。

実行後の難易度と満足度も、シートに記入しましょう。「とても無理」「いまはできない」という事前の予測が正しかったか、検証します。

習慣化すると、難易度も下がる

ほとんどの場合、実行後の難易度は予想より低く、満足度は予想より高くなります。「ゆううつだ」「億劫《おっくう》だ」という気分が、ものごとを大きく見せていただけなのです。

先延ばししていた行動を、日時を決めて実行する習慣がつくと、気分はどんどん軽くなります。宿題が少しずつ減り、「気がついたときにやる」というプラスの習慣が身につくはずです。

家のことだけでなく、仕事も同じ。面倒で先延ばししがちな業務を、左のシートを使って、早めに片づけましょう。その業務を思い出すたびに生じていた、ゆううつさを解消できます。

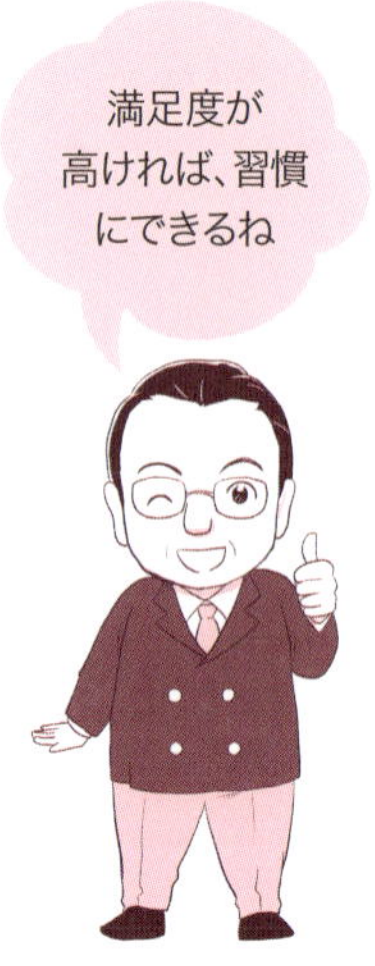
満足度が高ければ、習慣にできるね

+αの認知レッスン　「苦手な行為だから、先延ばししたくなる」と思っていませんか？　実際には、「習慣化されていないだけ」という場合も多く、慣れてくれば、苦手意識は弱まります。

スモールステップに分けて、難易度＆満足度を記入

希さんの例

難易度＆満足度シート

実行に移す前に、日付と内容を記入。難易度と満足度の予想も書いておく。
実行後に、いまの難易度と満足度も数値化し、予想の数値とのズレを見る。

日付	活動内容	難易度〈予想〉〈結果〉	満足度〈予想〉〈結果〉
6/9	1. カーテンと窓を開けて空気を入れ換える 2. 乾いた洗濯物を畳み、収納スペースにしまう	50% → 10% 65% → 30%	30% → 80% 40% → 80%
6/10	1. 出しっぱなしの洋服をハンガーにかけ直す 2. 一度着た洋服はよけて、手洗いする	45% → 20% 90% → 45%	35% → 85% 50% → 95%
6/16	1. 散らかったままのマンガ、雑誌、本を整理	80% → 50%	30% → 85%
6/17	1. いらないマンガ、雑誌、本を中古本買取店に持っていく	70% → 30%	40% → 90%
6/23	1. 使いかけの化粧品で1年以上使っていないものを整理	85% → 15%	45% → 80%
6/24	1. 捨てる化粧品をゴミ袋にまとめる 2. 化粧品類を並べていた洗面台の棚をきれいに拭く	55% → 10% 90% → 25%	30% → 75% 50% → 95%

この数か月、ずっと散らかった部屋で過ごしていた希さん。気分を改善するため、週末に片づけとそうじを進めることに。重い腰を上げてやってみると、気分がよく、満足度が予想以上に高いことに気づいた。

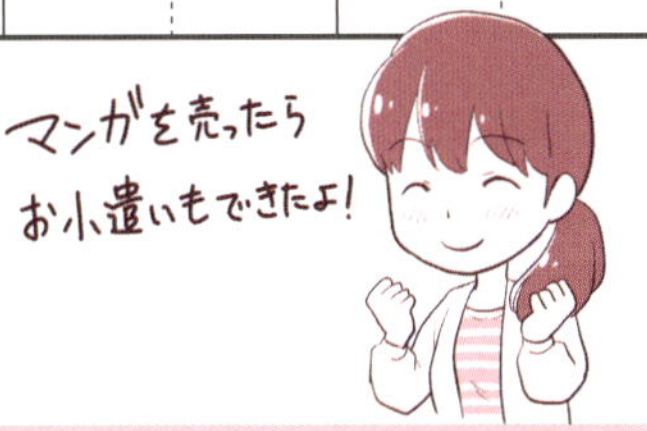

Let's try! ➡ワークブック P17 に書いてみよう

+αの認知レッスン　部屋中が散らかっているときは、「今日は机の半分だけ」「本棚の1段目だけ」と、スペースで細分化する方法もおすすめ。1回15分～1時間程度でコツコツと進められます。

福井先生に聞いてみよう!

認知行動療法カウンセリング

日々のストレス編

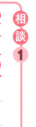

認知行動療法で日々のストレスを乗り切る方法を、福井先生に相談してみました。

相談1 「友人のグチにイライラします」

Fさん（22歳、女性）

週末にはたいてい、学生時代の親友と会っているのですが、最近、彼女のグチや悩みを聞くのがいやになってきました。同業なので、職場の悩みもよく聞きます。でも、いくら助言をしても否定し、また文句を言い続けるんです。

私も、大変な思いをして働いてるのに。私にどうしてほしいんだろうと、うんざりします。

お友だちとの関係で、悩んでいるんですね。

そうなんです。彼女がきらいなわけじゃないんですが、とにかく文句ばかりで。

ふたりとも看護師で、別々の職場で働いていて。彼女はいまの職場に不満で、会うたびにその話をしてきます。現実に改善できそうなこともあるから、「こうしてみたら?」という助言もするんですが、何を言っても否定するんです。

どんなふうに否定するんでしょう。

たとえば、いまの病棟では、連絡・報告システムが非効率的だっていうんです。ムダな業務が増えるし、ミスも起こりうると。

「じゃあ、具体的な改善点を提案してみたら？」と言うと、「どうしてそれを、私が考えなくちゃいけないの？　管理職がしっかりしてないのが悪いんじゃない」って。

福井先生

なるほど。不満はたまっているけれど、改善のために動くわけではないんですね。

Fさん

そうなんです！　だから、非生産的っていうか。〝聞いてもらってすっきりした〟っていう感じでもなく、いつも不満そうだし。

福井先生

いまの話をうかがう限りでは、受動攻撃性の強い方なのかもしれませんね。

怒りを直接あらわすことはできないし、現状を変える行動力や自信もないけれど、内側に怒りを抱えている人です。そのせいで、不満を言い続けるんです。

Fさん

そうそう、まさにそういう感じです！　いったい、私にどうしてほしいんだろうって。

福井先生

いやな目にあっていて、原因は全部周囲にあるという考えに同意してほしいんでしょう。

幼少期の体験も影響しているので、スキーマ療法（→P148）が効果的だと思います。怒りの表現を抑えるブレーキをはずし、適切な言いかたであらわせるようにする。少しのがまんも困難な人が多いので、自動思考や行動、スキーマを変えるワークも役立ちます。

Fさん

それを私が勧めて、やってくれるものでしょうか。関係が悪化するだけな気がします。

福井先生

そうなる可能性は高いでしょうね。ご自身がある程度納得して、「いまの状態を変えたい」と思うことも必要ですから。Fさんにいまできることは限られていますし、〝無理に話を聞かない〟という選択肢もあるのでは。

Fさん

でも、それってすごく冷たいような。いやなら、見放せばいいってことですか？

福井先生

話を聞かないのは、冷たくて、友だちを見

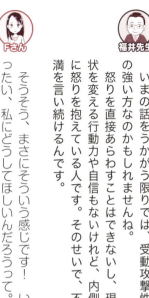

放す感じがするんですね。「人にはいつもやさしくなくては」という思いがありますか？

Fさん

そんなの、人として当然じゃないですか！

福井先生

その認知を変えることが、いまのFさんには必要かもしれません。「人にやさしく接するのにこしたことはないけれど、いつもそうできるとは限らない」と、考えてみることはできそうでしょうか。

Fさん

わからなくはないけど……気まぐれでいやな人間という気もします。後ろめたいような。

福井先生

なるほど。では、つねにやさしくなくてはという考えに、デメリットはないでしょうか？

Fさん

どんなときもニコニコしていなきゃいけないので、疲れます。夜遅くまで、人の話につき合って、ぐったりしていることもあります。

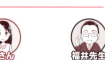

福井先生

そうですよね。やさしさが悪いわけじゃないから、「つねに」「100%」という縛《しば》りをなくせばいいと思うんです。そうすれば心の負担も減ります。それならできそうですか？

Fさん

はい、そう考えることはできそうです。でも、彼女に「会おう」と言われたら、断れないかな……。もっと不安定になりそうで。

福井先生

それには、「個人化」という推論の誤りがあるかもしれません（→P59）。お友だちの気分や思考は、あなたがつくり出したものではありませんよね。必要に応じてサポートをすることはできますが、彼女の人生に責任を負うのは、むずかしいのではないでしょうか？

Fさん

たしかに……。「できることもあれば、できないこともある」ということでしょうか。

福井先生

そのとおりです！　人の感情に巻き込まれないために、Fさんの認知を変えていけば、彼女のことでつらく感じにくくなりますよ。

相談2 「ストレスで間食ばかりしています」

Gさん（28歳、女性）

ずっとつきたかった職業に転職したものの、覚えることが多く、残業が続いています。家に帰って、ネットで動画を見ながらアイスを食べるのが、いまの唯一の楽しみ。そのせいで体重が増え、ついに60kgを超えてしまいました。

もとの体重に戻したいものの、つい食べすぎてしまいます。ダイエットひとつまともにできない自分が、本当にいやです。

福井先生　ストレスで、つい食べすぎてしまうんですね。

Gさん　そうです。前からアイスは好きでしたが、いまでは4個も、5個も食べてしまって……そのたびに自己嫌悪です。

福井先生　それはつらいでしょうね。アイスを食べたあと、どんな考えが浮かびますか？

Gさん　「またやってしまった」「私はなんてダメなんだろう」と思って、泣きたくなります。

福井先生　なるほど。1個食べ終えて、再び冷凍庫を開けるときには、どう感じていますか？

Gさん　ちっとも気分がよくならず、イライラしています。「もっと食べるしかない」というような。

福井先生　1個では気分がよくならないからと、もっと食べてしまい、よりつらくなるんですね。

Gさん　そうです、そうです。1個でやめられれば、太って悩むこともなかったのに。

福井先生　ものごとが思うようにいかないときに、「こんなのおかしい」「許せない」と感じることはありますか？　たとえば、ほかの場面でも。

Gさん

しょっちゅうです。仕事でもそう。不慣れで、何をやっても時間がかかることにイライラしています。

　もっと楽しく働きたいし、早く帰りたいのに、思いどおりにならなくて。

福井先生

なるほど。では、Gさんの心にある、「ねばならない」思考に反論してみましょう。

「このストレスを、いますぐ解消しなければならない。それにはアイスを食べるしかない」。この思考に反論できる点はありますか？

Gさん

アイスを食べたからって、必ずストレスが解消できるわけじゃない……とか？

福井先生

いいですね！　たくさん食べても、かえってつらくなるだけなら、この考えは現実に即していませんよね。2個目のアイスを食べたくなったら、いまのように反論しましょう。

**　では、「食欲をコントロールできなければならない」についてはどうでしょうか。**

Gさん

コントロールできたほうがいいけれど、食べすぎてしまうこともある、とか……なんか、自分に甘いだけな気もしますけど。

福井先生

そんなことないですよ。誰だって、たまには食べすぎます。「コントロールできなくては」という考えは、現実的ではないんです。

**　では、「仕事は楽しくなくてはならない」という考えにも、反論してみましょうか。**

Gさん

「どんなに魅力的な仕事でも、いやなことや面倒なことはつきものだ」「不慣れな仕事では、時間がかかることだってある」とかでしょうか。

福井先生

素晴らしいですね！　ストレスでつらくなったときに、いまあげたような反論で、「ねばならない」思考を打ち負かしてください。

**　仕事のストレスも、食の誘惑や体重の悩みも、ゼロにはなりません。でも、目標のための多少の不快さに耐えられる欲求不満耐性がつけば、つらい気分を感じにくくなりますよ。**

Part5

心のルールから解放される

自動思考の奥には、ものごとを理解するときの判断基準となる「スキーマ」が存在します。

少し時間はかかりますが、頑《かたく》ななスキーマを修正すると、生きることがずっとラクになります。

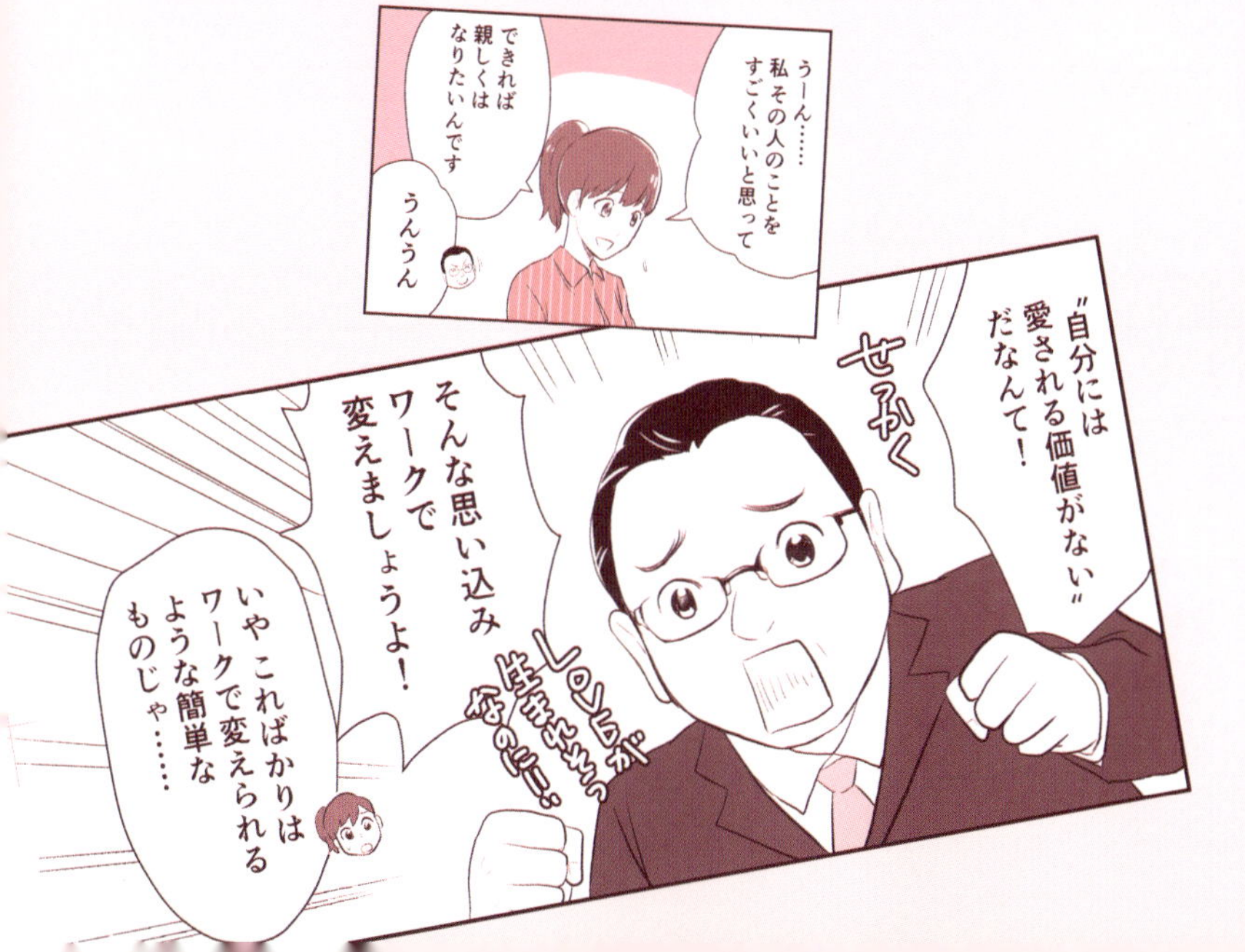

うーん…… 私その人のことを すごくいいと思って
できれば 親しくは なりたいんです
うんうん
〝自分には 愛される価値がない〟 だなんて!
せふく
そんな思い込み ワークで 変えましょうよ!
いやこればかりは ワークで変えられる ような簡単な ものじゃ……

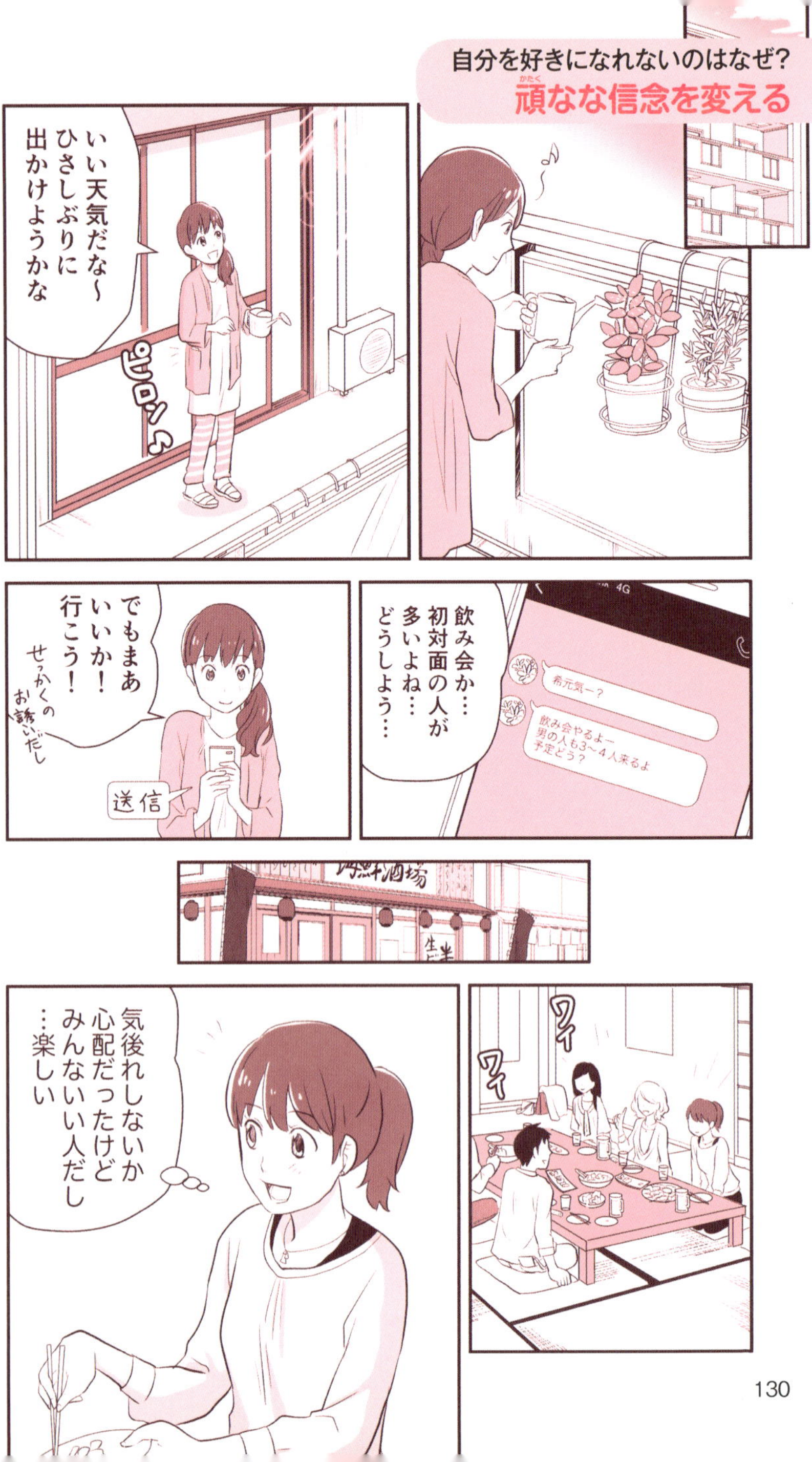
♪
いい天気だな〜 ひさしぶりに出かけようかな
ピロン♪
飲み会か… 初対面の人が多いよね… どうしよう…
4G
希元気ー?
飲み会やるよー
男の人も3〜4人来るよ
予定どう?
でもまあいいか! 行こう!
せっかくのお誘いだし
送信
ワイ
ワイ
気後れしないか心配だったけど みんないい人だし …楽しい

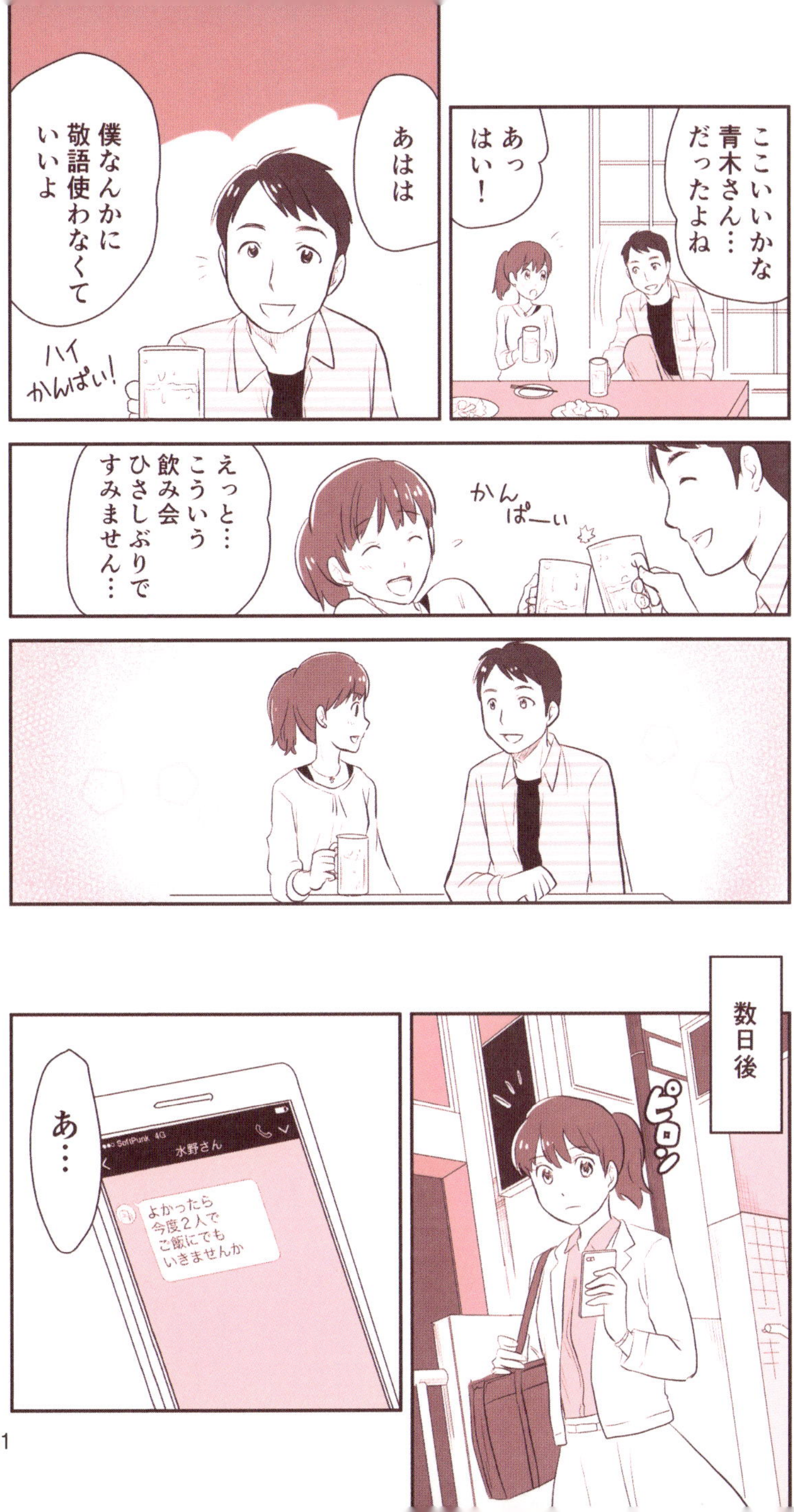
ここいいかな
青木さん…
だったよね
あっ
はい！
あはは
僕なんかに
敬語使わなくて
いいよ
ハイ
かんぱい！
かん
ぱーい
えっと…
こういう
飲み会
ひさしぶりで
すみません…
数日後
ピロン
SoftPunk 4G
水野さん
よかったら
今度２人で
ご飯にでも
いきませんか
あ…

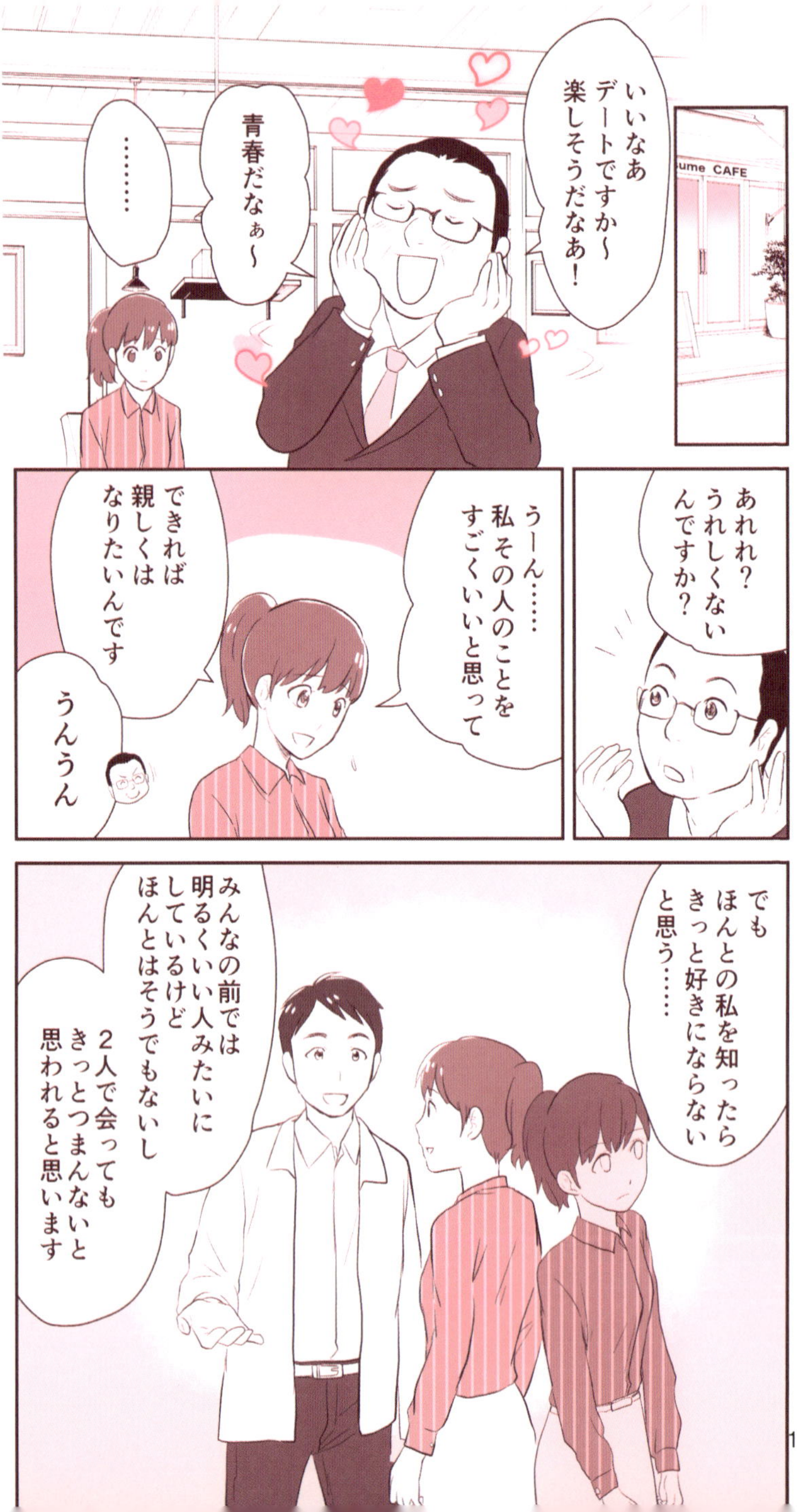
CAFE
いいなあ デートですか～ 楽しそうだなあ！
青春だなぁ～
……
あれれ？ うれしくないんですか？
うーん…… 私その人のことをすごくいいと思って
できれば親しくはなりたいんです
うんうん
でもほんとの私を知ったらきっと好きにならないと思う……
みんなの前では明るくいい人みたいにしているけどほんとはそうでもないし
2人で会ってもきっとつまんないと思われると思います

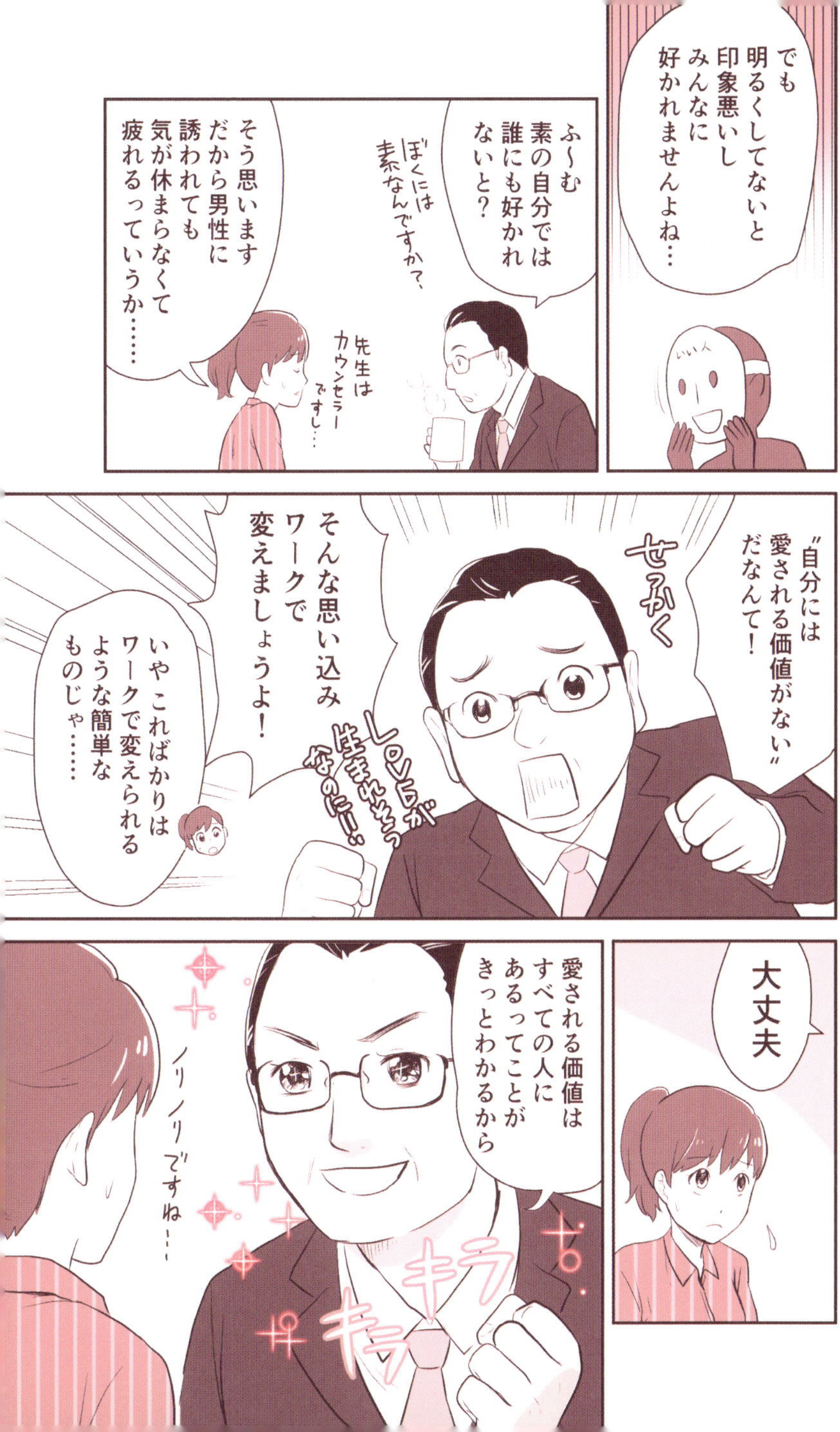
でも
明るくしてないと
印象悪いし
みんなに
好かれませんよね…
いい人
ふ〜む
素の自分では
誰にも好かれ
ないと？
ぼくには
素なんですかて、
先生は
カウンセラー
ですし…
そう思います
だから男性に
誘われても
気が休まらなくて
疲れるっていうか……
〝自分には
愛される価値がない〟
だなんて！
せっかく
そんな思い込み
ワークで
変えましょうよ！
LOVEが
生まれそう
なのに!!
いやこればかりは
ワークで変えられる
ような簡単な
ものじゃ……
大丈夫
愛される価値は
すべての人に
あるってことが
きっとわかるから
ノリノリですね…
キラ
キラ

スキーマって何？

人の心には〝マイルール〟がある

「自分には価値がない」と、なぜ思うのか

自動思考と**行動**を変えると、これまでの考えに偏りがあったことに気づきます。つらい感情が、日に日に軽くなってきます。一方で、別の自動思考が浮かび、つらくなることもあります。

これは、自動思考の奥にある**スキーマ**が原因です。スキーマは、過去の経験などからつくられた価値観、評価基準。生きかたのルールともいえます。「いつも失敗ばかり」といった自動思考が浮かぶ人は、「自分は無能だ」というスキーマを抱えています。「悪口を言われた」「また非難された」と感じる人には、「自分には愛される価値がない」というスキーマがあります。

自動思考の奥の「スキーマ」を変える

どんなスキーマにも、理由があります。幼少期の家族関係などでつらい思いをした人は、「自分は愛されない」「人は自分を傷つける」と信じることで、心を守ろうとします。心が警告音を発して、傷つくような経験を回避させるのです。

しかし、このようなスキーマを一生もち続けると、人と親密な関係を築けず、苦しくなります。つらい気分を変えるには、役に立たないルールを変える勇気も必要です。

自動思考と行動だけでなく、**スキーマの変容**にとり組みましょう。人生を豊かにし、生きやすくするための新たなルールを見つけます。

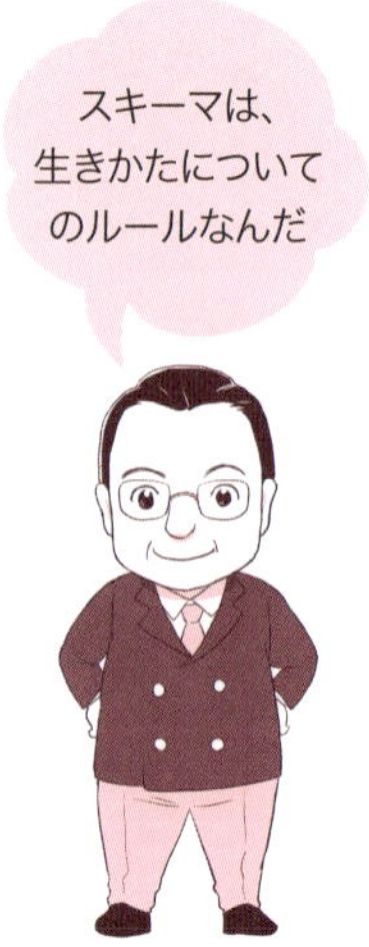
スキーマは、生きかたについてのルールなんだ

+αの認知レッスン
性格には遺伝的影響も多少ありますが、スキーマは後天的なもの。「人づき合いが苦手なのは、性格のせい」と決めつけず、スキーマの変容に挑戦してみましょう。

過去の経験から、人それぞれのルールができる

希《のぞみ》さんの例

過去の経験からスキーマが形成される。スキーマは、さまざまな自動思考を生み出す。

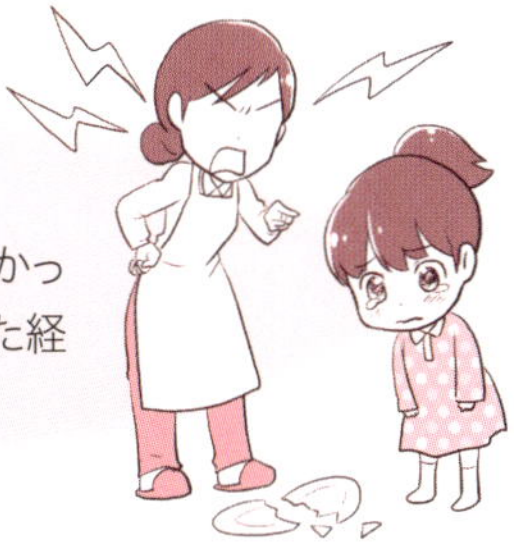

過去の経験

幼少期のできごとが蓄積される

「親の望むふるまいをしないと、認めてもらえなかった」「欲求や願望を口にしたら、叱られた」といった経験が積み重なり、日々の行動に反映される。

↓

スキーマ

自己についてのスキーマ
例「私には愛される価値がない」

将来についてのスキーマ
例「一生、孤独に過ごすことになる」

世界（他者）についてのスキーマ
例「人は、弱い人間には冷たい」

強固なルールが頭のなかにつくられる

条件つきの愛情を受けて育つと、自分の存在価値を信じられなくなる。「私には愛される価値がない」といったスキーマが生まれ、他者や世の中のことも信頼できなくなる。

↓

自動思考

浮かんでは消える自動思考には、共通点がある。いずれも「自分には愛される価値がない」といったスキーマから生み出されている。

- いつも人に好かれるようにふるまわなくてはいけない
- 私は、何をやっても失敗ばかり。いつも人を怒らせる
- 私には能力もなければ、魅力もない
- 相手と違う意見は言わず、話を合わせておくほうがいい

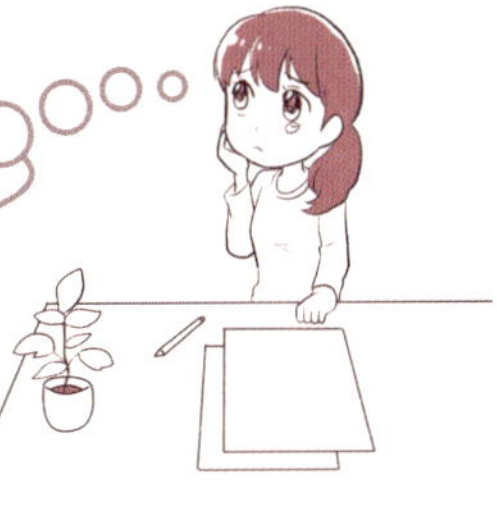

+αの認知レッスン　世の中の価値観は、時代によって変わります。たとえば男女の役割をめぐる価値観は、数十年前と大きく変わりました。このような価値観の変化も、スキーマに影響しています。

スキーマを見つける

心の奥に隠された**スキーマ**を見つける

当然のルールほど、目に見えないもの

スキーマは自動思考と異なり、意識に上りにくい存在です。その人にとってはあまりに自明の、**生きかたのルール**だからです。ほかの人は違う考えをもっていることにも、別の見かたがあることにも、気づけなくなりがちです。

まずは、あなたのスキーマを見つけるワーク**下向き矢印法**にとり組みましょう。

ヒントは**自動思考**にあります。よく浮かぶ自動思考について、「それが正しい考えだとして、どんな意味をもつか」の問いをくり返します。問いに答えるうちに、左ページのように、信念の中核が見えてきます。

断定的な表現になるまで、くり返す

たとえば、「またミスをした」という自動思考が浮かぶ場合。問いをくり返していくと、「自分は無能だ」といったスキーマにたどり着きます。「結果を出せない人間は無価値だ」という、**他者に関するスキーマ**や、「職を失ったら、人生は終わりだ」といった、**将来に対するスキーマ**が見つかることもあります。

問いの回数は、思考の内容によっても、人によっても異なります。あなたにとっての真実をあらわす断定的な表現になるまで、何度でもくり返しましょう。「これが生きづらさの原因かも」という頑《かたく》なな思い込みが見えてきます。

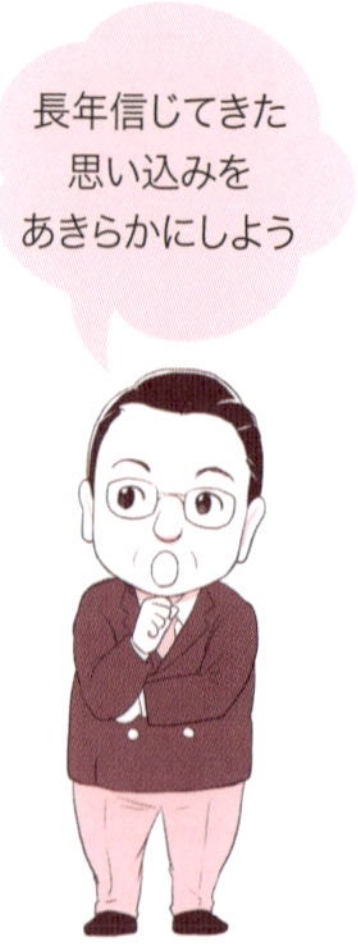
長年信じてきた
思い込みを
あきらかにしよう

+αの認知レッスン　職業別に固有のスキーマもあります。SEであれば「感情的になってはいけない」、看護師であれば「つねに患者さんを優先すべきだ」などが、その代表です。

「何を意味するか」をくり返し考える

よく浮かぶ自動思考について、「その考えが正しいとして、それは何を意味しているか？」を問う。考えが核心に迫るまで、何度でもくり返す。

下向き矢印シート

Hさんの例

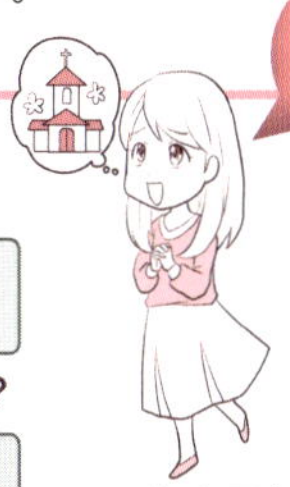

自動思考
このまま結婚できなかったらどうしよう

↓ それは何を意味しているか？

一生、ひとりで暮らすことになる

↓ それは何を意味しているか？

何の楽しみもない、不幸な生活で一生を終える

↓ それは何を意味しているか？

スキーマ
結婚して家庭をもてなければ、人は幸せになれない

30歳を目前にして、結婚をあせるHさん。結婚にこだわる意味を問ううちに、「結婚できない人は不幸になる」というスキーマが見つかった。

Iさんの例

自動思考
業績が落ちることなど、あってはならない

↓ それは何を意味しているか？

同僚や部下に抜かれてしまうかもしれない

↓ それは何を意味しているか？

社内での評価が下がり、存在価値がなくなる

↓ それは何を意味しているか？

スキーマ
仕事で成功できなければ、自分には価値がない

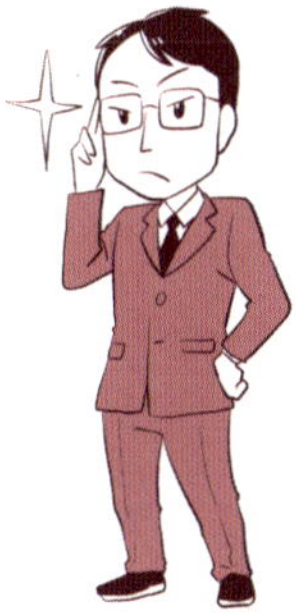

高い業績を維持するために、必死で働き続けてきたIさんは、仕事上の業績と自分の価値を同一視していることに気づいた。

Let's try! ➡ワークブックP18に書いてみよう

+αの認知レッスン
スキーマは、立場によって異なることもあります。管理職の場合は「部下に追い抜かれてはならない」といったスキーマに苦しめられる傾向があります。

スキーマを見つける

質問紙を使ってスキーマを探る

心のなかで、フタをしていることもある

スキーマは、あなたの生きかたの一部。その考えをもとに生きてきたため、自動思考以上に、客観視しにくいものです。

「これが自分のスキーマだ」と気づくには、時間がかかるかもしれません。考えるだけでつらくなり、自分の思考から、無意識に目をそらしてしまうこともあるでしょう。

下向き矢印法がうまくいかないときは、別冊ワークブックＰ19の質問紙を使いましょう。心がつらくなる原因として、多くの人に認められるスキーマを標準化した**J－BT－R質問紙**です。

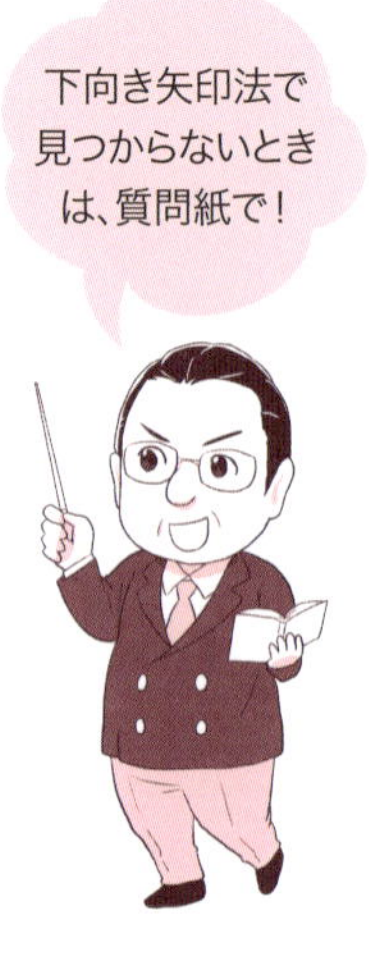
下向き矢印法で見つからないときは、質問紙で！

「4」「5」に丸がついた項目にとり組む

質問紙では、計38の質問について、どの程度そう思うかを5段階で回答します。「5」または「4」に丸がついたものが、あなたの**非適応的スキーマ**です。

該当するスキーマがひとつとは限りません。複数のスキーマをもっている場合は、とくに強く当てはまるものを、次回からのワークの対象とします。「これが生きづらさの原因だ」「子どものころから、ずっとそう思っていた」と感じるものが対象となります。

Ｐａｒｔ２でとり組んだ自動思考のうち、関連しそうなものにとり組むのもいいでしょう。

+αの認知レッスン　質問紙にある項目は、完璧主義、低い自己評価、他者への依存など。互いに影響し合う内容も多く、いくつもの項目で「4」「5」に該当することがあります。

心がつらくなる、代表的なスキーマをチェック

計 38 の質問について、もっともよく当てはまるものを 5 段階で選ぶ。回答に迷うときは、この数日間の考えと、とくに近いものを選んで。

JIBT-R 質問紙（一部抜粋）

		全くそう思っていなかった	あまりそう思っていなかった	どちらともいえない	かなりそう思っていた	非常にそう思っていた
1	いつもめざましいおこないをしなくてはならない。	1	2	3	4	5
2	私はすべての点で有能でなければならない。	1	2	3	4	5
3	私はつねに業績を上げなければならない。	1	2	3	4	5
4	いつも申し分ない行為をしなくてはならない。	1	2	3	4	5
5	私はいつも頭がよく働かなければならない。	1	2	3	4	5
6	ものごとは完全無欠に成し遂げねばならない。	1	2	3	4	5
7	私は欠点のない人間でなければならない。	1	2	3	4	5
8	自分の評判が落ちることなどあってはならない。	1	2	3	4	5
9	知らないことがあるなんてがまんできない。	1	2	3	4	5
10	たくさんの仕事を引き受けても立派にこなさなければならない。	1	2	3	4	5
11	いつも自分を引っぱっていってくれる人が必要だ。	1	2	3	4	5
12	相談できる人がつねにいないと困る。	1	2	3	4	5
13	頼れる友人がいなければやっていけない。	1	2	3	4	5
14	自分より有能な人に頼らなければうまくいかない。	1	2	3	4	5
15	つねに指示してくれる人がいなければならない。	1	2	3	4	5
16	大きな組織のなかにいると安心していられる。	1	2	3	4	5
17	偉大な人に頼ってその恩恵をこうむらなければ損だ。	1	2	3	4	5

Let's try! ➡ワークブック P19 に書いてみよう

+αの認知レッスン　スキーマの多くは、幼少期に、重要な他者の影響を受けてつくられるもの。親子で同様のスキーマをもっていることも、めずらしくありません。

スキーマを検証

スキーマのメリット、デメリットを比較

一見正しいルールにも、害がある

長年抱えてきた**スキーマ**に気づいたら、それが妥当なものかどうかを、ワークで**検証**します。

スキーマのなかには、一見正しく、合理的に見えるものがたくさんあります。「つねに業績を上げなくてはならない」などは、その典型。しかし現実には、つねに業績を上げ続けることなどできません。市場や景気の動向で業績が落ちたり、病気で働けなくなることもあります。

このようなとき、自分の価値を見失ってしまうのは、あまりにつらいこと。正しさにこだわらず、「あなたにとって役立つルールか」という視点で考えてみましょう。

いつまでも同じルールでは、つらくなる

「つねに業績を上げるべきだ」と自分を追い込むことで、いまの地位を得たという人もいるでしょう。それもそのはず。何らかのメリットがあるからこそ、スキーマが生まれ、その価値観に沿って生きてきたのです。まずはこのような**メリット**を、左の表に書き入れてください。

次に、「業績が落ちたときに、自分が無価値に思える」といった**デメリット**を記入します。デメリットは、幅広い視点で考えましょう。「長期的に見て役立つか」という視点も大切です。

最後に、メリットとデメリットを比較し、あなたの役に立つルールかどうかを検証します。

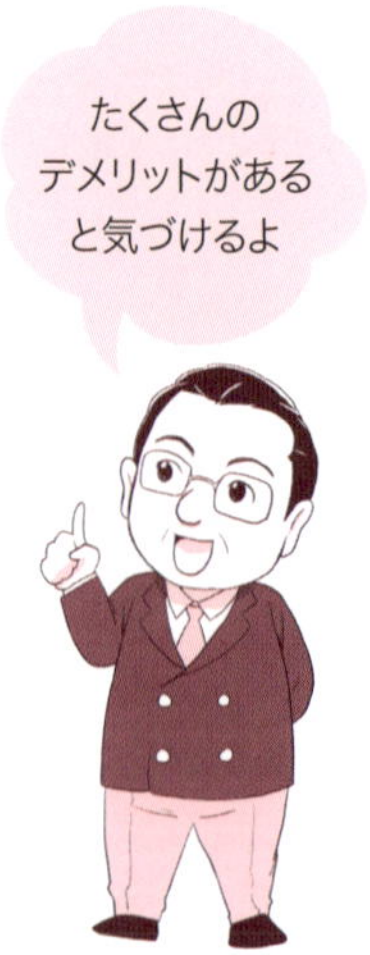

+αの認知レッスン　世の中の価値観を疑う視点も大切です。「生活が苦しいのは自己責任」「女性はやせているほうが美しい」といった、ゆがんだ価値観に従う必要はありません。

思いつく限りのメリット、デメリットを書く

「自分には愛される価値がない」というスキーマに気づいた希さん。このスキーマのために、他者評価ばかりを気にし、心から信頼できる関係を築けないのだと理解できた。

希さんの例

スキーマ

私には、愛される価値がない

メリット	デメリット
1. 自分の価値を過信して、出すぎた行動をしなくなる 2. 少しでもいい人になろうと努力できる	1. 人と親密な関係を築けない 2. 男の人に好意を示されても、心から信じられない 3. 「こんなこと言ったらきらわれるかも」という考えが浮かび、いつもビクビクしている 4. 他人の顔色ばかりうかがっている自分が、いやになる 5. 自由奔放《ほんぽう》に生きている人、わがままな人を見ると、腹が立つことがある 6. いつもニコニコ笑っていなくてはならず、しんどい 7. 孤独でさみしい

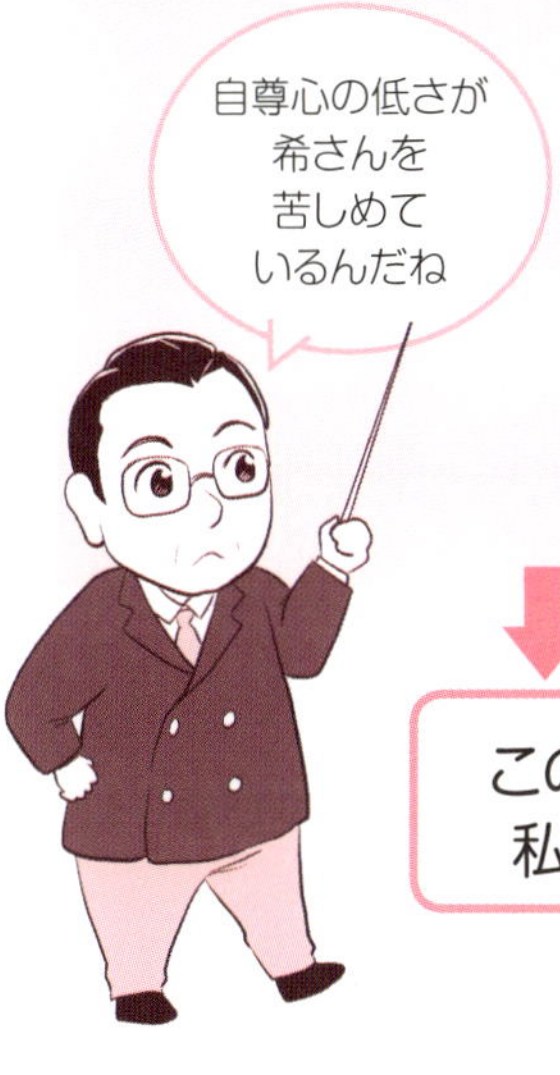
自尊心の低さが
希さんを
苦しめて
いるんだね

結論

このスキーマにはデメリットが多く、私の人生をつらいものにしている

Let's try! ➡ワークブックP21に書いてみよう

+αの認知レッスン　自尊心の低さも、幼少期の人間関係（とくに家族関係）と関わりがあります。「いい結果を出したときだけほめられる」といった、条件つきの愛情がその一因です。

適応的なスキーマは？

柔軟で生きやすいスキーマに書き換える

自分を苦しめるルールは、もういらない

デメリットの多い**スキーマ**を抱えていると、この先も心がつらくなってしまいます。現実に即したスキーマに書き換えましょう。

新しいルールに必要なのは、**柔軟さ**。語尾が「○○でなくてはならない」であれば、「○○だとうれしい」「○○にこしたことはない」という表現に変えます。「つねに」「すべて」といった表現も、とり払ってしまいましょう。

いつもの価値基準から離れられない人は、あなたの人生における、最悪の事態を思い浮かべてみてください。そのような局面でも当てはまるルールこそ、柔軟なルールといえます。

適応的なスキーマは、自尊心を高める

新たなスキーマは、たいていの場合、以前のスキーマより長い文章になります。ものごとを多面的に捉えるようになるためです。

現実に即したスキーマが見つかると、生きることがずっとラクになるはず。「完璧でなくても、自分には価値がある」「社会的な成功で、人の価値は決まらない」と思えるようになります。

失敗を過度に恐れる傾向も、少しずつ弱まっていくでしょう。人間関係や行動の幅が広がり、自分の価値を実感できる場面も増えます。その結果、新たなスキーマを心から信じられるようになるはずです。

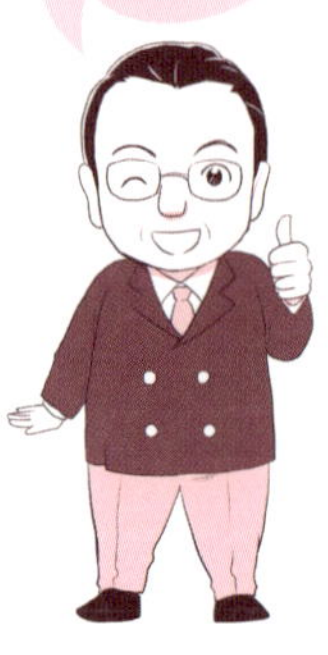
時間がかかっても、適応的なスキーマを見つけよう

+αの認知レッスン
新しいスキーマを考えるときは、現状を客観的に見直してみましょう。自分が完全に孤独なわけでも、何もできないわけでもないと、気づくことができます。

断定的なルールを、柔軟なルールに変える

古いスキーマのあとに、より柔軟な、新たなスキーマを書き込んでみよう。

スキーマの書き換えシート

希さんの例

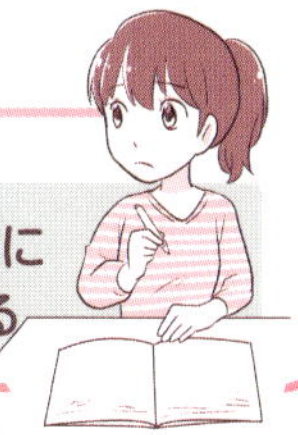

古いスキーマ

私には、愛される価値がない

↓

新たなスキーマ

すべての人に愛されることはできなくても、私を大切に思ってくれる人はいる。愛される価値は誰にでもある

自分を大切に思ってくれている人もいることに気づいた希さん。自分を無条件に否定するような価値観を書き換えた。

Hさんの例

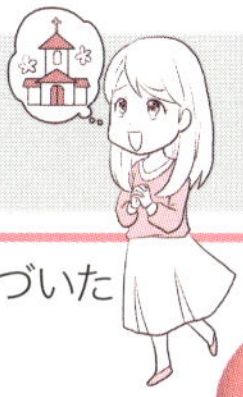

古いスキーマ

結婚して家庭をもてなければ、人は幸せになれない

↓

新たなスキーマ

幸せかどうかは、自分の心のありようだ。「結婚=幸せ」とは限らない

「結婚=幸せ」という考えには、何の根拠もないことに気づいたHさん。「とは限らない」という表現に書き換えた。

Iさんの例

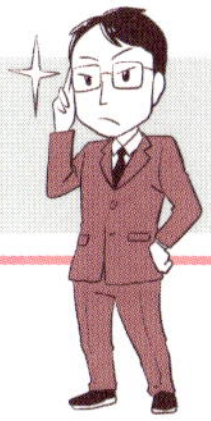

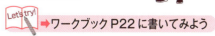

古いスキーマ

仕事で成功できなければ、自分には価値がない

↓

新たなスキーマ

仕事は人生の一要素でしかない。業績を基準に自分の価値を決めるのは、ナンセンスだ

業績という物差しで自分を測っていたIさん。人生の価値はひとつではないことを踏まえ、スキーマを修正した。

Let's try! ➡ワークブックP22に書いてみよう

+αの認知レッスン 「友人がこのような考えをもっていたら、どうアドバイスするか?」という視点も役立ちます。極端にきびしい評価で、自分を苦しめることがなくなります。

適応的なスキーマは？

世の中の基準をルールにしない

自分を物差しで測る意味は？

人からの意見や批判を、あなたは落ち着いて受け入れることができますか？　ちょっとした批判でも、「自分が否定された」と感じ、何も手につかなくなることはないでしょうか。

非適応的スキーマでつらくなっている人は、このような傾向をもっています。他者の評価、あるいは世間の評価で、**自分の価値**を決めてしまっているからです。

業績や収入、容姿、パートナーの有無などで自分の価値を測るのも、同じこと。ひとつの物差しを基準にすると、「自分は劣った存在だ」という**思考**で苦しむことになります。

できる人、強い人をめざさない

人の価値は、条件つきのものではありません。人を優劣で評価するのは、社会の問題であり、あなたの価値には本来関係のないことです。

社会が優秀な人を求めているからといって、優秀な人材であることにこだわる必要はありません。収入が低くても、パートナーがいてもいなくても、あなたにとって満足と喜びのある暮らしが送れれば、それでいいのです。

スキーマの修正に悩むときは、「人の価値は他人が決めるものではない」ことを思い出してください。あなた自身が、人生に喜びや意味を見出せるかどうか。それが人生の価値です。

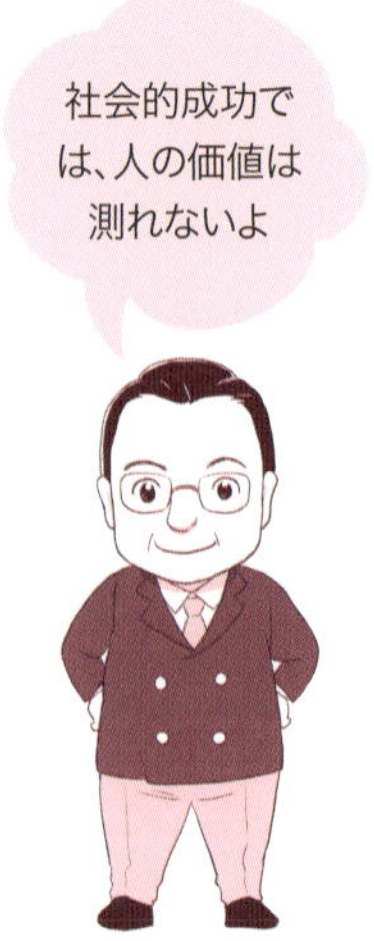

+αの認知レッスン　成果主義の広がりで、自分の価値を見失う人が増えています。しかし、完全な業績考課など、そもそも不可能。評価は、成果の一側面をあらわすものにすぎないのです。

スキーマの核となっている、価値基準に気づく

心がつらくなるスキーマは、以下のような価値基準に基づくことが多い。スキーマを修正するときには、この点をチェックしよう。

Ⅰ 完璧主義

「完璧でなければ、やる意味がない」

よりよい結果を求めて努力することは大切だが、「完璧な人間」「完璧な結果」というものは存在しない。また、最初から完璧をめざすと、失敗が恐ろしくなって、何も手をつけられなくなる。

Ⅱ 業績依存

「結果を出せなければ、意味がない」

「結果を出せ」というのは、あくまで企業側の要請。その価値観を内在化させると、努力しても結果が出ないとき、病気や失業、定年などで働けなくなったとき、自分を無価値と感じてしまう。

Ⅲ 愛情依存

「愛情なしには幸せになれない」

親密な他者への愛情は大切だが、あくまで人生の価値の一部。低い自己評価の埋め合わせとして、恋愛関係に依存してしまうことも。「愛情なしには幸せになれない」という前提を見直そう。

Ⅳ 承認欲求

「認めてもらえないと、苦しい」

ほめられると嬉しいのは、誰しも同じ。ただし、他者からの承認に依存すると、批判を受けるたびに強い自己嫌悪に陥る。あくまで「その人にとっての見かた、考えかた」であることを忘れずに。

Ⅴ 報酬欲求

「努力に対する見返りは当然だ」

完璧主義の人ほど、努力や結果に対する見返りを求めがち。しかし現実には見返りがないことも多く、不公平感による怒りがわくことも。「完全な公平さはどこにもない」ことを前提にしよう。

Ⅵ コントロール欲求

「すべてを思いどおりにしたい!」

自分の価値観で人の言動をジャッジすると、すべてにいらだつことに。相手が言うことを聞かないときに、無力感や自責の念にかられることも。人の言動はその人の自由であることを忘れずに。

+αの認知レッスン　社会的成功の罠に陥る人も少なくありません。不況などで状況が変わると、一気に自尊心を失い、つらくなります。成功すれば幸せなわけではないのです。

新たなスキーマの証拠を、1日1個書く

ポジティブなできごとに注目

スキーマは、あなたの心に深く根づいた存在。1日、2日で決別できるものではありません。**新たなスキーマ**を心から信じられるようになるまで、何度も思い浮かべましょう。

新たなスキーマの裏づけとなるできごとを記録するワークも役立ちます。**ポジティブ・データ・ログ**という方法です。1日ひとつでいいので、その日に起こったポジティブなできごとを書き残してください。どんなにささいなことでも、よい点に着目し、書き残すことが大切。

そのときに何を感じたかも、あわせて記録しておくといいでしょう。

「いまの私でもいいんだ」と実感できる

ポジティブ・データ・ログは、3か月以上続けましょう。証拠が多く集まるほど、新たなスキーマを、心から信じられるようになります。

ポジティブなできごとを毎日書き留めるうちに、自分の生活に対する感じかたも変わります。「いいことなんてひとつもない」という考えが消え、毎日の生活のなかに、小さな喜びや達成感があると気づけます。

気分が動揺し、古いスキーマに戻りそうになったときには、この記録を見返してください。あなた自身のいいところも客観的に見え、現実はそれほどひどくないと実感できるはずです。

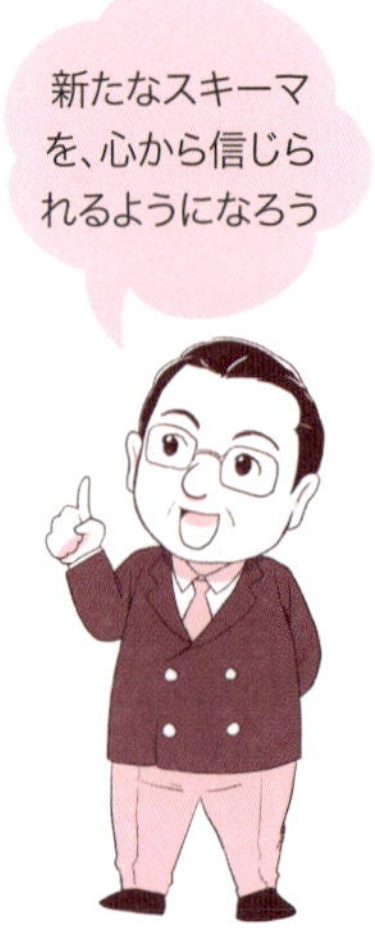
新たなスキーマを、心から信じられるようになろう

+αの認知レッスン　ポジティブなできごとは、高い成果とは別のもの。「こんなこと、誰だってできる」と思わず、自分自身の新たな考えかた、行動パターンに注目してください。

1日1個、よかったことを書き留める

希さんの例

1 行目には、できごとを客観的に記入。2 行目には、そこから得られた気づきを書き留めておく。

ポジティブ・データ・ログ（PDL）

7/2（月） 田口さんに仕事の相談をしたら、やさしく教えてくれた
➡ミスをすることはあっても、見放されてはいないと感じた

7/3（火） 2 つ上の女性の先輩に、ランチに誘われた
➡私を気にかけて、話を聞いてくれる人もいる

7/4（水） 帰り道、前を歩いていた人の落とし物を拾って、「ありがとうございます」と言われた
➡ささいなことだけど、知らない人に感謝されてうれしかった

7/5（木） 取引先の担当者から、「ていねいに対応してくださって、助かります」と言われた
➡とびぬけて優秀でなくても、評価してくれる人がいる

7/6（金） 友人と会っていて、真逆の意見を思い切って言ったけれど、気まずくはならなかった
➡いつも人に合わせなくてもいいんだ、とわかって安心した

7/7（土） 夕方から水野さんといっしょに過ごして、楽しく話せた
➡一生懸命とりつくろわなくても、好意をもってくれる人もいる

7/8（日） お母さんから電話が来て、「忙しそうだから、みんな心配してるのよ」と言われた
➡行き違ったり、腹が立つこともあるけど、私のことを思ってくれている

「自分を大切に思ってくれる人もいる。誰にでも愛される価値はある」という、新たなスキーマに沿ったできごとを記録。自分を気にかけてくれる人たちの存在に気づき、新たなスキーマが事実に基づくものとわかった。

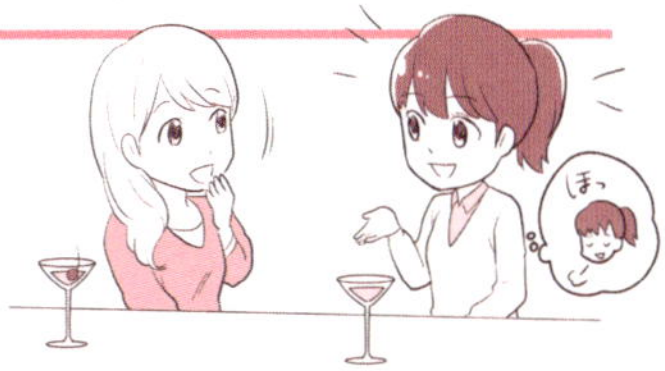

Let's try! ➡ワークブック P23 に書いてみよう

+αの認知レッスン 人生の価値は、ささやかな喜びの積み重ね。他者からの評価に依存することなく、自分を認めることができると、喜びを感じられる瞬間が増えてきます。

心のなかに現れるスキーマモードに注目

早期不適応スキーマが心を苦しめる

新しいスキーマをどうしても信じられず、もとのスキーマに戻ってしまう人も一部にいます。人とは異なる認知、行動などにより、生きづらさに苦しむ「パーソナリティ障害」の人はとくに、この傾向があります。

このような人にも高い効果が得られるよう、**スキーマ療法**という新たな認知行動療法が開発されました。スキーマ療法では、幼少期の有害な体験でつくられた**早期不適応スキーマ**に焦点を当て、スキーマの変容をめざします。有害な体験には、虐待だけでなく、「親の要求水準が高すぎた」といった、幅広い内容が含まれます。

あなたの心の防衛方法がわかる

スキーマ療法のもうひとつの特徴は、「現在、どんなスキーマが活性化しているか」に注目する点です。これを**スキーマモード**と言います。

左図のようにいくつものモードがあり、現実に即した適応的な認知ができるのが、**ヘルシーアダルトモード**。このモードが多くを占めていれば、心はつらくなりません。

ところが、**脆弱《ぜいじゃく》なチャイルドモード**、**懲罰的ペアレントモード**などの**非機能的なモード**が強くなると、つらい感情がわき上がります。P147までの方法でうまくいかないときは、このような視点でスキーマを捉えてみましょう。

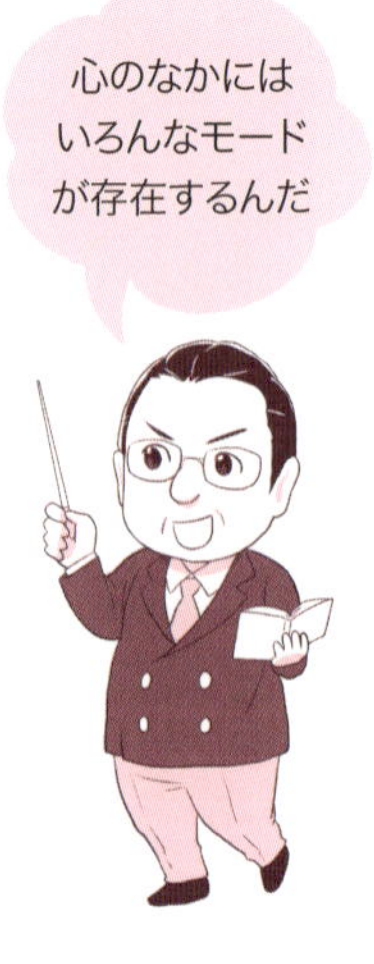

心のなかには
いろんなモード
が存在するんだ

+αの認知レッスン

有害な体験には、親の過干渉や過保護も含まれます。「成長と自立をうながす養育を受けられなかった」ことが、その後の心に大きな影響を及ぼすのです。

「私」のなかには、9つのモードがある

スキーマモードは、大きく分けて、下図の９つ。どのモードが活性化しているかで、思考や感情が変わる。

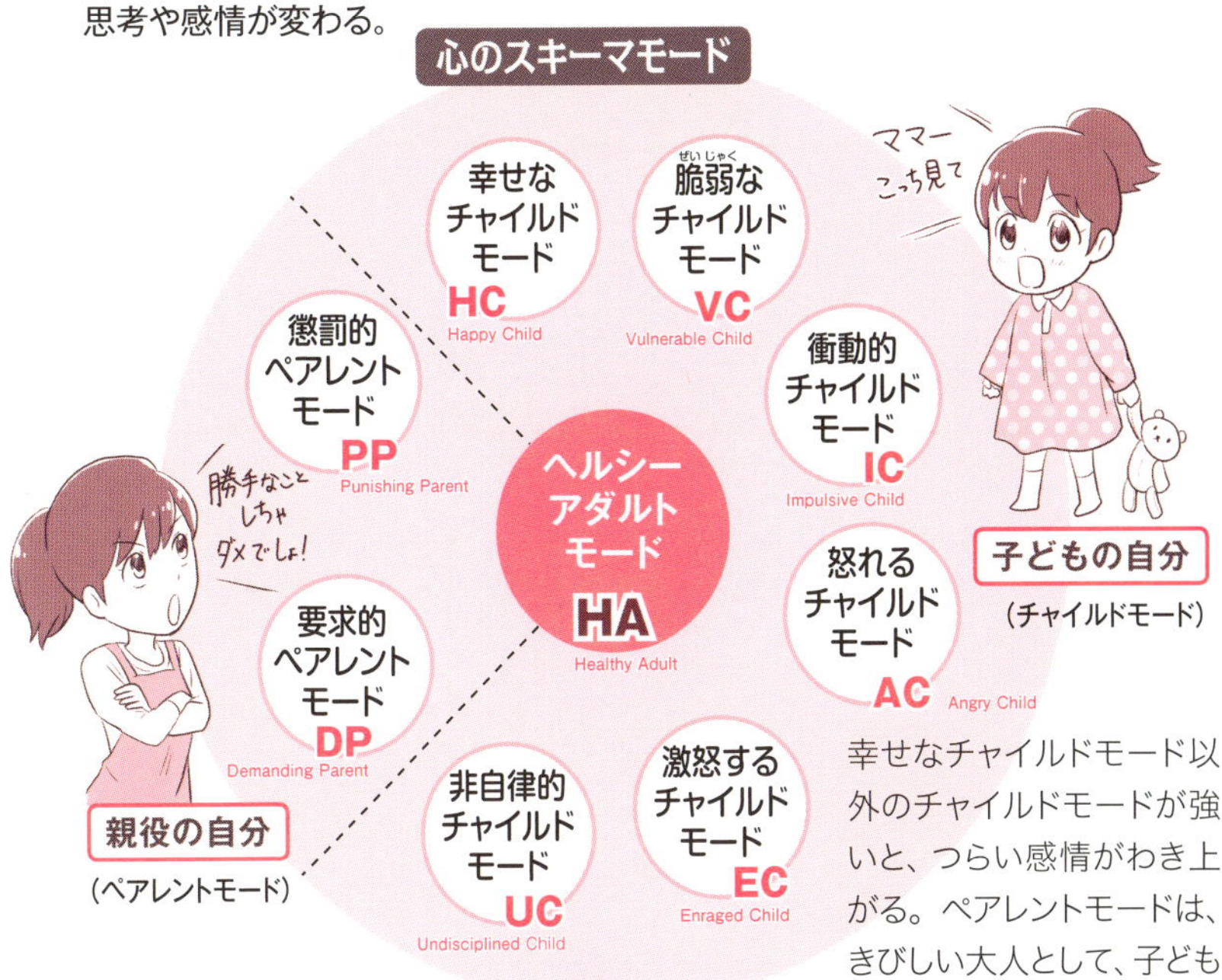

幸せなチャイルドモード以外のチャイルドモードが強いと、つらい感情がわき上がる。ペアレントモードは、きびしい大人として、子どもを苦しめる。

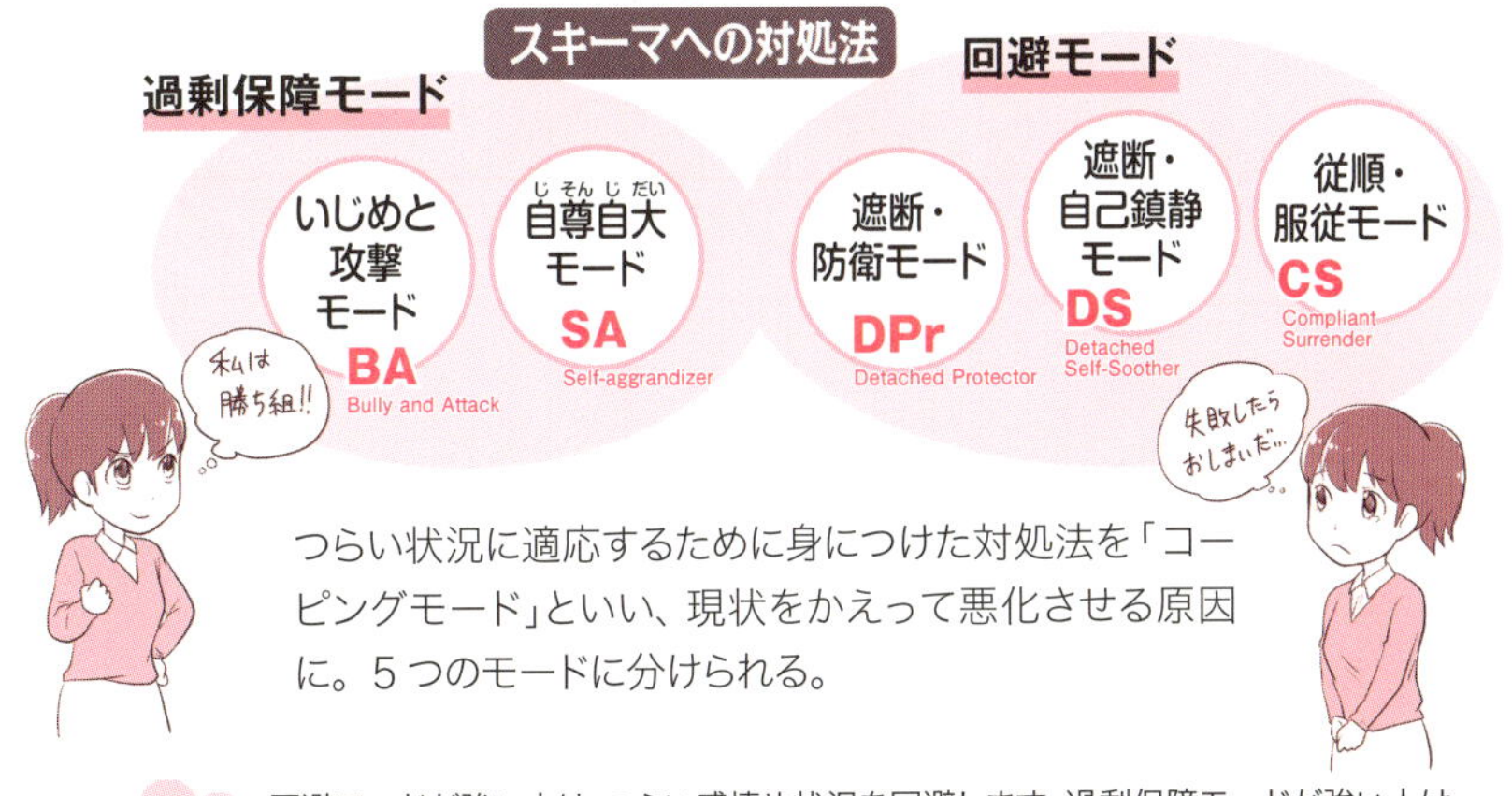

つらい状況に適応するために身につけた対処法を「コーピングモード」といい、現状をかえって悪化させる原因に。５つのモードに分けられる。

+αの認知レッスン　回避モードが強い人は、つらい感情や状況を回避します。過剰保障モードが強い人は、自分の心を無理に奮い立たせたり、自分を強く見せようとしたりする傾向があります。

スキーマモードとは

あなたの心のスキーマモードは、どれ？

傷ついたときは「脆弱な子ども」になる

9つの**スキーマモード**は、すべての人に備わっていますが、人によってバランスが違います。

たとえば、恋人に別れを告げられた状況を想像してみましょう。「ショックだけど仕方ない」と受け入れられる人もいれば、パニックで言動を制御できなくなる人もいます。前者では**ヘルシーアダルトモード**が、後者では**脆弱《ぜいじゃく》なチャイルドモード**が活性化していると考えられます。

ライフステージや状況によっても、モードは変わります。各モードについてくわしく理解する前に、まずは左の質問紙で、どのモードが強くなっているかを見てみましょう。

「健康な大人」モードを、心で育む

あなたの心のなかで、どのモードが強まっているかがわかると、**スキーマ**を修正しやすくなります。「だから、このような思考が浮かぶんだ」と納得し、前に進みやすくなるのです。

心をつらくするモードを、ゼロにする必要はありません。抑圧するほど、活性化してしまうこともあります。その存在を認めながら、心のなかに占める割合を小さくできれば十分です。

そのために必要なのが、**ヘルシーアダルトモード**を育てること。これまでにとり組んだ、認知の修正技法も使いながら、**適応的認知**をもった健康な大人を、心のなかで育てます。

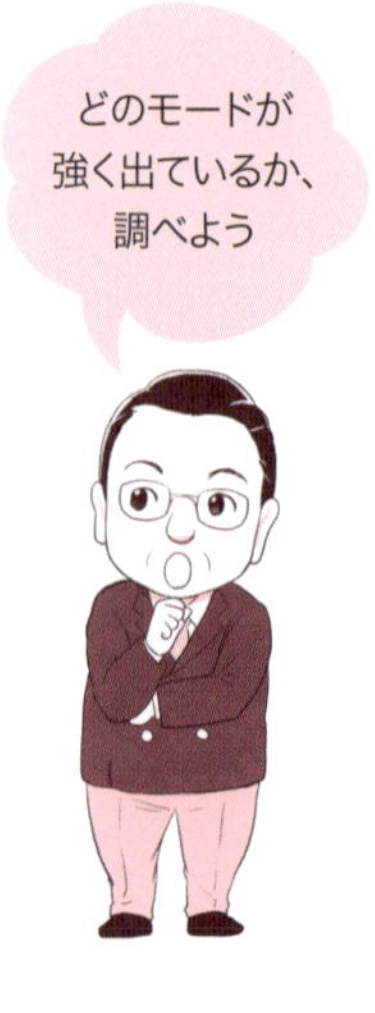

+αの認知レッスン　ヘルシーアダルトモードが機能すると、ストレス下でも、心が動揺しにくくなります。「自分は自分、人は人」と考え、落ち着いて対処できるようになります。

質問紙で、スキーマモードのバランスをチェック

計124の質問項目について、「1. 全く、またはほとんどない」から「6. ほとんどいつもあった」まで、当てはまるものを選ぶ。ワークブックで回答してみよう。

スキーマモード質問紙（SMI）（一部抜粋）

		全く、またはほとんどない	まれにあった	ときどきあった	よくあった	頻繁にあった	ほとんどいつもあった	
1	私は周囲に自分を尊敬させるために、他人が私をこき使うことを許さない。	1	2	3	4	5	6	BA
2	私は愛され、周囲から受け入れられている。	1	2	3	4	5	6	HC
3	私は楽しいことをするに値しない人間なので、楽しまないようにしている。	1	2	3	4	5	6	PP
4	私は根本的に欠点や欠陥があるような気がする。	1	2	3	4	5	6	VC
5	私は自分に罰を与えるために、自分を衝動的に傷つける（例：体を傷つける）。	1	2	3	4	5	6	PP
6	私はどうしたらよいのかわからない。	1	2	3	4	5	6	VC
7	私は自分にきびしい。	1	2	3	4	5	6	DP
8	私は他人との衝突、対立、または他人から拒絶されることを避けるために、一生懸命他人に尽くす。	1	2	3	4	5	6	CS
9	私は自分自身が許せない。	1	2	3	4	5	6	PP
10	私は注目の的になるように行動する。	1	2	3	4	5	6	SA
11	私は人に頼んだことをやってもらえないと、イライラする。	1	2	3	4	5	6	SA
12	私は自分の衝動を抑えることがむずかしい。	1	2	3	4	5	6	IC
13	私は目標達成ができないと、簡単にくじけてあきらめる。	1	2	3	4	5	6	UC
14	私は怒りを爆発させることがある。	1	2	3	4	5	6	EC

（全186項目のバージョンは、『パーソナリティ障害の認知療法』（金剛出版） P108～116 参照）

Let's try! ➡ワークブックP24に書いてみよう

+αの認知レッスン　パーソナリティ障害などの診断を受けていて、治療が必要と考えられる場合は、医師やカウンセラーなどのサポートを受けながらおこなってください。

モードを変える

心をつらくする「モード」と対話する

子どもの自分に、やさしく寄り添う

子どもは社会のルールを知らずに生まれます。親から見て「困った言動」であっても、それは子どもらしい当然の**欲求**や、**感情**のあらわれ。欲求や感情を認められることで、「自分は受け入れられている」という安心感をもちます。

あなたの心のなかで、どの**スキーマモード**が強くなっているかを理解したら、今度はそのモードをケアする番です。安心感を得られないままでいたり、傷ついて怒ったままでいる、**心のなかの子ども**に、安心感を与えましょう。モードの由来となった、つらい記憶イメージを書き換える、**イメージエクササイズ**です。

「きびしすぎる自分」に打ち克つ

イメージエクササイズでは、幼少期の**つらい感情**を、頭のなかでもう一度体験します。「おもらししたとき、母に叱責《しっせき》された」など、どんな内容でもかまいません。そのときの恥、悲しみなどの感情をもう一度感じられれば十分です。

このときに、「やさしく抱き上げて、〝大丈夫よ〟と言ってほしかった」など、子どもの自分にどんなケアが必要だったか、考えてみましょう。そして、**ヘルシーアダルトモード**のあなたがその役割を担い、つらい体験を書き換えます。

このようなイメージの修正により、安心感やポジティブな感情をもてるようになります。

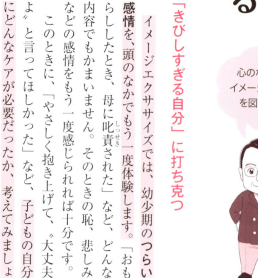

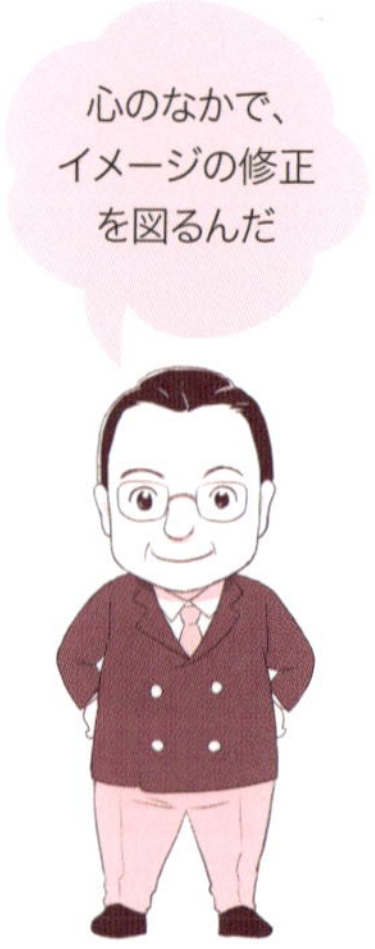

+αの認知レッスン　ヘルシーアダルトモードの自分としてイメージに入り込めないときは、信頼でき、味方になってくれる大人（助けてくれる人）を思い浮かべて。架空の人物でもかまいません。

「小さな自分」の欲求を認めてあげる

椅子に座って目を閉じ、リラックスした状態で、イメージの書き換えをおこなう。各モードの具体的な特徴と対話のポイントは、次ページのとおり。

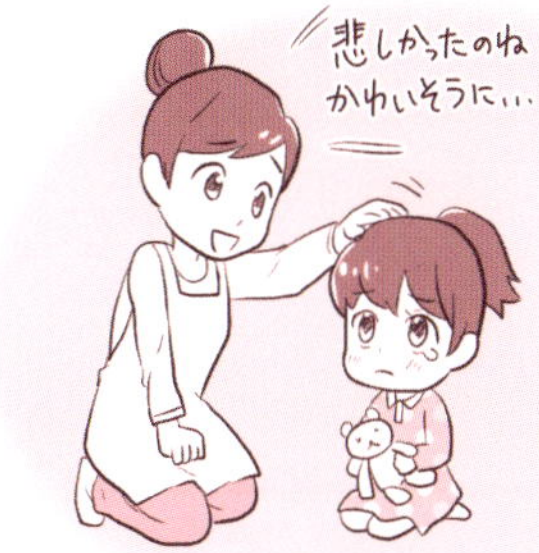
悲しかったのね
かわいそうに…

チャイルドモードとの対話

子ども時代の自分に対して、イメージのなかで語りかけ、欲求、感情を満たしてあげる。「抱きしめる」「手を握る」などの関わりも有効。

ペアレントモードとの対話

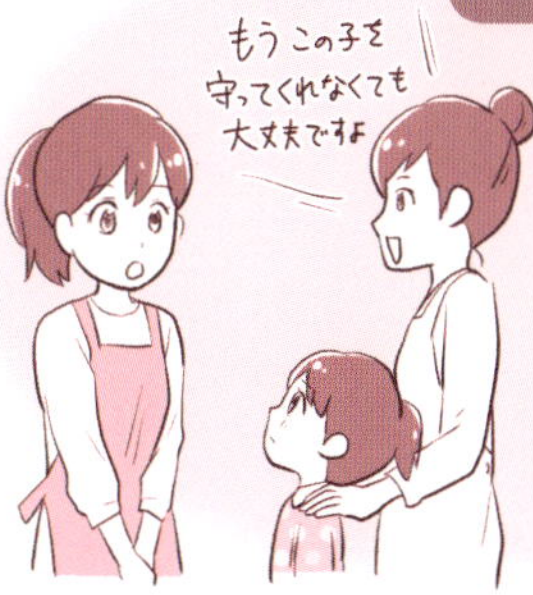
もう この子を
守ってくれなくても
大丈夫ですよ

チャイルドモードの自分を罰したり、過度な要求をするペアレントモードに、「もう守ろうとしてくれなくて大丈夫」と説明し、理解を促す。

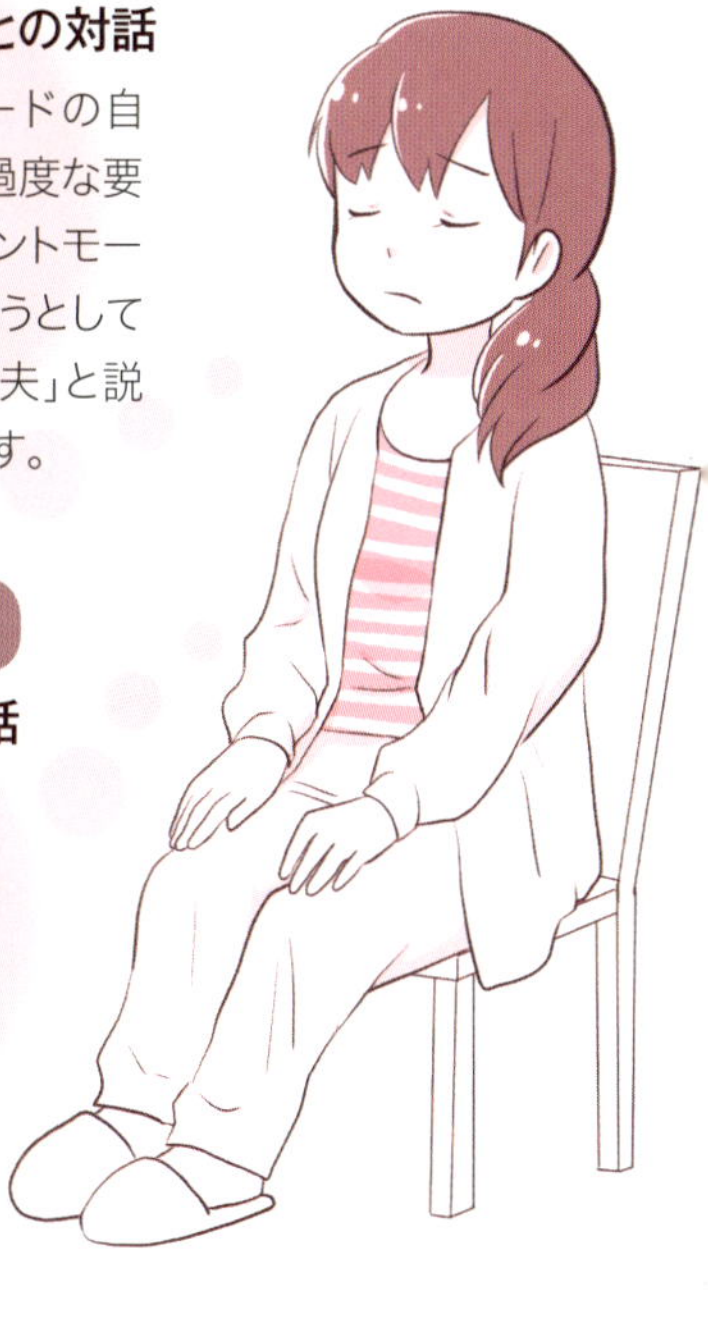

ヘルシーアダルトモードとの対話

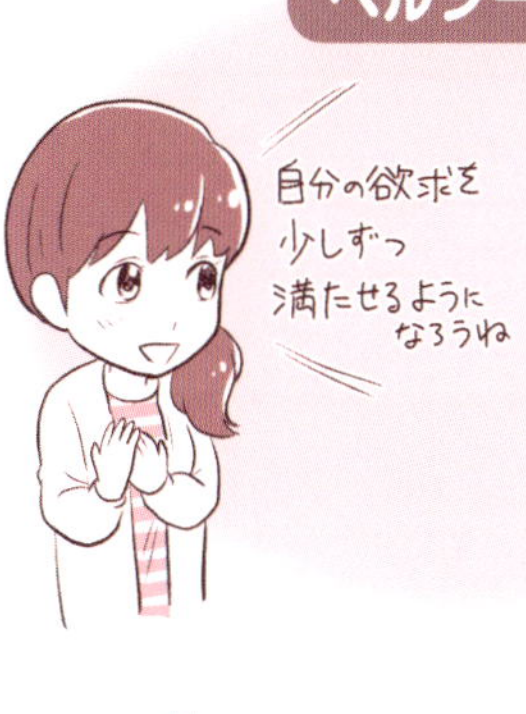
自分の欲求を
少しずつ
満たせるようになろうね

今後の核となるモード。欲求を自分で満たし、できごとや感情を落ち着いて受け入れられるようになってきたことを、ほめて励ます。

+αの認知レッスン 幼少期の体験を思い出すだけで、感情が揺さぶられ、コントロールできなくなる場合には、スキーマ療法に精通したカウンセラーのもとでおこないましょう。

9つのモードとの関わりかたを知る

心をつらくするモードと対話し、さらにヘルシーアダルトモードの成長を促すことで、非適応的なスキーマが浮かびにくくなる。

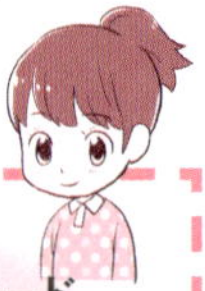

C チャイルドモード

幸せなチャイルドモード HC

「もっと楽しんでいいよ」と勇気づける

心のなかの小さな子どもが、喜びや楽しみ、安心感を得ている状態。このモードが前面に出ているときは、その感情を肯定し、さらに安心させるだけでいい。

脆《ぜい》弱《じゃく》なチャイルドモード VC

欲求を認めて安心させる

自尊心が低く、見捨てられることへの不安を抱えている。このモードが強いときには、あたたかな大人として、ありのままの感情、欲求を受け入れてあげる。

激怒するチャイルドモード EC

強い怒りは「悪」ではないと伝える

幼少期に怒りを表出し、懲罰を受けた場合などに強まりやすい。まずは強い怒りを正常な感情として認め、懲罰的ペアレントモードの活性化を抑えるのが先決。

怒れるチャイルドモード AC

怒りを肯定して、抑圧させない

「怒りを感じるのは悪いことではない」という前提で、怒りを全面的に受け入れる。次に、怒りの理由を明確にし、現実場面で怒りを適切にあらわす方法を考える。

非自律的チャイルドモード UC

自律的行動をいっしょに考える

社会生活における面倒や、不愉快なこと、責任を伴うことを回避しようとする。自律的行動を少しずつでも増やすよう促し、具体的な方法を考えて実行に移す。

衝動的チャイルドモード IC

現実的なデメリットを話し合う

衝動的に快楽を追い求めるモードが、飲酒や性行動、浪費などへの依存をまねくことも。快楽だけでは心が満たされないこと、自制も必要であることを伝える。

+αの認知レッスン　どのチャイルドモードも、間違ったものではありません。その存在を認め、受容することが大切です。そのうえで、適切な方向に導いてあげましょう。

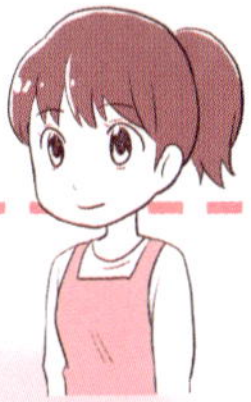

P ペアレントモード

要求的ペアレントモード DP

「完璧じゃなくてもいい」とわかってもらう

チャイルドモードに高い要求をして、プレッシャーをかける。完璧主義の原因となり、自尊心を低下させてしまう。

現実的な要求ではないことを伝え、出番を減らしてもらう。

懲罰的ペアレントモード PP

罰によって、意欲が損なわれることを話す

チャイルドモードの欲求や感情を強く制限し、責めたり罰したりして、自由な感情、思考、行動を奪うモード。苦しみの原因となっていることをはっきり伝え、活性化させないようにする。

HA ヘルシーアダルトモード

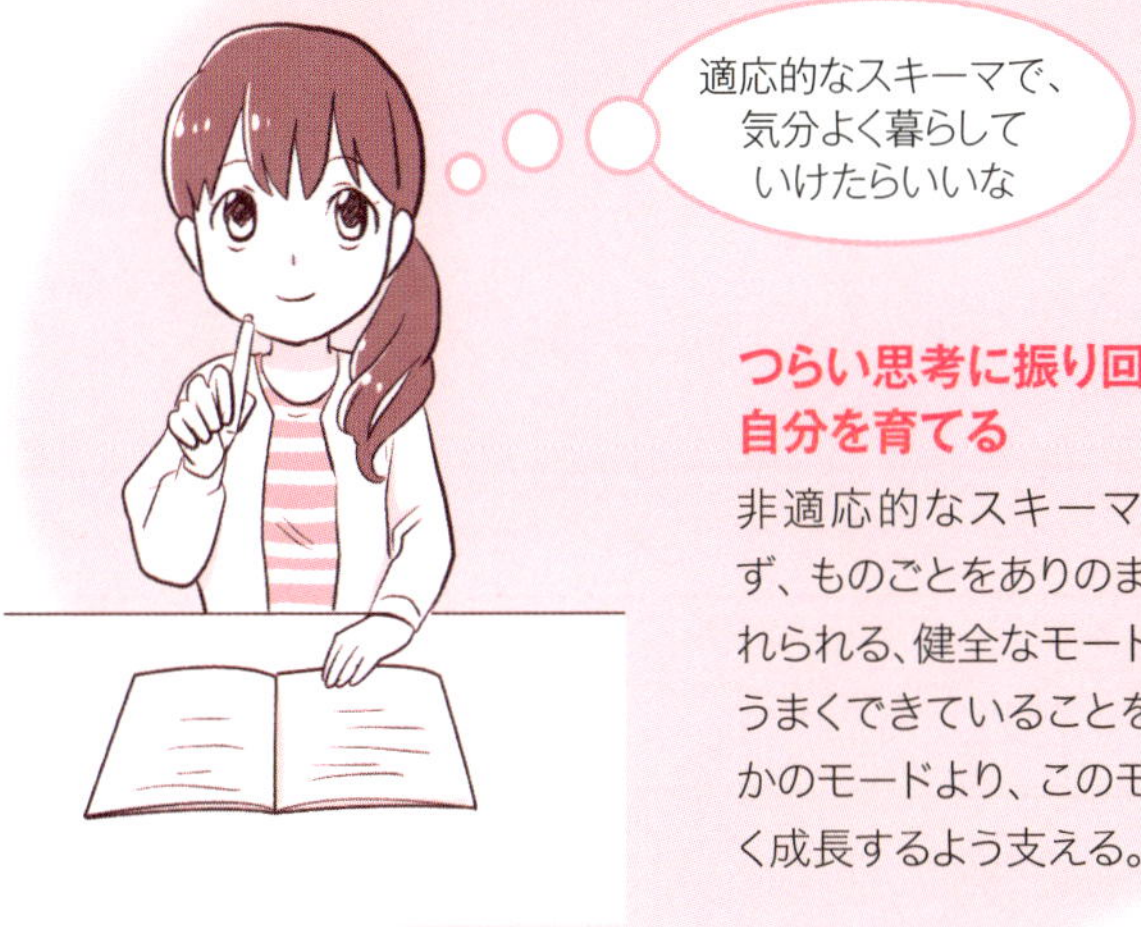
適応的なスキーマで、
気分よく暮らして
いけたらいいな

つらい思考に振り回されない自分を育てる

非適応的なスキーマにとらわれず、ものごとをありのままに受け入れられる、健全なモード。

うまくできていることをほめて、ほかのモードより、このモードが大きく成長するよう支える。

+αの認知レッスン　ペアレントモードのもとになっているのは、多くの場合は親ですが、実際の親を責め立てても問題は解決しません。心のなかでのワークとして考えましょう。

貝谷先生に聞いてみよう!

認知行動療法カウンセリング

自己評価編

自分の価値を信じられず、つらい気分に陥る。そんな悩みを貝谷先生に相談してみました。

相談1

「彼女も友だちもいません」

Jさん（25歳、男性）

25年間、彼女がいたことがなく、友だちと呼べる人も2人しかいません。趣味もなく、周囲からもつまらない人間と思われています。皆はいつも予定が詰まっていて、インスタで楽しそうな場面をアップしたりしているのに……。僕は休日も、ネットを見てだらだら過ごすばかり。

自分のように見た目もよくなく、優秀でもないつまらない人間は、一生孤独に過ごすしかないいんだと思うと、絶望的な気分になります。

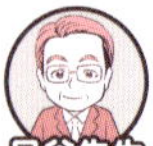
貝谷先生

自分は孤独だ、という思いがあるんですね。

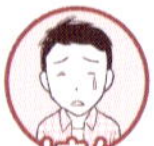
Jさん

そのとおりです。

仕事が休みの日も、家でゴロゴロしているだけで、すごくむなしいです。

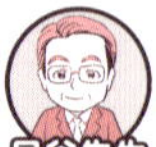
貝谷先生

そのときに、どんな考えが浮かんでいますか？

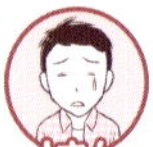
Jさん

「このまま一生ひとりだ」「自分を好きになる女性なんて、いるわけない」とか、いろいろ。

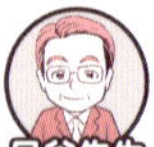
貝谷先生

まず、「自分を好きになる女性なんて、いるわけない」という思考に、焦点を当ててみましょうか。

そう思う理由は、何かありますか？

Jさん　子どものころから、クラスでも目立たないタイプだったし、地味でつまんないっていうか。女性に好かれるタイプとは正反対です。

貝谷先生　なるほど。好かれる男性像のイメージがあるんですね。明るくて、おもしろいとか？

Jさん　あと、見た目もいいとか。年収が高いとか。

貝谷先生　じゃあ、その考えの妥当性を考えてみましょう。街を歩くと、たくさんの夫婦やカップルがいますね。どの男性も明るくおもしろく、顔がよくて魅力的ですか？　年収も高そう？　僕には、あまりそんな気がしないのですが（笑）。

Jさん　そう言われたら、そうなんですけど……。

貝谷先生　そうでしょう。それから、Jさんの希望は、もてることではないですよね。打ち解けて、楽しく過ごせる女性がいたらいいなということ？

Jさん　そうです。もてたいとかじゃないです。

貝谷先生　じゃあ、「彼女を見つけるのに、もてるタイプである必要はない。人の好みはさまざまだ」というのが、大きな反証です。
ほかにも、反証を考えてみましょうよ。

Jさん　「どこかにいい出会いがあるかも」とか？

貝谷先生　いいですね！　「出会いがない」というのは、推論の誤りの「マイナス化思考」です。だって、世の中の半分は女性なんですから。

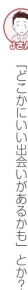

Jさん　でも、やみくもに声をかけるわけにもいかないでしょう。誰も相手にしてくれないし、変な人だと思われますよ。

貝谷先生　変な人だと思われても、何の問題もないですよ。問題は、「拒絶されたらおしまいだ」という思考で、誘うのを回避していることです。
この思考と恐怖心を克服するには、行動実験がいちばんです。素敵な女性と知り合ったり、見かける機会があったら、お茶に誘ってみることはできますか？　月にひとりでも。

Jさん　ええ！　こわいなあ……。せめて、何か秘訣とかないんでしょうか。

貝谷先生　秘訣はね、思い切り断られること。「断られても、世界は終わらない」「さほど恐ろしいことじゃない」と気づくのが目的ですから。

Jさん　できるかなあ。でも、断られる前提で声をかけるのなら、がんばればできるかも……。上手に会話できなくてもいいんですもんね。

貝谷先生　もちろんです。失敗を恐れないことが目的ですから。行動後は、行動の結果と、新たな認知の確信度をワークシートに記入してください(→別冊ワークブックP10)。不安感も低下していれば、大成功です。
　それから、友だちもいないという悩みですが……友だちが少なかったり、いないことは、Jさんにとって不幸なことですか？

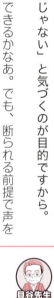

Jさん　だって、孤独だと不幸でしょう。

貝谷先生　Jさんの場合は、「自分は孤独で不幸だ」という思考で、心を苦しめているようです。この思考に何か反論できないでしょうか？

Jさん　ひとりだから不幸とは限らない、とか？

貝谷先生　そのとおりです。友だちや彼女がいなくても、人生が終わるわけじゃありません。ひとつの価値観で「幸福か不幸か」を判断することで、不幸な気分に陥ってしまうんです。

Jさん　「友だちが多くて、彼女がいれば幸せ」という考えに、とらわれすぎているんでしょうか。

貝谷先生　そのようですね。いたらいたで楽しいでしょうが、いなくたって楽しめます。孤独を感じるときは、この点を思い出してください。
　思考が変われば気分も変わりますし、その結果、人づき合いを気楽に楽しめるようになりますよ。

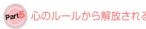

相談2 「誰にも必要とされていません」

Kさん（45歳、女性）

29歳で結婚し、翌年に男の子を出産。退職して専業主婦になりました。子育ては想像以上に大変でしたが、充実した日々だったと思います。

でも、息子が高校に入学してからは、張り合いが何もないというか……。友人と出かけてばかりで、家にいるときに話しかけても、スマホ片手に生返事。夫との会話などすでになく、私は誰にも必要とされていないんだと、強く感じています。

貝谷先生 お子さんの成長がきっかけで、「誰にも必要とされていない」と感じているんですね。

Kさん そうです。息子の高校受験までは、家のことで必死だったんです。大変だったけど、「自分ががんばらなくては」という思いがあって、いま思えば充実していました。

でもいまは、私がいなくても、誰も困らないというか。一生懸命料理したところで、誰が喜んでくれるわけでもないし。必要とされない存在だと思うと、すごくむなしくて……。

朝起きるのもゆううつだし、日中も何もする気がしなくて、ソファに寝そべっているうちに、夕方になってしまうことがあります。

貝谷先生 気分がさえないから、何もする気が起きず、横になってしまうんですね。そして、ますますむなしい気分になってしまう。

まずは、行動パターンを変えてみませんか？　寝そべって過ごす代わりに、楽しめる予定を何かひとつ入れてみましょう。気分と行動の悪循環を、いったん断ち切るんです。

Kさん でも、楽しいことなんて思いつきません。

貝谷先生 以前にやっていたことで、好きだったこと、楽しめていたことはありますか？

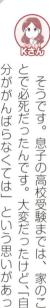

Kさん　独身のときには、フランス語を勉強したりもしてましたけど。教室にも通っていたし。

貝谷先生　素敵ですね！　それを再開してみませんか？　週に1回、フランス語教室に通って、それ以外の日は30分だけでも独学するとか。いまはゆううつで億劫《おっくう》でも、行動を変えることで、気分は必ず変わってきますから。

Kさん　でも、私に必要なのは気晴らしじゃなくて、誰かに必要とされることなんです。

貝谷先生　もし必要とされなかったら、自分には価値がないと感じてしまう？

Kさん　そうです。

貝谷先生　そのスキーマをもち続ける限り、あなたの価値は、ほかの誰かによって決まることになりますね。あなたの気分も、家族によって決められる。でも、Kさんの気分をよくできるのは、本当はKさんだけなんです。

Kさん　私の気分をよくできるのは、私だけ……。

貝谷先生　そう、そのとおりです。必要とされるかどうかに関係なく、自分自身の価値を信じられると、気分はずいぶんよくなってきます。

そのきっかけが、ひとりでも楽しめそうな行動なんです。少し億劫でも、「難易度&満足度シート」（→P123）を使って、楽しめそうな行動に挑戦しましょう。行動後の満足度は、予想以上に高いかもしれませんよ。

Kさん　わかりました。これ以上じっとしていても、気分がよくなりそうもないし。

貝谷先生　そうそう、その調子です。活動量を増やして、気分が少し変わってきたら、「ポジティブ・データ・ログ」（→P147）を使ってみてください。ささいなことでもいいので、「自分には価値がある」と感じられたできごとを書き留めていくんです。3か月も続ければ、これまでのスキーマにとらわれず、あなた自身の価値を感じられるようになるはずです。

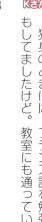

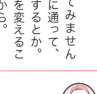

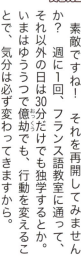

Part6

つらい人間関係も、認知でラクになる

多くの人が抱えている、対人関係における悩みにも
認知行動療法が役に立ちます。
認知を変えるワークとともに、思いを上手に伝える方法、
怒りに支配されずにすむ方法も身につけましょう。

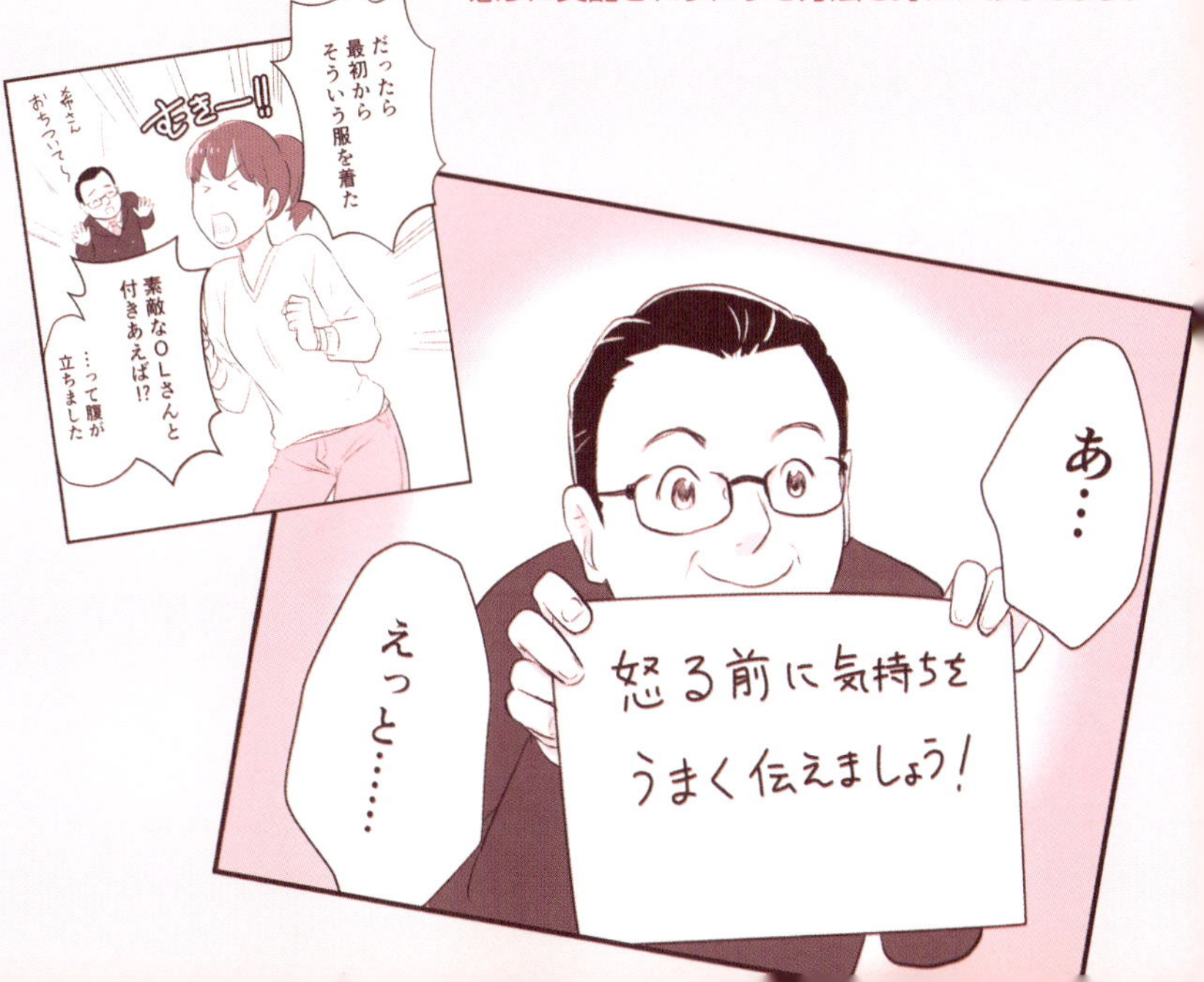
だったら最初からそういう服を着た
むきー!!
希さんおちついて～
素敵なOLさんと付きあえば!?
…って腹が立ちました
あ…
えっと……
怒る前に気持ちを
うまく伝えましょう!

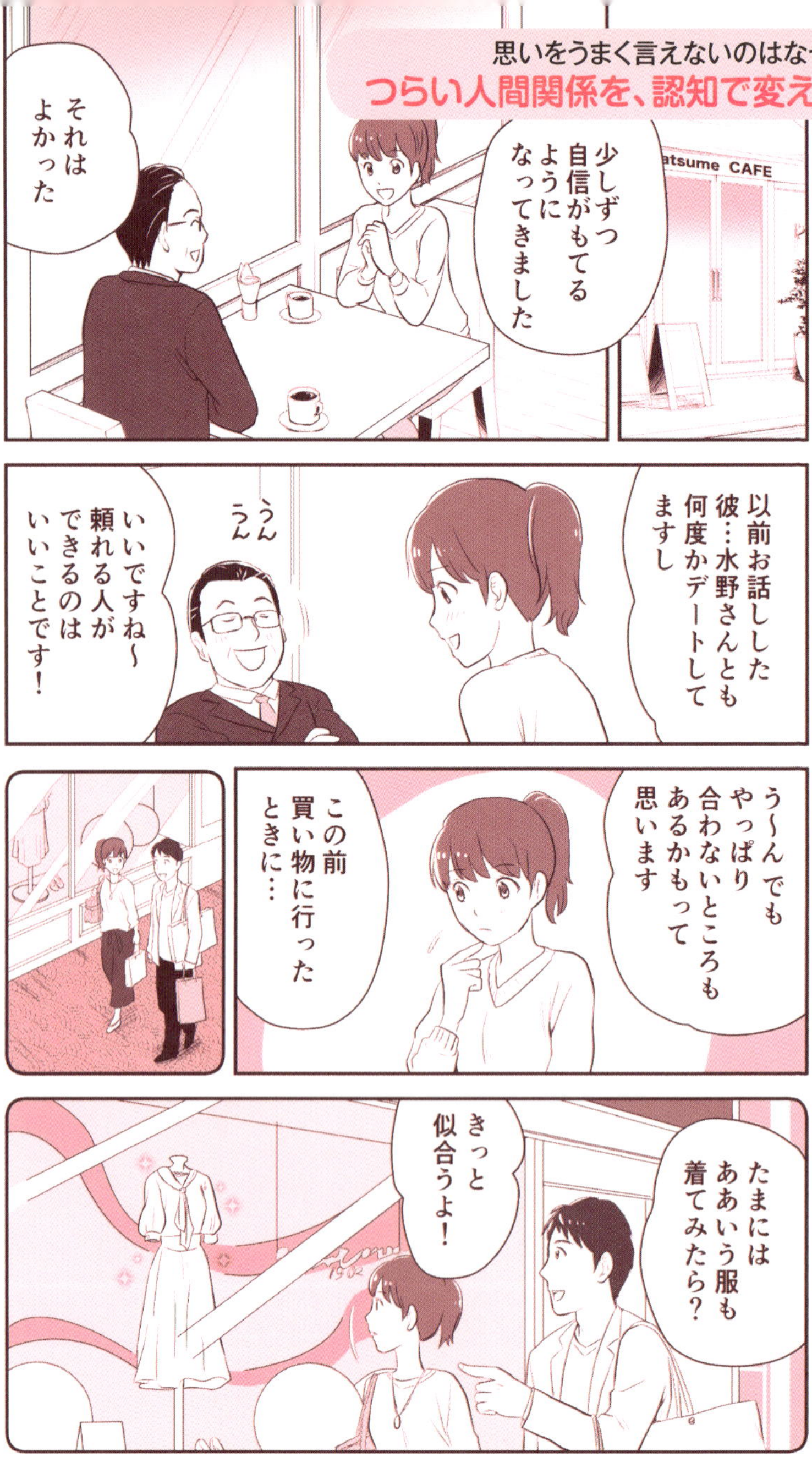
atsume CAFE
少しずつ自信がもてるようになってきました
それはよかった
以前お話しした彼…水野さんとも何度かデートしてますし
うんうん
いいですね～頼れる人ができるのはいいことです！
う～んでもやっぱり合わないところもあるかもって思います
この前買い物に行ったときに…
たまにはああいう服も着てみたら？
きっと似合うよ！

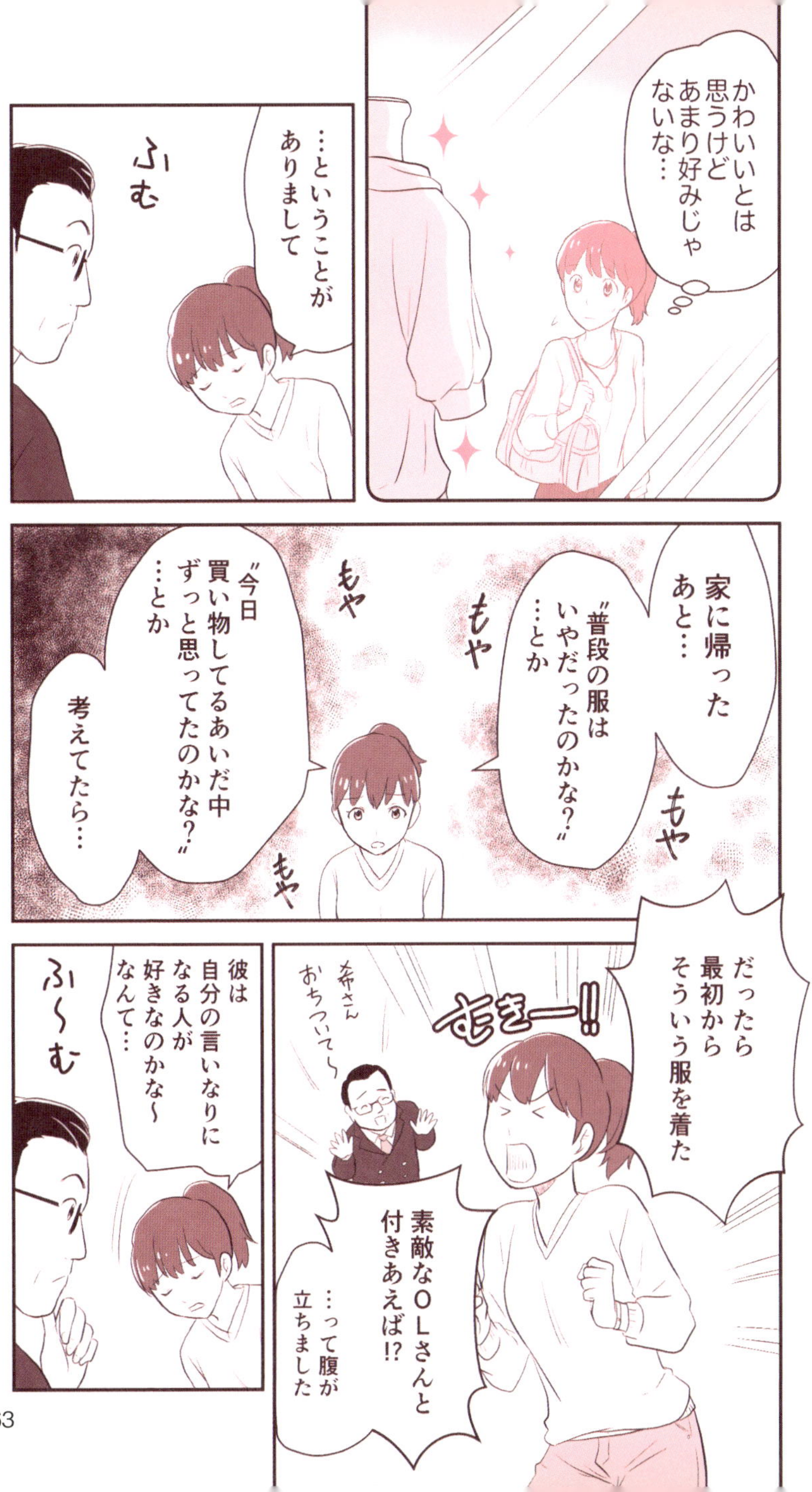
かわいいとは思うけどあまり好みじゃないな…
…ということがありまして
ふむ
家に帰ったあと…
もや
〝普段の服はいやだったのかな？〟…とか
もや
もや
〝今日買い物してるあいだ中ずっと思ってたのかな？〟…とか
考えてたら…
もや
もや
だったら最初からそういう服を着た
むきー!!
希さんおちついて〜
素敵なOLさんと付きあえば!?
…って腹が立ちました
彼は自分の言いなりになる人が好きなのかな〜なんて…
ふ〜む

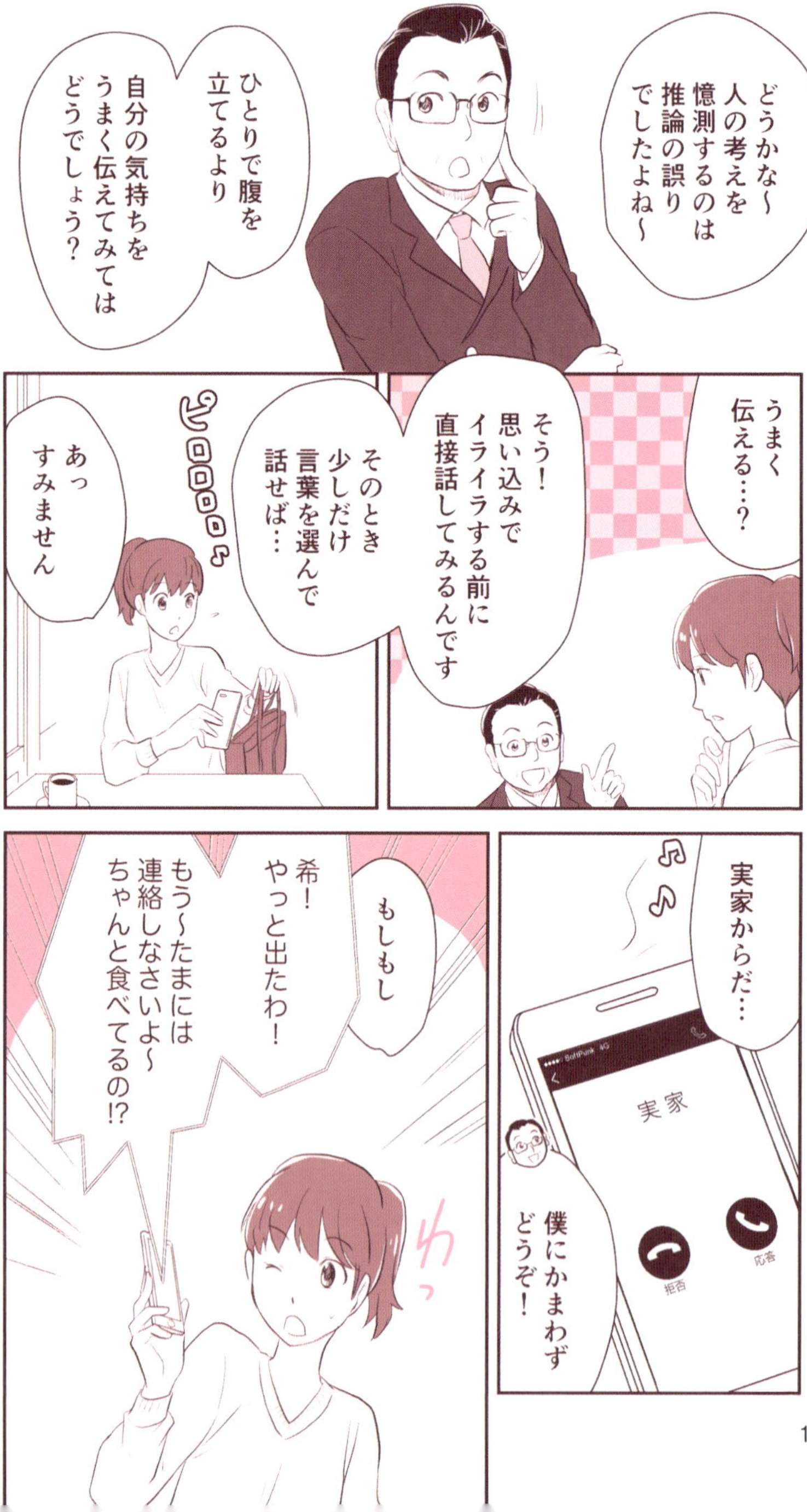

どうかな～
人の考えを
憶測するのは
推論の誤り
でしたよね～
ひとりで腹を
立てるより
自分の気持ちを
うまく伝えてみては
どうでしょう？
うまく
伝える…？
そう！
思い込みで
イライラする前に
直接話してみるんです
そのとき
少しだけ
言葉を選んで
話せば…
ピロロロロ♪
あっ
すみません
実家からだ…
実家
応答
拒否
僕にかまわず
どうぞ！
もしもし
希！
やっと出たわ！
もう～たまには
連絡しなさいよ～
ちゃんと食べてるの!?
わっ

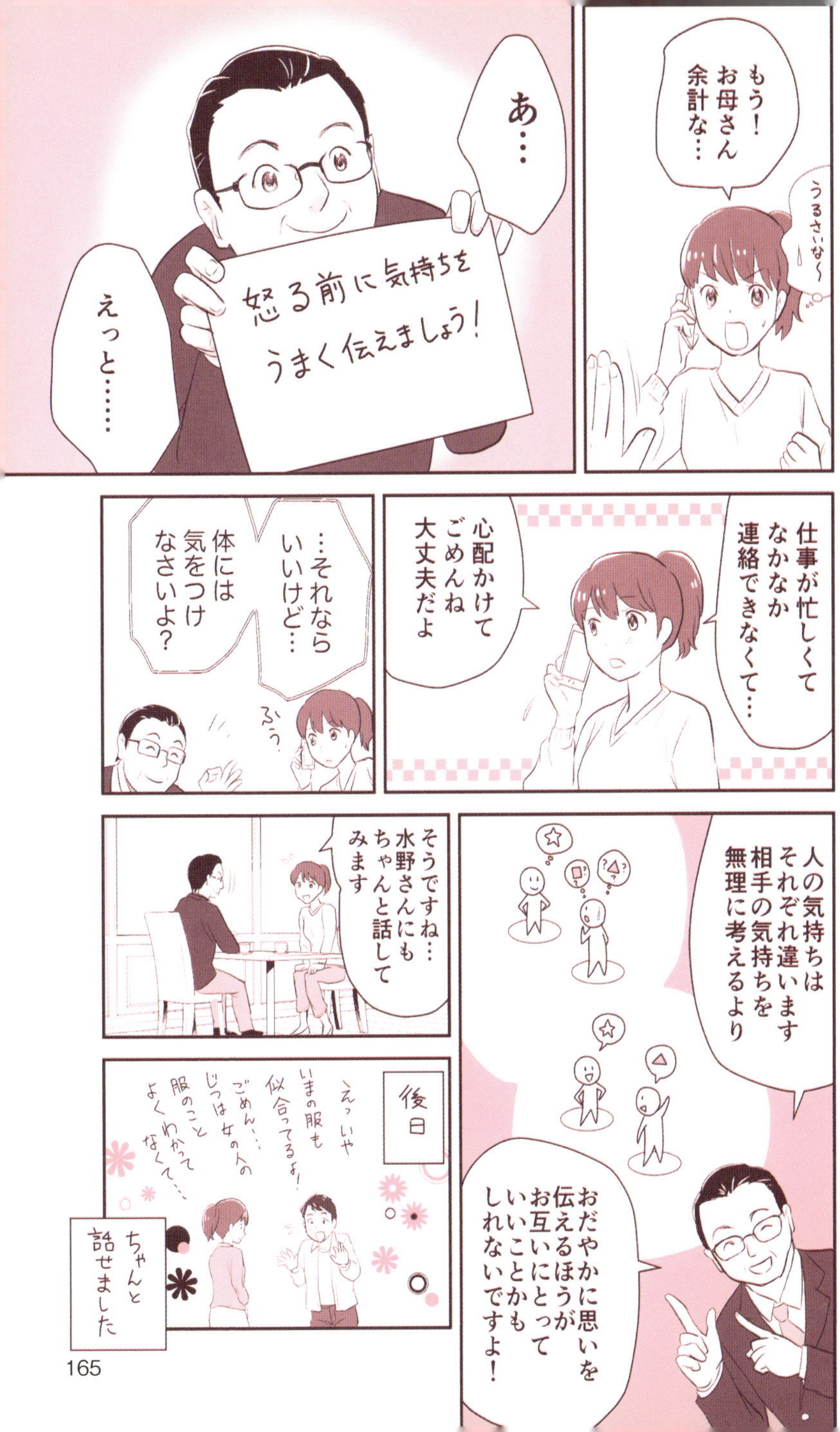
もう！お母さん余計な…
うるさいな〜
あ…
怒る前に気持ちをうまく伝えましょう！
えっと……
仕事が忙しくてなかなか連絡できなくて…
心配かけてごめんね大丈夫だよ
…それならいいけど…
体には気をつけなさいよ？
ふぅ
人の気持ちはそれぞれ違いますし相手の気持ちを無理に考えるより
おだやかに思いを伝えるほうがお互いにとっていいことかもしれないですよ！
そうですね…水野さんにもちゃんと話してみます
後日
えっ いや いまの服も似合ってるよ！
ごめん… じつは女の人の服のことよくわかってなくて…
ちゃんと話せました

人間関係の悩み

人は変えられない。でも、自分は変えられる

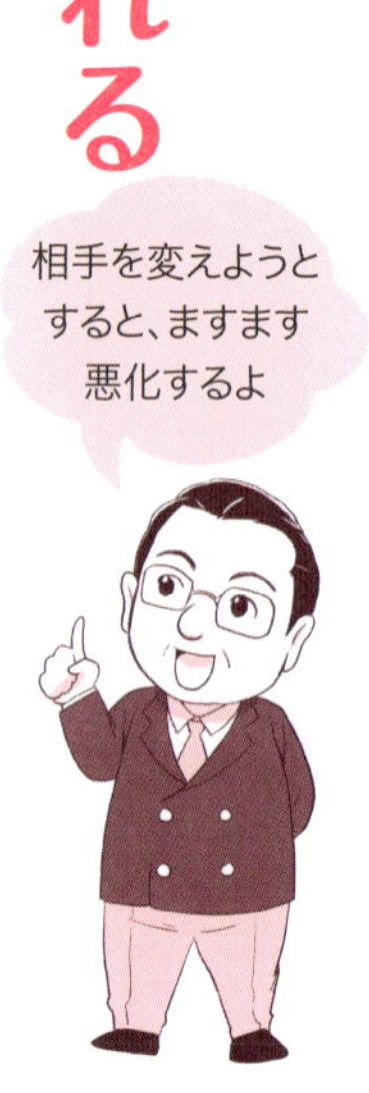
相手を変えようとすると、ますます悪化するよ

なぜ、私が変わらないといけないの？

人間関係がうまくいっていないときに「彼（彼女）は、なぜああなんだろう？」という考えが浮かぶことはないでしょうか。「相手が私を傷つける」「相手が失礼だから、腹が立つ」という具合に、相手に原因を求めてしまうのです。

しかし、相手を変えようと試みても、うまくはいきません。相手の言動は、すべてあなたとの関係のなかで生じたもの。あなたの考え、言動が変わらない限り、相手は変わらないのです。「なぜ、私が変わらないといけないの？」と思う人もいるでしょう。しかし、関係を変えたいと願うなら、あなた自身が動くしかありません。

他者非難にも自己非難にも、未来はない

立場を変えて考えてみましょう。「あなたが態度を改めたら、うまくいくのに」と言われたら、どう感じますか？　深く傷つき、怒りと悔しさがわき上がるでしょう。自分に多少の非があっても、認める気にはなれないはず。同時に、「意地でも態度を変えない」とも思うはずです。**他者非難**は、関係を確実に悪化させます。

だからといって、自分を責める必要はありません。**自己非難**を続けていると、つらい気分が悪化し、抑うつ状態に陥ることもあります。

互いを非難せずに、考えかた、関わりかたを見直すことが、もっとも現実的な対処法です。

+αの認知レッスン　夫婦やパートナーどうしのセラピーでも、「なぜ私が変わらないといけないの？」と口にする人は多いもの。互いに「問題は相手にある」という認知をもっているのです。

人間関係の悩みには、3つの選択肢がある

人との関係で悩むとき、解決のための選択肢は 3 つ。ただし、よりよい関係に変えたいなら、自分が変わるしかない。

関係の不和

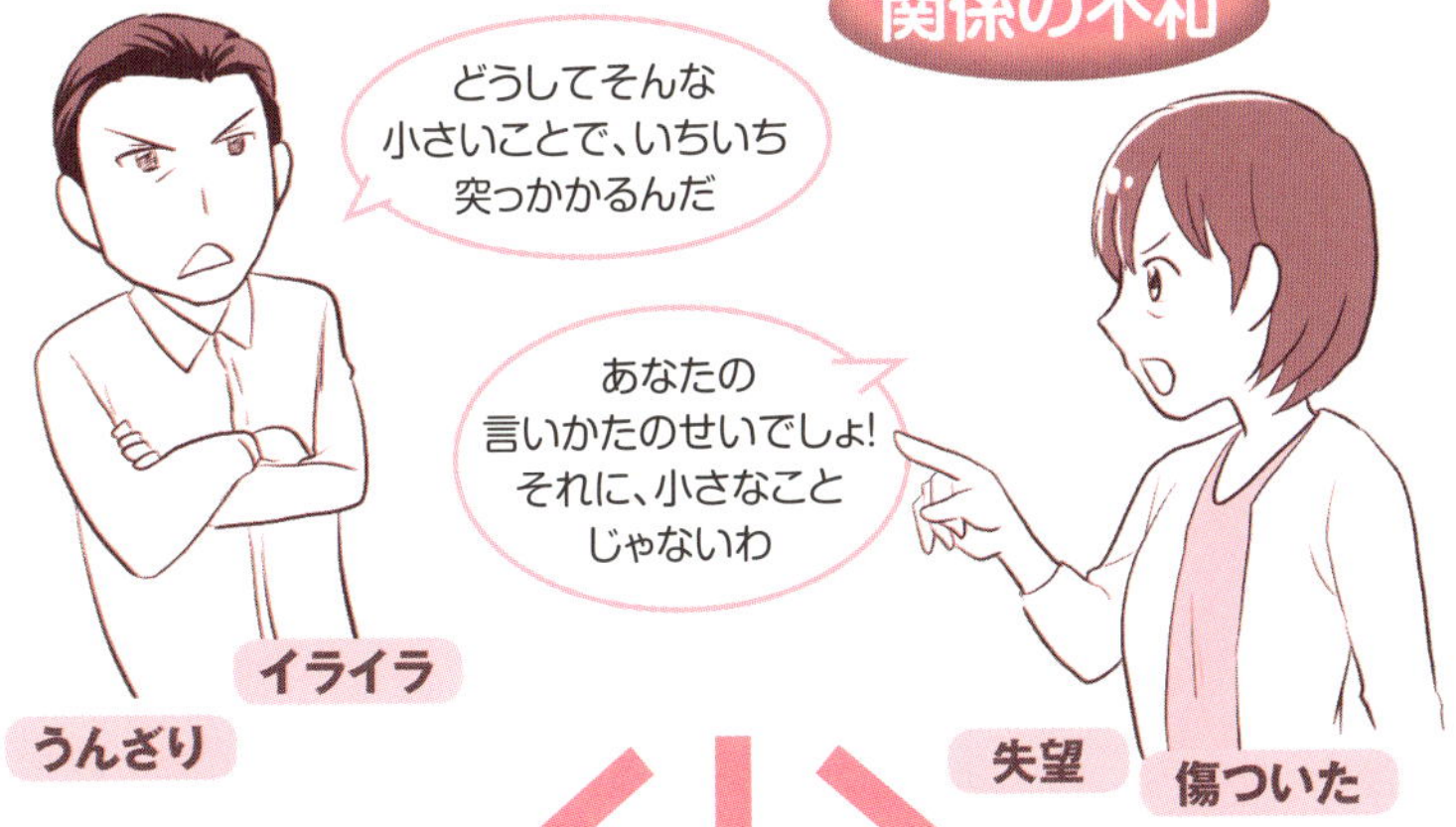
どうしてそんな
小さいことで、いちいち
突っかかるんだ
あなたの
言いかたのせいでしょ!
それに、小さなこと
じゃないわ
イライラ
うんざり
失望
傷ついた

選択肢 1
関係を解消

執着はせず、次の関係へ

どんな人間関係も義務ではない。あきらめて手放すことも、ひとつの選択肢。ただし次の人間関係でも、同じパターンをくり返すことが多い。

選択肢 2
現状をキープ

ラクだけれど、ストレスは続く

「悩んでいる」と言いながらも、現状維持を続ける人は非常に多い。自分ではなく、相手が変わることをただ待っている状態とも言える。

選択肢 3
自分が変わる

認知と行動を見直す

もっとも現実的で、効果の高い選択肢。「相手のせい」「相手が変わるべき」という認知を変えると、それだけでうまくいくこともある。

+αの認知レッスン 相手が暴力をふるうような場合は、関係を変えることより、離れることが先決。自分の意思だけでは困難なことも多いので、専門家に援助を求めてください。

人間関係の悩み

他人を尊重すれば関係は必ずよくなる

相手には、相手の真実がある

相手に変わってほしいと望むとき、私たちはたいてい、**推論の誤り**（↓P56）を犯しています。「このような場面では、こうするのが当然なのに、なぜしないの」といった**すべき思考**、「100%相手が悪い」と考える、**全か無か思考**などです。「きっとこう思っているに違いない」という、**結論の飛躍**もよく見られます。

相手の心のなかを見られないからこそ、私たちはこのような推論をして、考えを決めつけてしまうもの。「相手には相手の考えがあるから、聞かないとわからない」というシンプルな事実から出発し、認知を変えていきましょう。

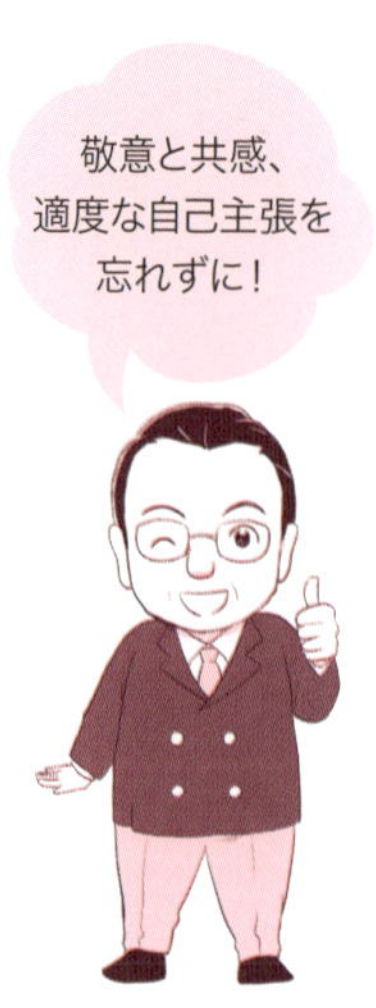
敬意と共感、適度な自己主張を忘れずに！

思いを伝える努力も大事

相手の考えを尊重すると同時に、自分の思いを伝える努力も大切です。「このくらいのことは、わかってくれて当然」と思うと、互いに推論の誤りを犯し、溝が深まっていくばかり。結果的に、相手に腹を立てることになります。

とくに**自己主張**が苦手な人は、何も言わずに落ち込んだり、腹を立てたりしていることが多いもの。笑顔の奥に、怒りをためこんでいるという人も少なくありません。思いを伝える練習をすることが、人間関係の悩みをラクにする第一歩です（↓P172）。**怒り**の対処法については、P180からのワークが役立ちます。

+αの認知レッスン
夫婦や恋人、親しい友人など、親密な相手ほど、「わかって当然」という気持ちが生じるもの。何も期待しない相手には、たいていの場合、腹は立ちません。

3つのルールを、新たな認知に組み入れる

相手が誰であれ、以下のルールを念頭に置くと、うまくいく。いまの人間関係で、できていない要素がないかを振り返ってみよう。

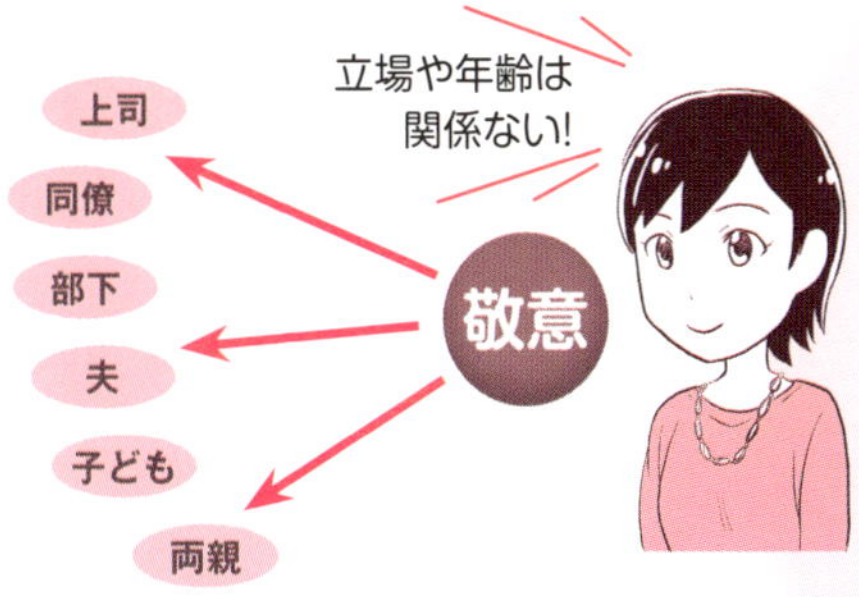
立場や年齢は
関係ない!
敬意
上司
同僚
部下
夫
子ども
両親

ルール1 相手の思いを尊重する

相手が誰であろうと つねに敬意をもって

相手が何を考え、どう行動するかは相手の自由。相手の言動を否定すると、自尊心を傷つけ、心を開いてくれなくなる。
あなたにとっての正しさにこだわらず、関係をよくすることに注意を向けて。

ルール2 相手の言葉に共感を示す

どんな言葉にも、一片の真実はある

あなたの考えとは真逆でも、どこかに真実があるもの。うわべの共感でなく、心から共感できるポイントを見つけよう。共感を示したあとは、「でも……」と言って否定せず、思いをすべて聞く。

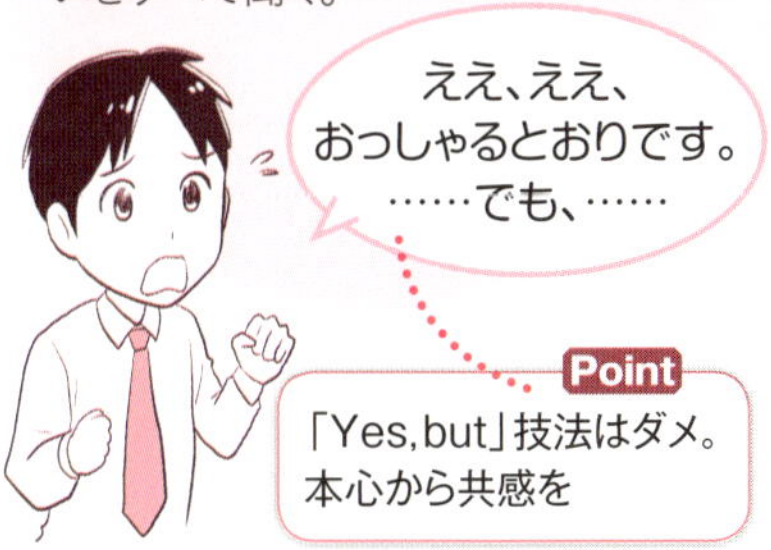
ええ、ええ、
おっしゃるとおりです。
……でも、……
Point
「Yes, but」技法はダメ。
本心から共感を

ルール3 バランスのとれた自己主張をする

「私は～と感じる」と伝えれば、ギスギスしない

相手を否定したり、何も言わずに黙ったりするような、自己防衛的なコミュニケーションでは、気持ちは通じない。「私は～と感じる」という言いかたで思いを表現するのが、もっとも効果的（→P172）。

+αの認知レッスン 職場における関係の悪化も、上記と反対の態度から生まれることが多いもの。上司は部下への敬意を忘れ、部下は主張をあきらめることで、深い溝ができてしまうのです。

上手な自己主張

自分の思いを犠牲にしていない？

いつも相手に合わせてしまう

あなたは、自分の意思を大切にしていますか？　きらわれないために、相手の意向をつねに優先していないでしょうか。このような**非主張的**態度を続けていると、つらい感情が蓄積されます。一方で、自分の意向ばかりを優先し、相手を従わせる**攻撃的**な態度も、つらい感情をまねきます。怒り、孤独感、みじめさなどです。

心がつらくなりにくいのは、両者の中間である、**アサーティブな表現法**。自分のことをまず考えつつ、相手にも配慮した、適切な自己主張です。これを身につける練習を、**アサーション・トレーニング**と言います。

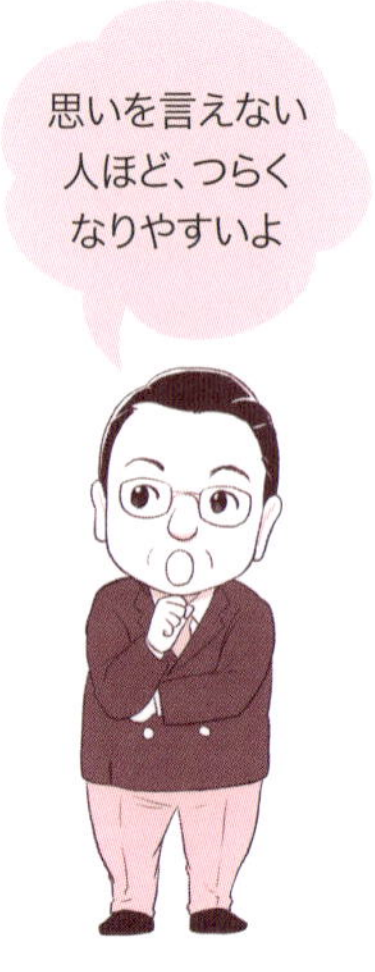
思いを言えない
人ほど、つらく
なりやすいよ

自尊心がもてず、親密になりにくい

非主張的な表現を選びがちな人は、「私には価値がない」「私は愛されない」という**スキーマ**をもっていることが多いもの。そのため、意見のくい違いを極度に恐れ、相手に合わせようとします。周囲の空気を乱すことも恐れています。

しかし、「私の意見などとるに足らない」という態度は、**自尊心**をますます低下させ、**非適応的スキーマ**を強化します。きらわれることは少ないものの、相手に心を開いていないため、親密な関係を築くことができません。

このような悪循環から抜け出すためにも、アサーティブな表現法を身につけましょう。

+αの認知レッスン　非主張的な表現は、日本人にとくに多く見られます。互いに意見を言い合うことが苦手で、異なる意見に対して「否定された」と感じる人も多いようです。

上手に思いを言えるか、チェックしてみよう

まずは、あなたのアサーション度を確認することから始めよう。
無意識のうちに、非主張的な表現が習慣化していることもある。

アサーション度チェックリスト（一部抜粋）

1	あなたは、誰かにいい感じをもったとき、その気持ちを表現できますか。	はい	いいえ
2	あなたは、自分の長所や、なしとげたことを人に言うことができますか。	はい	いいえ
3	あなたは、自分が神経質になっていたり、緊張しているとき、それを受け入れることができますか。	はい	いいえ
4	あなたは、見知らぬ人たちの会話のなかに、気楽に入っていくことができますか。	はい	いいえ
5	あなたは、会話の場から立ち去ったり、別れを言ったりすることができますか。	はい	いいえ
6	あなたは、自分が知らないことやわからないことがあったとき、そのことについて説明を求めることができますか。	はい	いいえ
7	あなたは、人に援助を求めることができますか。	はい	いいえ
8	あなたが人と異なった意見や感じをもっているとき、それを表現することができますか。	はい	いいえ
9	あなたは、自分が間違っているとき、それを認めることができますか。	はい	いいえ
10	あなたは、適切な批判を述べることができますか。	はい	いいえ
11	人からほめられたとき、素直に対応できますか。	はい	いいえ
12	あなたの行為を批判されたとき、受け応えができますか。	はい	いいえ
13	あなたに対する不当な要求を拒むことができますか。	はい	いいえ
14	長電話や長話のとき、あなたは自分から切る提案をすることができますか。	はい	いいえ

（『改訂版 アサーション・トレーニング　―さわやかな〈自己表現〉のために―』
平木典子著、日本・精神技術研究所、2009 より許可を得て転載）

Let's try!
➡ワークブック P30 で試してみよう

+αの認知レッスン
誘いを断れないのは、「断ったら悪く思われる」「空気を乱すときらわれる」という考えが浮かぶせい。このような思考にも、推論の誤り（→ P56）がひそんでいます。

上手な自己主張

自己主張的な表現を身につける

あなたの都合と思いを伝える

アサーション・トレーニングは、アメリカの人権運動とともに広がりを見せました。「人種、性別、立場を問わず、すべての人の思いが尊重されるべき」という考えかたです。

「日本は、権利ばかり主張する文化ではない」という人もいます。しかし相手を論破して、自己利益を追求することが目的ではありません。

自分の都合を説明し、思いを伝えることは、互いを**尊重**すること。相手の話をていねいに聞きながら、**「私は」**を主語に話をしましょう。つねに相手を主語にするのは、問題を相手のせいにする、依存的な態度とも言えます。

バリエーションが多いほどいい

「人を傷つけるのはよくない」という**スキーマ**のせいで、**非主張的**になっている人もいます。しかし、内心を隠して相手に合わせても、心のなかで相手を責め、恨みをつのらせるだけ。あとで「そんなつもりじゃなかった」と言って事態をこじらせ、かえって人を傷つけることも。

控えめさと、思いやりとは別のものです。「人を傷つけないにこしたことはないけれど、傷つけることもある」という**適応的スキーマ**を身につけることが、第一歩です。

そのうえで、左のようなアサーティブな言い回しを、少しでも多く考えてみましょう。

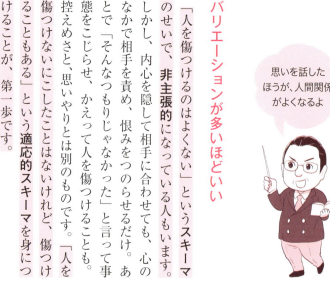

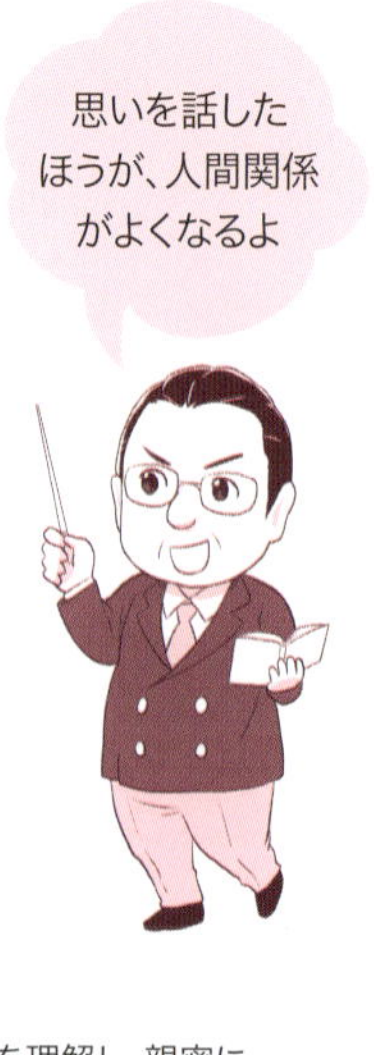
思いを話したほうが、人間関係がよくなるよ

+αの認知レッスン
人と意見がくい違っても大丈夫。意見をていねいに話し合えば、互いを理解し、親密になることにつながります。適当に合わせるより、相手を尊重した態度と言えます。

事情を説明したうえで、理解してもらう

自分の思いをつい飲み込んでしまう場面で、どうすれば上手に主張ができるか。希《のぞみ》さんの例を参考にしてみよう。

電話を切れないとき

○ 話の続きをもっと聞きたいんだけど、明日の朝から会議があって、今日は早く寝ないといけないの。ごめんね!　週末、どこかでお茶でもどう?

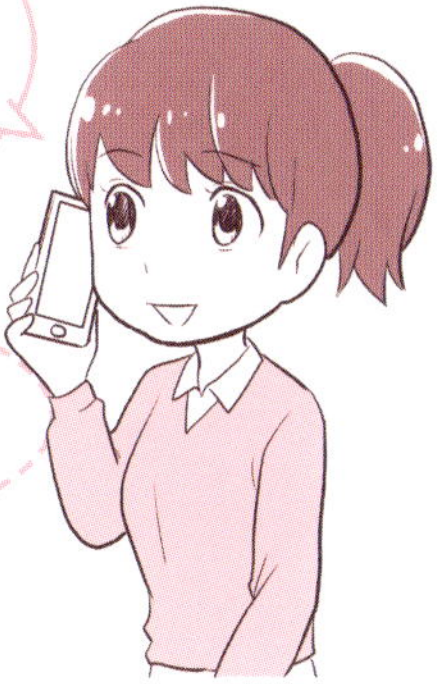

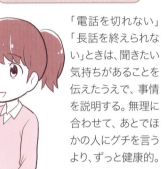

「電話を切れない」「長話を終えられない」ときは、聞きたい気持ちがあることを伝えたうえで、事情を説明する。無理に合わせて、あとでほかの人にグチを言うより、ずっと健康的。

非主張的

× うん、うん、そうなんだ……!
へえー。大変だったね
(深夜1時まで聞き続ける)

攻撃的

× 私も忙しいし、
夜遅いんだから、
今度にして!

依頼にすぐ対応できないとき

「目上の人の指示は黙って聞かなくては」というのも、思い込み。黙って従って、失敗したときに、逆恨みしてしまうことも。こちらの都合を伝えて、代替案を提案しよう。

○ 明日夕方までの仕事が、いくつか重なってしまっていて……明後日でもいいでしょうか?

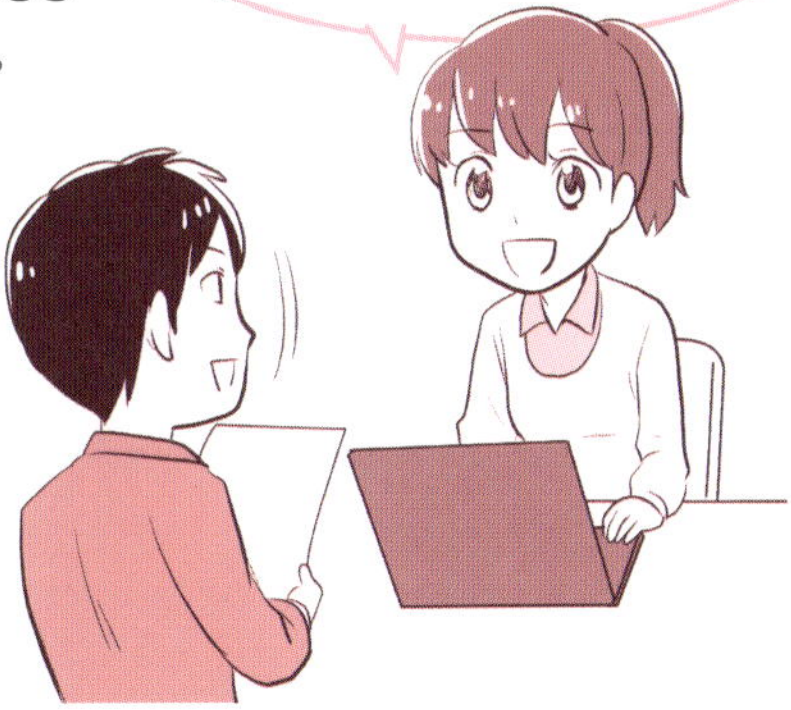

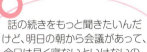

非主張的

× 明日の朝いちですね。
わかりました。
すぐやります!

攻撃的

× そんなこと
急に言われても困ります!
私だって忙しいんです

+αの認知レッスン　「私の都合を無視された」と、内心で相手を恨んでいると、別の場面で感情が暴発することがあります。相手にはまるで理由がわからず、関係が悪化しかねません。

上手な自己主張

相手の怒りにコントロールされない

怒っているのは、相手の問題

自分の思いを伝えられない人は、**支配・服従関係**に置かれがち。「いつも人に振り回されている」と感じたり、「気の強い人にマウンティングされている」と思ったことはないでしょうか。

原因のひとつは、相手の**怒り**を極度に恐れていること。「人を怒らせたり、きらわれたりしたらおしまいだ」という**スキーマ**によるものです。

しかし、怒りをあらわにし、他者を責めるのは相手の問題。あなた自身の感情でも、あなたの問題でもありません。現実的に、相手に迷惑をかけることをしたのなら、その点について反省し、謝ればいいだけのことです。

状況を客観的に捉える

相手が怒っているときに、「自分のせいだ」と決め込むのも、支配・服従関係の原因です。

相手が怒っているのは、朝からろくなことがなく、機嫌が悪いだけかもしれません。その責任は、あなたにはないのです。怒っている態度だけを見て、自分の問題と捉えないようにしましょう。安易に結論を出さないのが得策です。

理由もわからず、「ごめんなさい」と謝ることで、相手がかえって怒り出すこともあります。

恐れや**不安**などの感情に飲み込まれると、落ち着いて対処法を考えることもできません。話をていねいに聞きつつ、解決策を探りましょう。

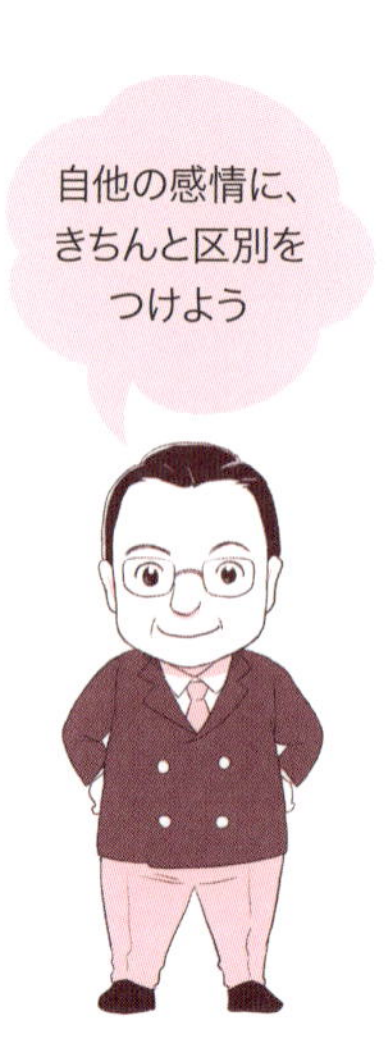

+αの認知レッスン　他人の怒り、不機嫌さで苦しくなったときは、「相手の感情は相手のもの。私の感情は私のもの」と心のなかで唱え、心をいったん落ち着けましょう。

怒りに巻き込まれず、まず状況を把握

相手の感情にビクビクしている限り、人間関係は良好にならない。
少し引いた視点で状況を見て、対処法を考えることが大切。

青木さん!
この企画書、いったい
どうなってるのよ
至らずに申し訳ありません。
よくない点を教えていただいても
いいでしょうか

Point 質問によって問題を明確に

Point 相手の感情として、ありのままに眺める

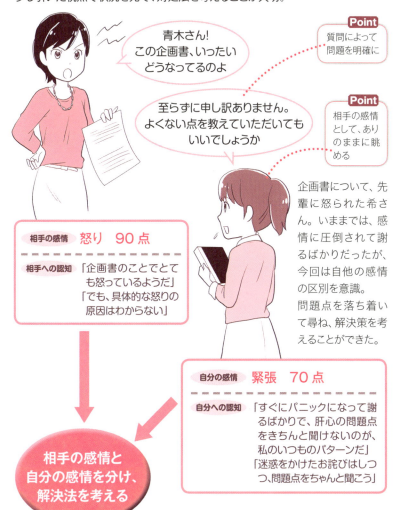

企画書について、先輩に怒られた希さん。いままでは、感情に圧倒されて謝るばかりだったが、今回は自他の感情の区別を意識。問題点を落ち着いて尋ね、解決策を考えることができた。

相手の感情 怒り 90点

相手への認知 「企画書のことでとても怒っているようだ」「でも、具体的な怒りの原因はわからない」

自分の感情 緊張 70点

自分への認知 「すぐにパニックになって謝るばかりで、肝心の問題点をきちんと聞けないのが、私のいつものパターンだ」「迷惑をかけたお詫びはしつつ、問題点をちゃんと聞こう」

相手の感情と自分の感情を分け、解決法を考える

+αの認知レッスン　怒られるとすぐに泣いてしまう人は、「涙を流している」という状態に意味を与えず、ただ受け入れて。「どうしよう、また泣いてしまった」と考えるより、心を早く整えられます。

スキーマモードから自分の行動を理解する

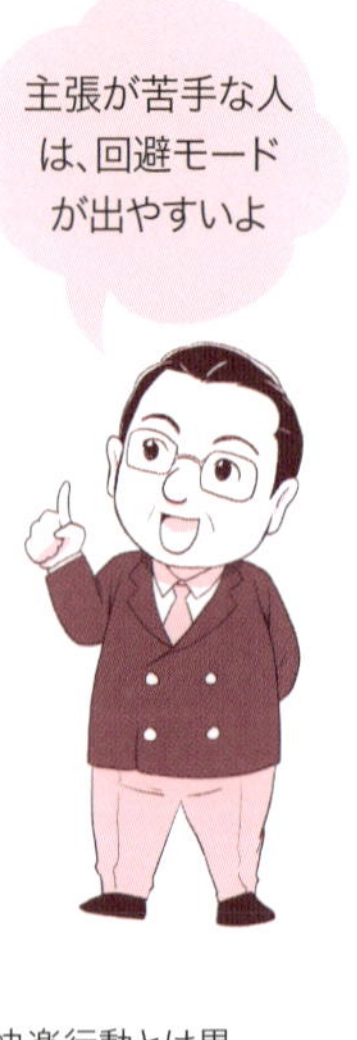
主張が苦手な人は、回避モードが出やすいよ

「回避モード」でその場をしのぐ

自分の思いを言えない人は、「小さいころから、人に合わせるタイプだった」と、よく言います。**非主張的**な態度には、幼少期に育まれた**非適応的スキーマ**が関係していることが多いのです。Ｐ１４８の**スキーマ療法**の考えかたをもとに、原因をくわしく見てみましょう。

人間関係において服従的立場に置かれやすい人は、非適応的な**コーピングモード（対処法モード）**を強くもっています。幼少期の心理的な防衛方法が、そのまま残っているのです。とくにめだつのが**回避モード**。スキーマに直面することを回避し、自分を守ろうとするモードです。

クールなふるまいも、回避のひとつ

回避モードは３つのパターンに分けられます。１つは、受け身の態度で衝突を避ける**従順・服従モード**。２つめは、感情を遮断し、他者との心理的関わりを避ける**遮断・防衛モード**。３つめが、飲酒などの快楽行動で気をそらし、感情をまひさせる**遮断・自己鎮静モード**です。

従順・服従モードの人は、人の顔色をうかがい、相手が喜びそうなことばかり言います。一方で、遮断・防衛モードの人は、人の機嫌をとるようなことはしません。一見クールな印象を与えますが、人間関係で傷つくことを恐れる心理は、まったく同じです。

+αの認知レッスン

仕事中毒は、遮断・自己鎮静モードのあらわれである場合があります。快楽行動とは異なりますが、親密な関係を避け、孤独感をまぎらわす効果があるためです。

回避モードには、3つのタイプがある

自分の思いを表現できない人は、下記のいずれかの回避モードを身につけていることが多い。

従順・服従モード

CS

望まない行為でも好かれるために受け入れる

人からの拒絶を何より恐れ、相手の望む行動をとる。相手に媚びることで、人にコントロールされる関係を自らつくり出すことも。
望まない友人関係、恋愛関係を続ける人も多い。

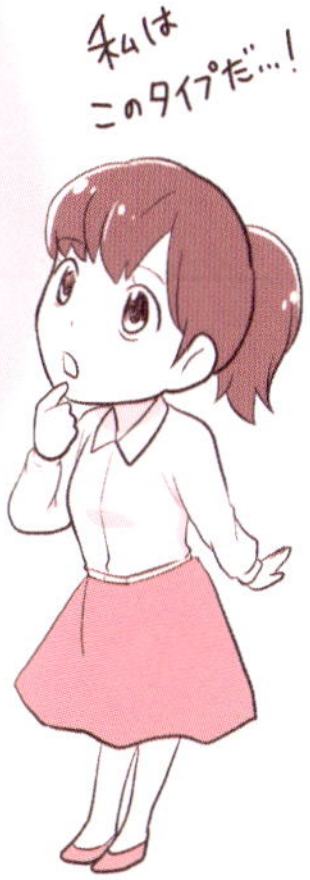

遮断・自己鎮静モード

DS

お酒や食べもの、ゲームで感情をまひさせる

感情を締め出そうとするモード。暴飲暴食、ギャンブル、セックスなど、心身を高揚させる行動に依存し、心のつらさから目をそらす。家にこもり、ゲームに没頭する人もいる。

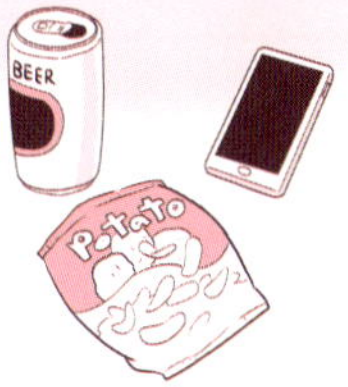

遮断・防衛モード

DPr

なるべく傷つかないように人と距離を置く

人とのあいだに距離を置き、つらい思考、気分を感じないようにする。周囲の人に思いを聞いてもらったり、助けを借りたりすることも苦手で、あえて人ぎらいのような態度をとることも。

+αの認知レッスン　親と同じ回避モードが、自然に身につくことも。母親が問題を抱え、感情を表に出さないことで心を守っていると、子どもも同様の回避モードを獲得してしまいます。

いつもの回避モードを別の対処に変える

「支配・服従」の関係から抜け出す

非主張的な生きかたを変えるには**スキーマ・フラッシュカード**が役立ちます。つらい感情が生じたときの**スキーマモード**に注目し、**適応的なスキーマ**と**行動**を見つけるワークです。

人間関係でつらいことがあったとき、別冊ワークブックP31のシートに、できごとといまの感情を記入しましょう。次に、その原因に注目。心をつらくするモードが強く出ていないかを観察し、書き出します。モードのもととなった幼少期の体験も記入してください。「なぜ自分にこのようなスキーマが備わったのか」が理解できると、スキーマの修正に役立ちます。

人から逃げず、関わりを増やす

原因を特定できたら、**適応的スキーマ**と、それに基づく別の**対処行動**を見つける番です。

いつもの対処行動を続ける限り、**支配・服従関係**からは抜け出せません。スキーマに屈することなく、自分の意思を伝えるにはどうすればいいかを考えます。新たな行動を試すと、適応的スキーマに確信をもてるようになります。

人間関係を避け、**遮断・防衛モード**に陥りがちな人は、ワークとともに、人との関わりを少しずつでも増やすことが大切。「古いスキーマに従わなくても、人に傷つけられない」ことが、実感としてわかってきます。

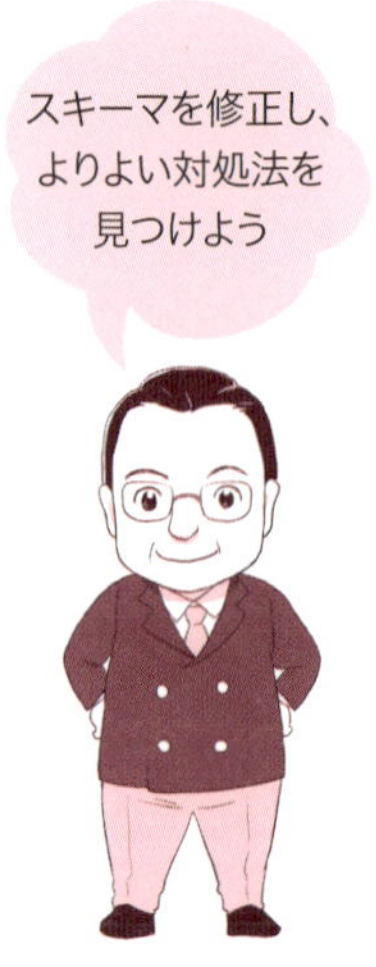
スキーマを修正し、よりよい対処法を見つけよう

+αの認知レッスン　幼少期の体験が強いトラウマ（心的外傷）になっている人は、ひとりで無理にとり組まないようにしましょう。過去の体験の記入欄は空欄とし、ほかの欄を埋めてください。

回避モードのスイッチを切り替える

希さんの例

脆弱なチャイルドモードが原因で、「従順・服従」の回避モードが出てきてしまう希さん。適応的なスキーマとともに、いつもとは違う対処方法を考えた。

スキーマ・フラッシュカード

感情

いまの感情は？　［　不安　］　85点

きっかけとなったできごとは？

先輩からの仕事の指示で、上司の指示とはくい違う点があった。このまま進めたら、あとで怒られるかもしれないが、何も言えず「わかりました」と受け取った

モード

どのモードが原因？　脆弱なチャイルドモード　➡P149

モードのもとになった体験は？

子どものころから「もう、何度言ったらわかるの!」と、お母さんによく叱られていた。恨んではいないが、いつも自分が間違っているような気がしてしまう

いつものコーピング反応は？　従順・服従モード

認知

できごとをどう理解した？　〈否定的認知〉

先輩の間違いを指摘するなんて、絶対に無理!

ほかの捉えかたはない？　〈適応的認知〉

あとで問題とならないように、いま確認したほうがいい。間違いの指摘でなく、相談という形なら、失礼ではない

行動

いつもならどう行動する？　〈非機能的行動〉

このまま黙っている。あとで怒られたら、ひたすら謝る

別の対処行動はない？　〈機能的行動〉

「先日、課長からこういう指摘をいただいたんですが、今回はどうしましょうか？」と、先輩に聞いてみる

Let's try!　➡ワークブックP31に書いてみよう

+αの認知レッスン　ワークの最中に、親に対して激しい感情がわくことも。しかしここでの目標は、いまのあなたが生きやすくなること。怒りをぶつけたり、関係を変えたりする必要はありません。

怒りの対処法

私のルールを破らないで！

怒りが強いと、心がつらくなる

支配・服従関係において、支配側に身を置く人も、つらさを感じている点では同じ。強い自己主張、攻撃的な態度で人を支配する人は、つねに満足のいく結果を手にしているように見えます。しかし心のなかでは、**怒り**に圧倒され、自分の行動を抑えられないことに苦しんでいます。周囲の人が自分との関わりを避け、孤独に苛《さいな》まれることも、大きな苦しみです。

では、なぜ怒りがわくのか。それは、**自分の認知**で他者の行動をジャッジしているから。自分の認知だけが真実と信じ込み、周囲の人にもそれに則って行動するよう求めているのです。

あなただけが正しいわけじゃない

人間関係は、法廷での争いとは違います。真実がよいものとは限りません。むしろ、人間関係を悪化させる火種となります。真実は、それぞれの人の認知によって異なるからです。

「相手には相手の真実がある」と理解することが、怒りを抑えるための第一歩。あなたと同じ考えの人が多数派であっても、相手の考えを踏みにじっていい理由にはなりません。

まずは、あなたの**怒り指数**がどのくらいか、別冊P32の質問紙でチェックしてみましょう。怒りの強さだけでなく、怒りにとらわれやすい認知をどの程度もっているかもわかります。

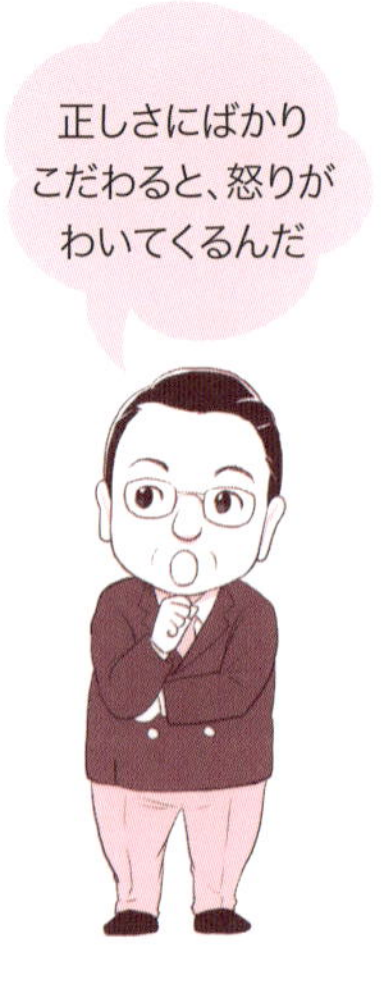
正しさにばかり
こだわると、怒りが
わいてくるんだ

+αの認知レッスン
怒りっぽいのは性格のせい、と思っていませんか？　生まれもった性質も多少はありますが、多くは、現実にそぐわない認知が怒りのもととなっています。

あなたの怒り指数はどのくらい？

計44の質問から、あなたの怒りがどのくらい強く、怒りにとらわれやすい状態にあるかをチェックしてみよう。

STAXI 日本語版（一部抜粋）

あなたが、いま感じていることを答えてください。
あまり時間をかけずにすばやく答えてください。

		全く当てはまらない	あまり当てはまらない	当てはまる	とてもよく当てはまる
1	怒り狂っている	1	2	3	4
2	イライラしている	1	2	3	4
3	怒りを感じていてる	1	2	3	4
4	誰かをどなりつけたい	1	2	3	4
5	何かを壊してしまいたい	1	2	3	4
6	逆上している	1	2	3	4
7	机をバンバンたたきたい	1	2	3	4
8	誰かを殴りたい	1	2	3	4
9	精根つきてしまった	1	2	3	4
10	口汚くののしりたい	1	2	3	4

□点

あなたが自分自身についていつも感じていることについて答えてください。

		全く当てはまらない	あまり当てはまらない	当てはまる	とてもよく当てはまる
11	気が短い	1	2	3	4
12	怒りっぽい	1	2	3	4
13	せっかちである	1	2	3	4
14	他人のまちがいで自分が遅れたりすると腹を立てる	1	2	3	4
15	よいことをしたのに認められないとイライラする	1	2	3	4
16	すぐカッとなる	1	2	3	4
17	怒ると意地悪なことを言う	1	2	3	4
18	人の前で非難されたりすると怒りを感じる	1	2	3	4
19	自分のしたいことができないと誰かをたたきたくなる	1	2	3	4
20	よいことをしてもほめられないと腹が立つ	1	2	3	4

□点

Let's try! ➡ワークブック P32 に書いてみよう

（STAXI 日本語版〈重久 剛訳〉を、鈴木・春木〈1994〉より許可を得て転載）

+αの認知レッスン　怒りを抱える人は、自分にも他人にもきびしい人。仕事での成功に結びつくこともありますが、人間関係で足をすくわれて、失敗することも少なくありません。

怒りのメリット、デメリットを検証

怒りと親密さは、真逆のもの

別冊ワークブックP32のチェックテストで高得点だった人は、怒りの問題にとり組みましょう。別冊P34の**メリット&デメリット比較表**で、怒りがあなたに与える影響を検証します。

怒りをあらわにすれば、その瞬間はすっきりします。自分の正しさを証明し、相手を屈服させられるからです。あなたのプライドが傷つくこともありません。これが怒りのメリットです。

では、デメリットは何でしょうか。怒りで相手を黙らせても、相手は心から反省したりはしません。自尊心を傷つけた結果、相手もあなたに怒りを感じるようになるかもしれません。

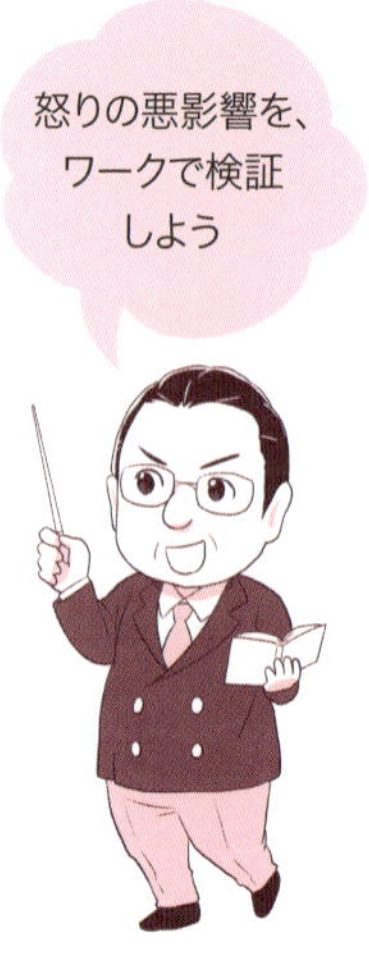
怒りの悪影響を、ワークで検証しよう

人間関係に、正義はない

自分を否定されると、誰だってつらいもの。怒りで人を攻撃する人とは、心理的にも、物理的にも距離を置こうとします。そのため、怒りをひんぱんに表出していると、互いに心を許せる相手がいなくなることに。これが、怒りの最大のデメリットです。

良好な人間関係は、人生の価値に直結します。デメリットのほうが多いとわかったら、怒りの問題を解決することに、どれだけの価値があるか気づけるはずです。「相手が悪いのに、なぜ私が変わらないといけないの？」という考えも、徐々に弱まってきます。

+αの認知レッスン　不機嫌な態度で人に気をつかわせるのも、怒りの表出と同じこと。自分の感情を最優先にし、相手をコントロールすることに慣れてしまっているのです。

怒ることは、あなたの役に立っている？

怒りのメリット＆デメリット比較表

〈Lさんの場合〉

「私が正しいのに」と思っている人も、まずは怒りのメリット、デメリットをすべて書き出してみて。デメリットのほうが多いと気づけるはず。

メリット	デメリット
1. すっきりする 2. 相手が間違っていると思い知らせることができる 3. 人から見下されずにすむ	1. 一瞬はすっきりしても、すぐのちに、感情的なふるまいをしたことを恥じ、後悔する 2. 一度私に怒られた人は、気やすく声をかけてこなくなる 3. 親しい人の場合は、相手も怒り出して収拾がつかなくなることがある 4. 夫との関係が、現に悪化している 5. 怒ったところで、相手は心の底から反省してくれない 6. 自分が正しいと信じて怒ったのに、あとで間違っていたことがわかると、あまりに気まずく、どうしていいかわからない 7. 親密な関係を長く続けられず、孤独に悩むことになる 8. 子どもの心にも悪影響を及ぼすかもしれない

結論

怒りは私の人間関係を悪化させている。私の利益になっていないのは、あきらかだ

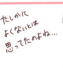

希さんの先輩であるＬさんは、私生活でも怒りに悩まされている。夫との関係の悪化も、慢性的なイライラ、罪悪感も、怒りが原因であると気づいた。

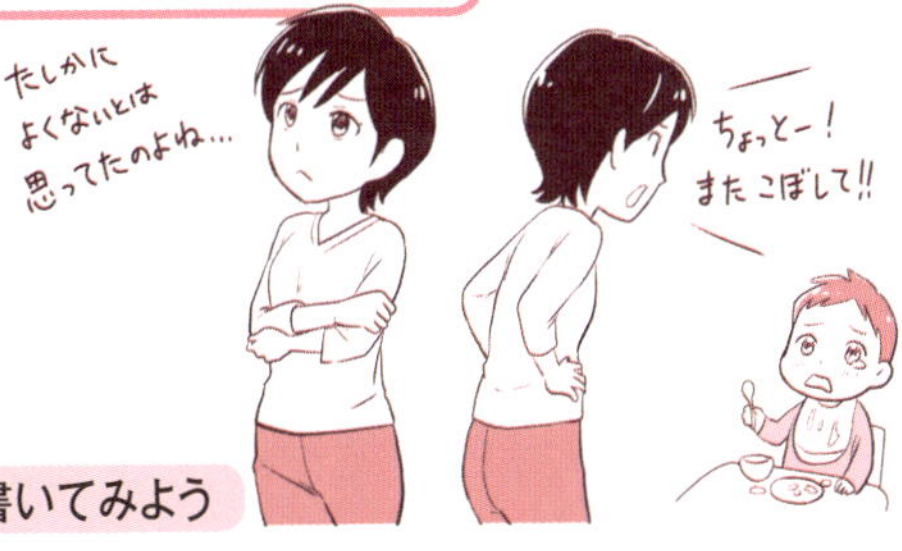

Let's try! ➡ワークブック P34 に書いてみよう

+αの認知レッスン

怒りと恥、罪悪感はセットの感情。怒りを暴発させると、あとになってそれをはずかしく思い、罪悪感に苛《さいな》まれます。恥が怒りの原因となることもよくあります。

セリフを書き出して次回の対応にいかす

なぜ険悪になるか、ひと目でわかる

怒りの問題を解決するには、怒りをまねいた**認知**をあきらかにするのがいちばん。この1週間で、怒りを感じたり、それによって人と衝突した場面を思い出してみましょう。

別冊ワークブックP35の**コミュニケーションシート**に、まず状況を書き出します。

次に、相手のどのような言葉が怒りの引き金となったか、あなたはそれにどう反応したかを記入します。そのやりとりの結果、状況や関係がどうなったかも、客観的に記録を。自己防衛的な態度をとったことで、状況を悪化させていないかを検証することが目的です。

共感、尊重、アサーションを活用

やりとりを振り返ってみると、自分の言動のどこに問題があったかが理解できるはず。関係がぎくしゃくしたのは、必然の結果なのです。

それが見えてきたら、「どのような態度をとるべきだったか」を考える番です。よいコミュニケーションの基本要素である「**共感**」「**尊重**」「**アサーション（適切な自己主張）**」を意識し、いままでと違う言いかたを考えてみましょう。

自分の考えを100％抑える必要はありません。相手の考えを尊重し、共感を示しながらも、あなたの思いを伝えることが大切です。P173の**アサーティブな表現**も、参考になります。

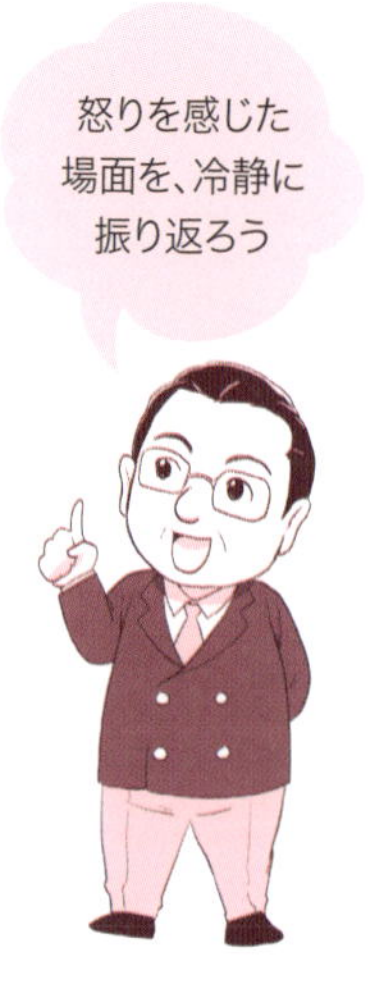

+αの認知レッスン
「私は」を主語に話すことも大切ですが、「私は、あなたのこういう言いかたで傷ついた」という表現はNG。主語が私でも、責任を相手に押しつけています。

怒りにとらわれた場面を振り返る

この1週間で、怒りを強く感じた場面を振り返ろう。言葉で書き出すと、怒りと関係悪化の原因が明確になり、よりよい対応を考えることにつながる。

怒りのコミュニケーションシート

Lさんの例

状況

昨日の23時。夫が仕事関係の人とお酒を飲み、上機嫌で帰ってきた。私は子どもを寝かしつけ、自分の仕事をしていたが、夫の帰宅で子どもの目が覚めた

相手のセリフ

「ごめんごめん、取引先の人に急に誘われちゃってさ。駅前でドーナツ買ってきたけど、食べる？」

私のセリフ

「こんな時間まで、連絡もせずに何なのよ！
やっと寝かしつけたのに、ユウキまで起こして、信じらんない！
だいたい、こんな時間にドーナツ食べるわけないでしょう」

結果

「悪かったと思うから、せめてお土産買ってきたのに、何だよそれ。もういいわ。風呂入って寝る」と言って、寝室に消えた。入浴後も、ひと言も口をきかなかった

よりよい対応　使用する技法：［共感、アサーション］

「それは大変だったわね。ドーナツありがとう。
でも、食事のしたくもしてたから、今度からは途中で連絡してくれると助かるかも」

怒りの問題を抱えるLさんは、夫に腹を立てた場面を記録。夫を非難する発言が、相手の怒りを誘発し、関係を悪化させていた事実に直面した。

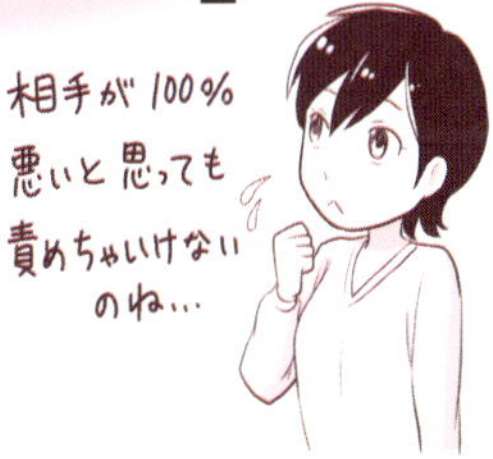
相手が100%
悪いと思っても
責めちゃいけない
のね…

Let's try! ➡ワークブックP35に書いてみよう

+αの認知レッスン　上記の例では、夫の帰宅を待つあいだにさまざまな思考がめぐり、怒りが増大している可能性も。Part3の方法で、自動思考を修正するのも、効果的です。

怒りの対処法

怒りがわいたときのスキーマモードに気づく

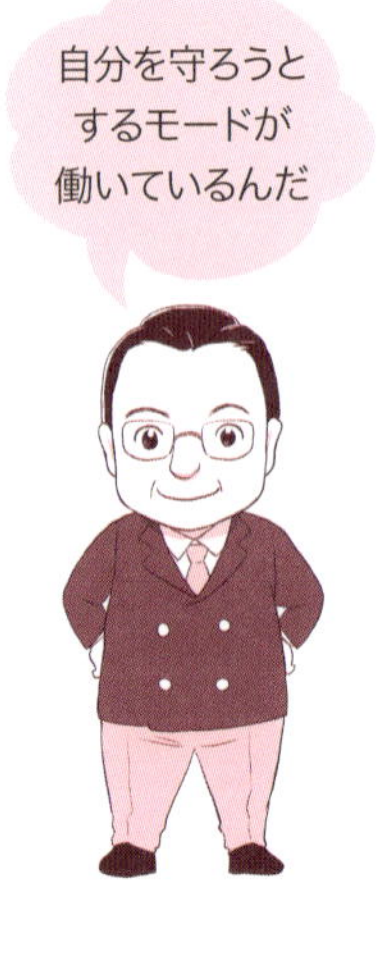
自分を守ろうとするモードが働いているんだ

「過剰保障モード」で、自分を守る

P185の方法を試しても、「私は悪くないのに」という思考から離れられない人もいるでしょう。くり返し練習してみて、どうしてもうまくいかないときは、強固な**スキーマモード**に注目します。

怒りの問題を抱える人は、**過剰保障モード**というコーピングモード（対処法モード）に陥りがちです（→P149）。過剰保障モードは、ふたつに大別されます。ひとつは、自分が優位であることを誇示する**自尊自大モード**。もうひとつは、人を攻撃することで欲求をとおし、自分のプライドを守る**いじめと攻撃モード**です。

壁をなくせば、親密になれる

過剰保障モードは、スキーマの正しさを証明しようとする態度です。たとえば、「仕事は完璧にこなすべきだ」というスキーマをもつ場合。不まじめな同僚を責め、失敗について謝罪させることで、自説の正しさを証明しようとします。

過剰保障モードも、**回避モード**と同様に、幼少期の体験で身についたもの。つねに高い成果を求め、条件つきの愛情を示す親に育てられたりすると、このモードが強くなります。「自分の性格が悪いのだ」とは考えないでください。大切なのは、これからのあなたのスキーマモードを変えて、人と**親密な関係**を築くことです。

+αの認知レッスン　懲罰的ペアレントモードや要求的ペアレントモードも、怒りに関係しています。自分を罰したり、高すぎる要求をする親が、心に存在しているような状態です。

過剰保障モードが習慣化していない？

心のなかのスキーマが脅《おびや》かされそうになったとき、とっさに以下のモードが作動していないか、考えてみよう。

自尊自大モード SA

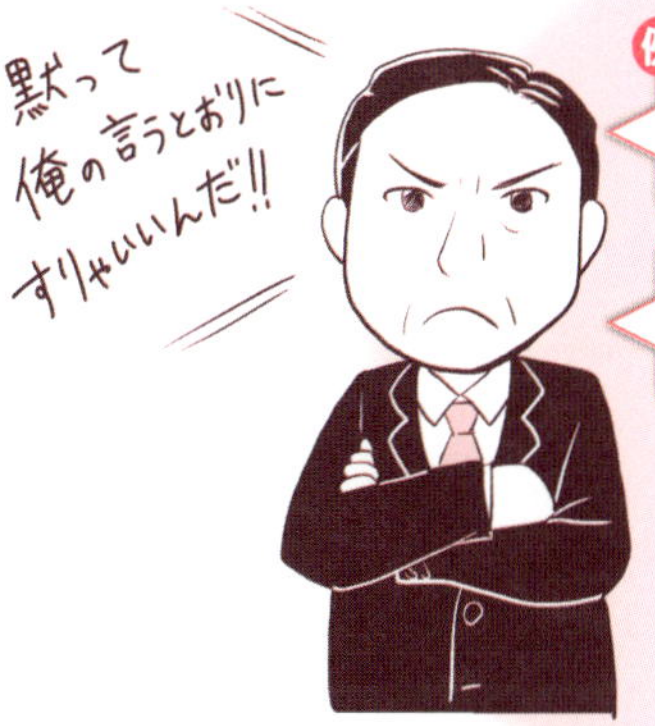
黙って
俺の言うとおりに
すりゃいいんだ!!

例

どいつもこいつも、仕事のできないやつばっかりだな

俺が 30 歳のときには全国トップの売り上げだったんだぞ

つねに他者からの賞賛を求め、論争によって相手を言い負かしたり、高圧的な態度をとることで、自分の価値を誇示しようとする。社会的地位にもこだわることが多い。

いじめと攻撃モード BA

例

あなたなんかと結婚したのが最大の間違い!
子どもが大きくなったら、即、出ていくから

男のくせになんでそうだらしないの?
幼稚園からやり直したほうがいいんじゃない?

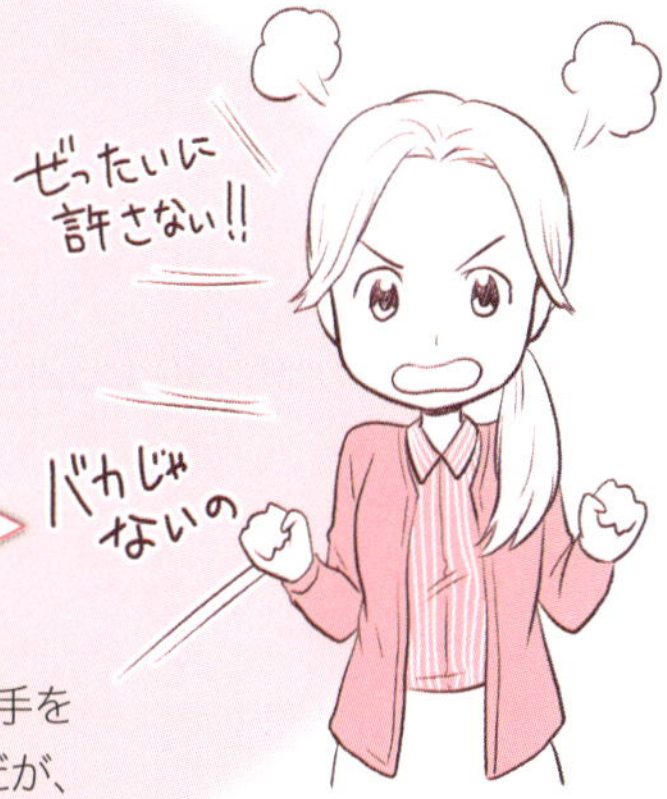
ぜったいに
許さない!!
バカじゃ
ないの

自分の欲求が満たされないことに耐えられず、相手を攻撃し、従わせる。表に出ているのは怒りの感情だが、内側には「愛されたい」「大切にしてほしい」という傷ついた感情がある。

+αの認知レッスン　怒りの発作が起きそうなとき、「自分を守ろうとしてモードが働いているんだ」と気づくだけでも、冷静さをとり戻し、暴言を止めることにつながります。

怒りの対処法

過剰保障モードの出番を減らす

怒りをゼロにしなくていい

あなたの心で習慣化している**コーピングモード（対処法モード）**に気づいたら、その原因と、新たな対処法を考えましょう。**スキーマ・フラッシュカード**を使ったワークです。

まずは、**怒り**を強く感じた場面を振り返り、そのときの**モード**、**認知**を記入。幼少期に同じ**思考**、**感情**を覚えた場面がなかったかを思い出してください。怒りの表出を親に抑圧された経験が、原因になっていることもよくあります。

怒りは本来、悪い感情ではないことも知っておいてください。大切なのは怒りをなくすことではなく、怒りにとらわれないことです。

次にとるべき対処を考えておく

怒りに関わるモードに気づくことができたら、**スキーマ**の修正にとり組みましょう。現実に即した、偏りのないものの見かたを考えます。

新たな対処法を考えておくことも大切です。怒りがわいた瞬間、とっさにいつもの行動をとらないようにするためです。どうすれば、他者を尊重しつつ、自分の思いを伝えることができるかを考えてみましょう。

「時間に追われている」などの外的要因が、怒りを誘発することも。このような場合は、怒りを感じるような状況、行動パターンそのものを見直すことも大切です。

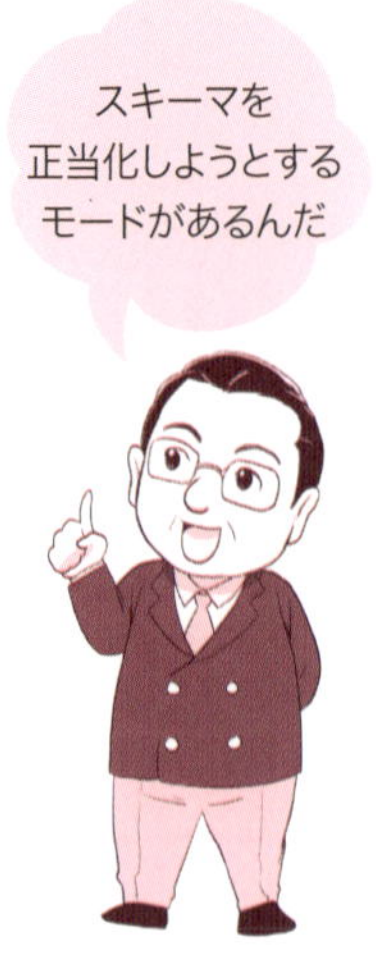
スキーマを
正当化しようとする
モードがあるんだ

+αの認知レッスン

満員電車で怒りやストレスを感じやすいなら、通勤時間を少しずらすのも手。あなたにとって怒りを感じやすい状況と、現実的な解決策を考えてみましょう。

怒りの原因と対処法を、モードから探る

Mさんの例

強く怒りを感じた状況と、そのときのモード、認知を振り返る。ビジネスマンのMさんは、自分の攻撃的で横柄な態度がなぜ生じているか、深く理解することができた。

スキーマ・フラッシュカード

感情

いまの感情は？ ［　怒り　］　80点

きっかけとなったできごとは？

今週の月曜11時。9時の予約時間にきちんと病院に行ったのに、2時間も待たされ、打ち合わせに遅れてしまった

モード

どのモードが原因？ 怒れるチャイルドモード ➡P149

モードのもとになった体験は？

子どものころ、「お兄ちゃんばっかりずるい!」と怒ったとき、いつも「いい加減にしろ。泣けば要求がとおると思うな」と父に言われた

いつものコーピング反応は？ いじめ・攻撃モード

認知

できごとをどう理解した？ 〈否定的認知〉
予約しているのにこんなに待たされるなんて、システムとしてどうかしている。謝罪のひとつもないのが、よけいに腹が立つ

ほかの捉えかたはない？ 〈適応的認知〉
病院にはいろんな症状、重症度の人が来るから、優先度があるのは仕方ない。私ひとりが病気なわけでも、多忙なわけでもない

行動

いつもならどう行動する？ 〈非機能的行動〉
看護師さんに「いつ呼ばれるんですか？」と何度も聞く。
いつまでも呼ばれなければ、「もういいですよ!」とキレて帰る

別の対処行動はない？ 〈機能的行動〉
病院に行かなくてはいけない日は、半休にしておき、午後早めの予定も入れない。そうすればイラつかずにすむ

Let's try! ➡ワークブックP31に書いてみよう

+αの認知レッスン
子どもは、欲求が満たされないときに、泣いたり怒ったりするもの。子どもと関わるときには、それが当たり前の感情表出であると理解し、受け止めてあげることが大切です。

福井先生に聞いてみよう!

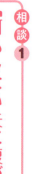

認知行動療法カウンセリング

人間関係編

よくある人間関係の悩みをどう克服するか。
福井先生にその方法を教えてもらいました。

相談1 「何もしない夫に腹が立ちます」

Nさん（32歳、女性）

仕事と子育てで毎日追い込まれているのに、夫は理解も協力もしてくれません。

私が必死で家事をして、子どもの面倒を見ているのに、黙って自室にこもってしまいます。いまは、子どもの送り迎えをするお父さんも多いのに、食器洗いひとつしないなんて……。どうして、こんな自己中心的で幼稚な人と結婚してしまったんだろうと、泣きたくなります。

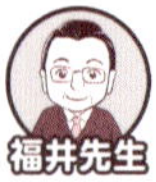

ご主人が非協力的で、つらいんですね。

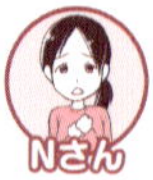

そうです。「家のことは女がやればいい」と思ってるんでしょう。私だって忙しいのに。

ふむふむ。では、家のことを手伝ってほしいと、直接お願いしたことはあります？

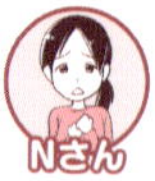

いえ、ありません。だって、夫も育児や家事をするなんて、いまどき当たり前じゃないですか。言われなければやらなくていいっていう考え自体、おかしいと思いますけど。

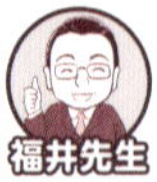

なるほど。「何も言わなくても、当然のこととして自らやるべき」ということですね。ところで、お仕事について質問です。朝、

職場に行ったとき、雑事のすべてを部下が片づけてくれていたことはありますか？

Nさん
え。ありませんよ、そんなこと。

福井先生
そうですよね。僕もそんな経験ありません（笑）。でも、相手が夫だと、「何も言わなくても、やって当然」と思ってしまう。

Nさん
だって、部下と夫では話が違います。夫なら、そのくらいわかるでしょう？

福井先生
では、その考えを「言わずにわかってくれたらうれしいが、そうなるとは限らない」に、変えてみましょうか。
当然と思うから、強い怒りが生じる。「わかってくれたらうれしい」程度なら、がっかりする程度ですみますよね。

Nさん
うーん、それはたしかに……。でも、家事や育児で夫婦が協力し合うのは当然だし、私は間違ってないと思うんですけど。

福井先生
もちろんNさんは間違っていません。でも、ご主人も間違っていないかもしれません。
昔は専業主婦も多かったし、「男は外で働くもの」という考えがあっても、自己中心的で幼稚とは限りません。時代とともに変わってきた価値観ですしね。

Nさん
それはそうかも。夫の母も専業主婦でしたし。じゃあ、夫を変えるにはどうすれば？

福井先生
まずは、アサーティブな表現（→P173）で、「手伝ってほしい」と頼んでみませんか？〝妻がなぜかつらく当たる〟という状態より、ご主人にも理解しやすそうです。

Nさん
たしかに、そうですよね。「仕事と子どものことで疲れているから、手伝ってほしい」って言えば、理解しなくはないかも。

福井先生
とてもいい言いかただと思います！ すべき思考から解放されて、適切な自己主張をすることで、Nさんの心もラクになりますよ。

相談2 「自分の意見を言えません」

Oさん（24歳、女性）

皆と意見が違い、気まずい雰囲気になるのがいやで、いつも人に合わせています。

音楽などの趣味の話でも、皆が好きなものを聞いてから、「私も！」というのが、いつものパターン。センスに自信がないし、〝そんなの聴いてるんだ〟と思われたり、笑われるのがこわいです。

のびのびと生きている人がうらやましいけれど、私にはとても無理と思ってしまいます。

福井先生 自分の思いや考えを言えず、人に合わせてしまうんですね。

Oさん そうです。思ったことを言えなくて、いつも人の顔色をうかがっている感じです。子どものころから、ずっとそうでした。

福井先生 そうでしたか。人と違う意見を言うと叱られるとか、あるいはばかにされる、笑われるというイメージがありますか？

Oさん はい。実際にそういうことがよくあったので。母がすごく頭のいい、きちんとした人で。私がばかなことを言うたびに、それを正されたり、笑われたり。子どものころに友だちと話をしていても、私の発言でみんなが笑うようなことがありました。

福井先生 それはつらかったですね。そういう経験を重ねることで、「従順・服従モード」というスキーマモードが強くなったのかもしれません。

Oさん 従順・服従モード？

福井先生 好かれるために、いつも人に合わせるという心の対処方法です（→P177）。非難されたり、拒絶されたりするのが、あまりにつらいから。

Oさん

まさにそういう感じです。間違いを指摘されたり、笑われると考えただけでつらいです。

福井先生

心のなかに、強い不安を抱えた、小さなOさんがいると考えてください。

小さなOさんが非難や拒絶を強く恐れるために、従順・服従モードが発動してしまうんです。小さなOさんに、安心感をもってもらう必要がありそうですね。

Oさん

どうすれば、安心感を与えられるんですか?

福井先生

安定した大人の心をもつあなたとして、話しかけるんです。「人の考えに、正解や間違いなんてないよ。思ったことを言っていいんだよ」と。

何を言っても、受け入れられるべきだったのに、そうされなかった。それを小さなOさんにやさしく伝え、「大丈夫だよ。もう誰にも傷つけられないよ」と安心させてください。

Oさん

少しイメージできました。慰《なぐさ》めて、「いいんだよ」と認めてあげればいいんですね。

福井先生

そうそう、上手です!

そのイメージをもち続けることで、傷ついた子どものモードが弱まり、従順・服従モードが働きにくくなります。

そのうえで、誰かに、思ったことを言ってみましょう。本当に笑われて、傷つけられるのか。

Oさん

どのレベルのことを言えばいいですか?

福井先生

ささいなことのほうが、始めやすいかもしれませんね。音楽の話もいいと思います。

いちばんの目標は、「笑われることがあっても、それは最悪のことじゃない」という認知の獲得です。相手の反応がどうであれ、「人の意見は違って当然。笑うほうがおかしい」と、心のなかの子どもに、何度も語りかけてください。従順・服従モードが弱まって、安心して心を開けるようになってきますよ。

相談3 「SNSの反応ばかり気にしています」

Pさん（20歳、男性）

SNSで誰かにメッセージを送って、返事がすぐに来ないと、〝無視されたのでは〟と気になって仕方ありません。翌日まで返事が来なかったりすると、不安が怒りに変わることも。だって、自分のことを気にかけているのなら、翌日まで返事できないはずないと思うんです。

どうすれば、SNSのことで、イライラせずに過ごせるんでしょう？

SNSの返事が、気になって仕方ないんですね。LINEのようなものですか？

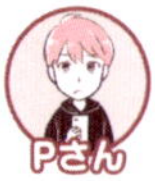

そうです。おもにLINEです。既読の表示なのに返事がないのが、いちばん気になります。「自分のことをどうでもいいと思っているのかも」とか、「きらわれたかも」と不安で。

なるほど。Pさん自身は、友だちからのメッセージには、すぐ返事をします？

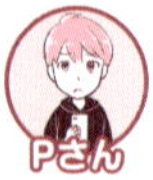

します、します。僕はかなり早いほうです。ほっとくの悪いし。

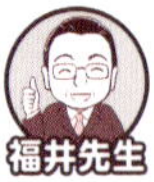

「友人のメッセージには、すぐ返事すべき」というルールがあるから、そうしない相手に腹が立つのかもしれませんね。「自分を軽視しているのでは」と勘《かん》繰《ぐ》る原因にもなります。
まず、この認知を変えましょう。そう考えるメリットと、デメリットは何でしょうか？

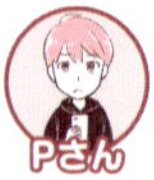

メリットは……、そのほうが感じがいいし、相手をイラつかせずにすみます。
デメリットは、待つときにイライラすること。あと、無駄に不安になることとか。〝バイト中だったのか〟とか、あとでわかることも多いし。

〝面倒だから、未読にしてるんじゃないか〟と思うこともあって、これは結構つらいです。

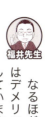

福井先生

なるほど、よくわかりました。この考えにはデメリットが多く、Pさんの気分をつらくしています。

「相手には相手の都合がある。SNSの返事は、自分への好ききらいの根拠にはならない」と考えてみることはできますか？

Pさん

はい。それはわかります。そう考えれば、あまり腹が立たないかもしれません。

福井先生

よかったです。

それから、もうひとつ。仮に、友人の気分を害していたとしますね。それはPさんにとって、耐えがたい問題ですか？

Pさん

もちろんです。自分が相手を不快にしたのなら、原因を知りたいし、謝りたいし。

相手が誰であれ、人にきらわれるのは耐えられないです。

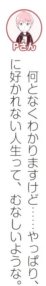

福井先生

Pさんに本当に必要なのは「きらわれたらおしまいだ」という認知の変容ですね。

誰でも、人に好感を抱いたり、苦手意識をもったりするものだし、そうする自由があります。友人と距離を置きたくなることも、誰にだってあります。

それなのに、「人にきらわれたらおしまいだ」という認知があると、自分の存在価値がつねに脅《おびや》かされてしまいます。いわば、承認中毒のような状態です。

自分に対して思いやりをもち、自分を承認できる状態を「セルフ・コンパッション」と言いますが、これを高められるといいですね。人気とか、成果とかに関係なく、自分の価値を認めてあげるんです。

Pさん

何となくわかりますけど……やっぱり、人に好かれない人生って、むなしいような。

福井先生

人間関係は大切ですが、そればかりではつらくなることにも、いまのPさんは気づいていますよね。だから、バランスを少し変えましょう。人間関係だけに軸足を置かない。友人との関係以外で、楽しめることを増やす。それならできそうですか？

Pさん　そうですね。それならできるかもしれません。

福井先生　よかった、よかった。ちなみに僕は、友人からの連絡なんて、たまにしか来ません。たくさんの友人に囲まれて過ごしたこともそんなにないですけど……、毎日、そこそこ愉快に暮らせてますよ。だって人間関係って、疲れるでしょ（笑）。

Pさん　ええっ。じゃあ、何が楽しいんですか!?

福井先生　「さっき食べたおまんじゅうがおいしかったなあ」とか（笑）。「気にかかっていた仕事をやりきったぞ！」という場合もありますけど。

Pさん　失礼ですけど、それだけ……ですか？

福井先生　それだけと思うか、そういうことのなかに喜びがあると思うか、ですかね。
「生きていて楽しい」という感覚に理由はないんです。成功したから、気分よく暮らしているわけでもない。楽しさも面倒もあって、それにそのつど向き合っている。総じて見れば、悪くない人生だなあというわけです。
この感じ、専門用語では「マインドフルネス」って言うんですけど（→P202）。思考や感情にとらわれず、一瞬一瞬を大切にするんです。スマホなしで出歩く日をつくると、その感覚が、少しつかめるかもしれませんよ。

Pさん　そういえば最近は、風呂にまでスマホを持ち込んでました……。自分のなかに占める割合が、大きくなりすぎているのかも。

福井先生　それに気づけただけでも、大きな成果ですよ。少しずつでいいから、スマホと距離を置く練習をしましょう。
人間関係であれ、スマホであれ、「とらわれない」ことが、いちばん大事です。

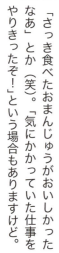

Part 7

幸せ力を手に入れる

認知の偏りをなくすことができたら、
ポジティブ認知行動療法にも挑戦してみましょう。
ポジティブな感情をいきいきと感じられ、
悩みがあっても、過度に落ち込みにくくなります。

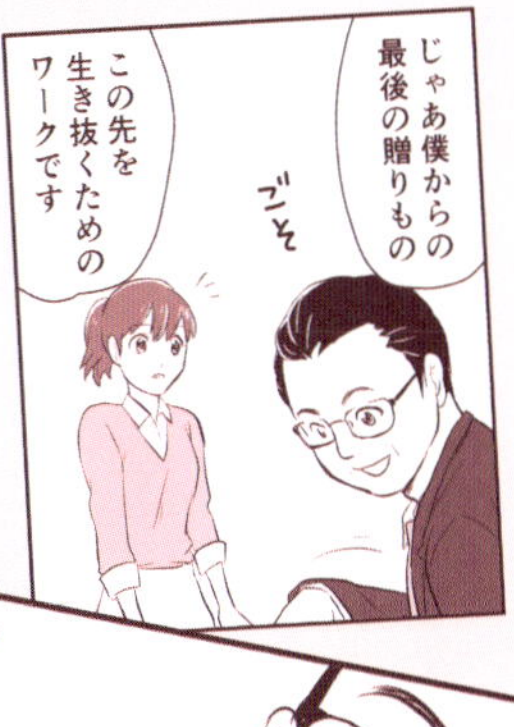
じゃあ僕からの最後の贈りもの
ゴソ
この先を生き抜くためのワークです

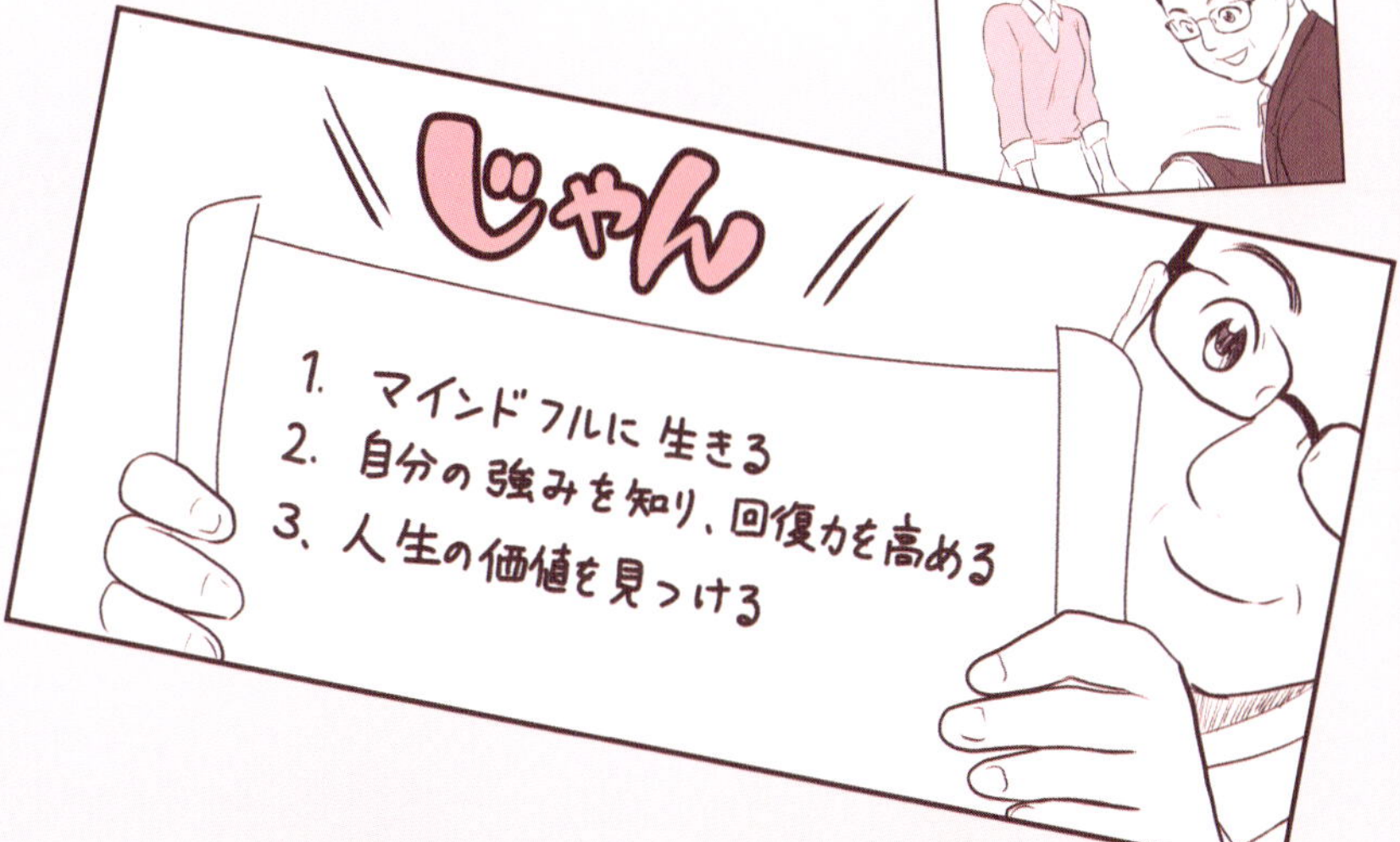
じゃん
1. マインドフルに生きる
2. 自分の強みを知り、回復力を高める
3、人生の価値を見つける

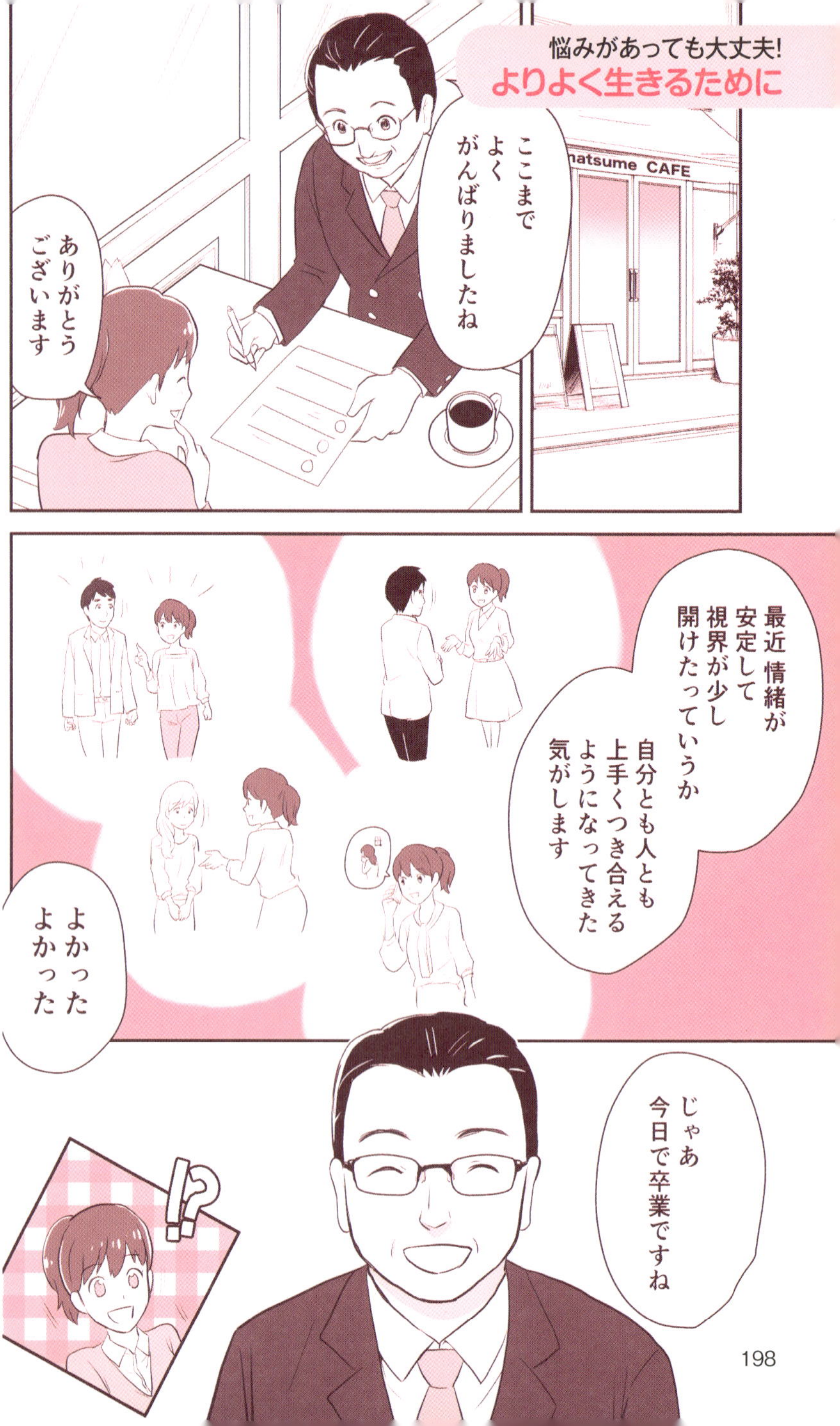
natsume CAFE
ここまでよくがんばりましたね
ありがとうございます
最近情緒が安定して視界が少し開けたっていうか
自分とも人とも上手くつき合えるようになってきた気がします
よかったよかった
じゃあ今日で卒業ですね

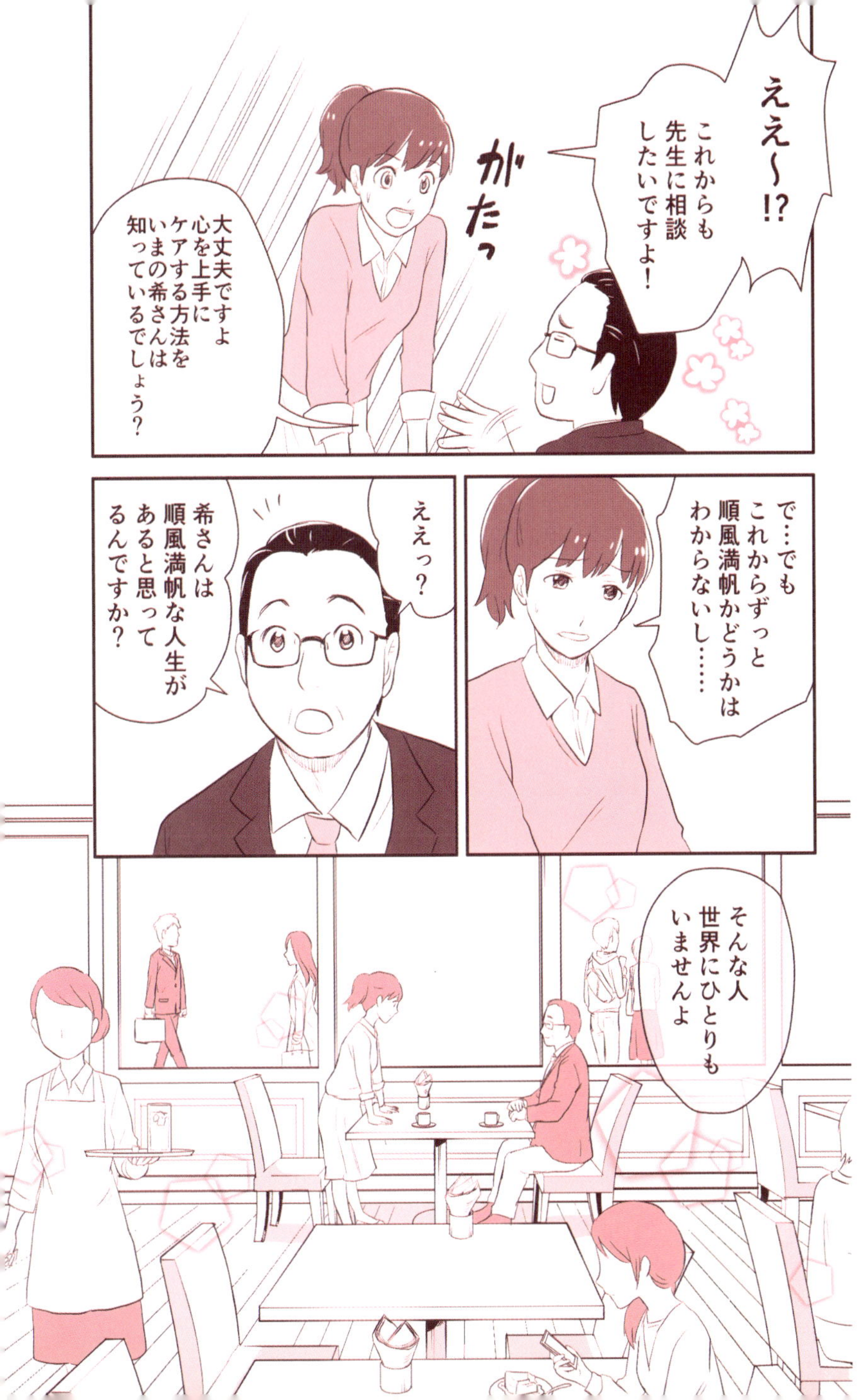
ええ～!?
これからも先生に相談したいですよ!
がたっ
大丈夫ですよ心を上手にケアする方法をいまの希さんは知っているでしょう?
で…でもこれからずっと順風満帆かどうかはわからないし……
ええっ?
希さんは順風満帆な人生があると思ってるんですか?
そんな人世界にひとりもいませんよ

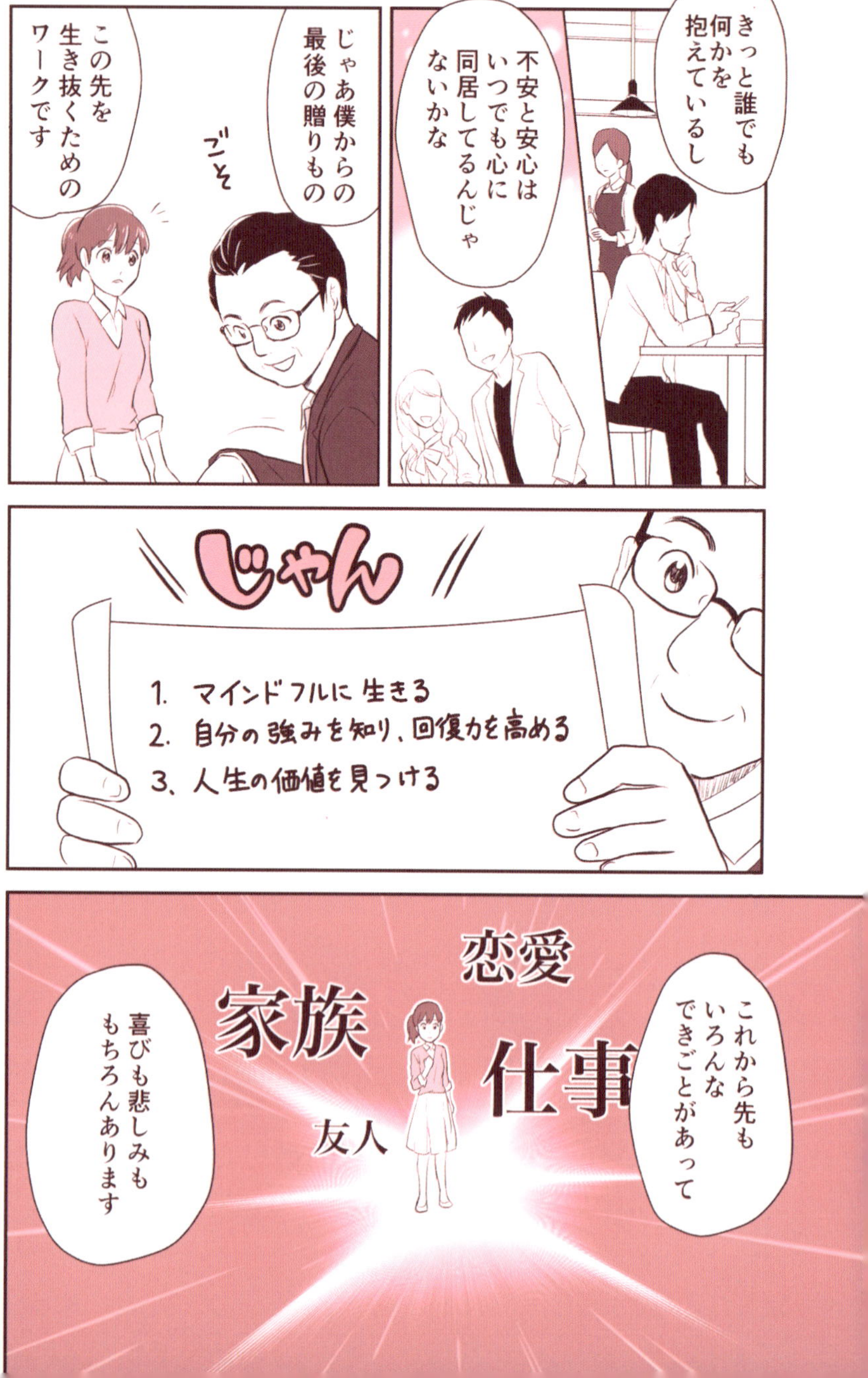
きっと誰でも何かを抱えているし
不安と安心はいつでも心に同居してるんじゃないかな
じゃあ僕からの最後の贈りもの
ごそ
この先を生き抜くためのワークです
じゃん
1. マインドフルに生きる
2. 自分の強みを知り、回復力を高める
3、人生の価値を見つける
これから先もいろんなできごとがあって
恋愛
家族
仕事
友人
喜びも悲しみももちろんあります

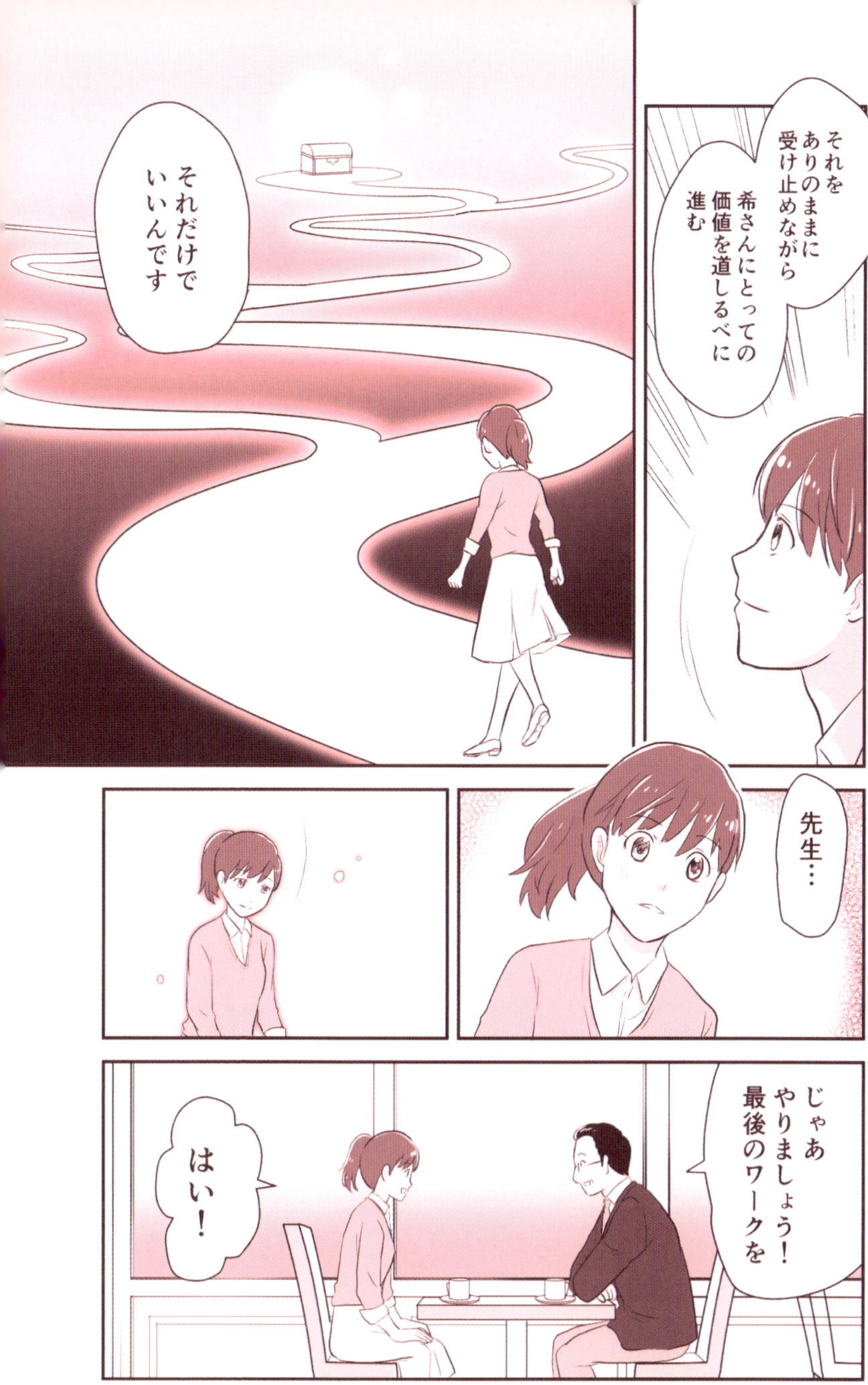
それをありのままに受け止めながら
希さんにとっての価値を道しるべに進む
それだけでいいんです
先生…
じゃあやりましょう!最後のワークを
はい!

マインドフルネス

「いま、ここ」に集中し、心のとらわれをなくす

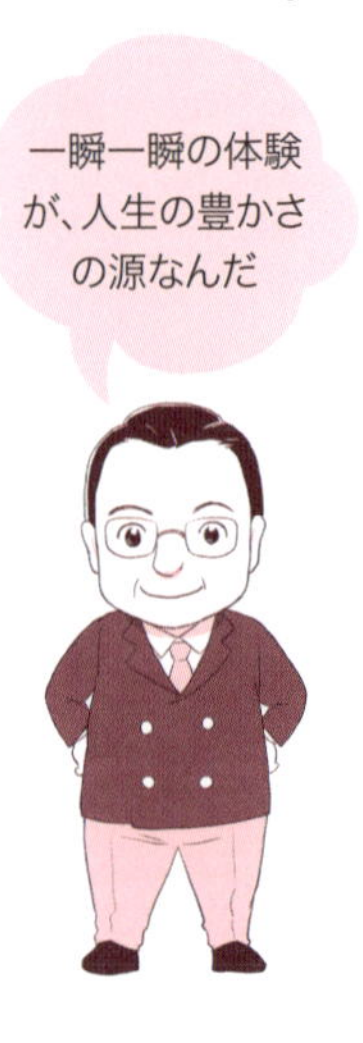

将来への不安、後悔にとらわれない

認知行動療法では、非適応的認知を適応的認知に変え、心がつらくなるのを防ぎます。マイナスの思考、症状をなくす方法ともいえます。

この発展形として、人生の価値や喜びに焦点を当て、よりよく生きることをめざす方法も登場しています。「いま、この瞬間の体験」に価値を置く**マインドフルネス認知療法**、**ストレングス**（心の強さ）や**レジリエンス**（回復力）に目を向ける**ポジティブ認知行動療法**などです。

まずは、マインドフルネス認知療法を毎日の生活にとり入れてみましょう。あらゆる感情や思考に「**気づく**」ことが、その第一歩です。

自分の存在、体験と深くふれ合う

つらい気分の多くは、未来や過去についての考えから生じるもの。この先起こりうることを考えては、不安や恐怖を感じ、過去を思い出しては、後悔や怒りをつのらせます。いま現在、存在しないものに、心がとらわれた状態です。

これに対し、マインドフルネス認知療法では、一瞬一瞬の**体験**にこそ価値があると考えます。いきいきとした感情や感覚、知恵や活力の源となるのは、いま、この瞬間だけだからです。

これは、仏教における瞑想の核となる考えかた。まずは**瞑想のエクササイズ**で、いま、この瞬間だけに意識を向ける練習をしましょう。

+αの認知レッスン　マインドフルネスの概念を心の治療法として体系化したのは、アメリカの精神科医ジョン・カバット・ジン博士。現在は疾患を問わず、世界中で普及しています。

「ただ存在する」って、案外むずかしい

すべての行動を止め、「ただ存在する」ことが瞑想の本質。観察者として、いまこの瞬間、自分に何が起こっているかに目を向ける。

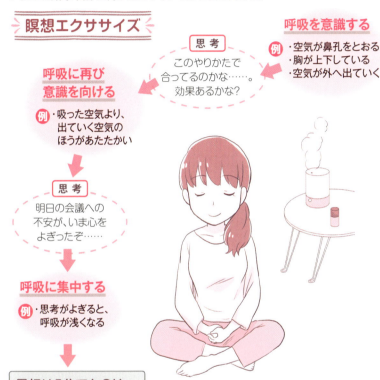

瞑想エクササイズ

呼吸を意識する

例
・空気が鼻孔をとおる
・胸が上下している
・空気が外へ出ていく

思考

このやりかたで
合ってるのかな……。
効果あるかな?

呼吸に再び意識を向ける

例
・吸った空気より、出ていく空気のほうがあたたかい

思考

明日の会議への
不安が、いま心を
よぎったぞ……

呼吸に集中する

例
・思考がよぎると、呼吸が浅くなる

最初は5分でもOK。慣れたら10〜20分間試してみよう

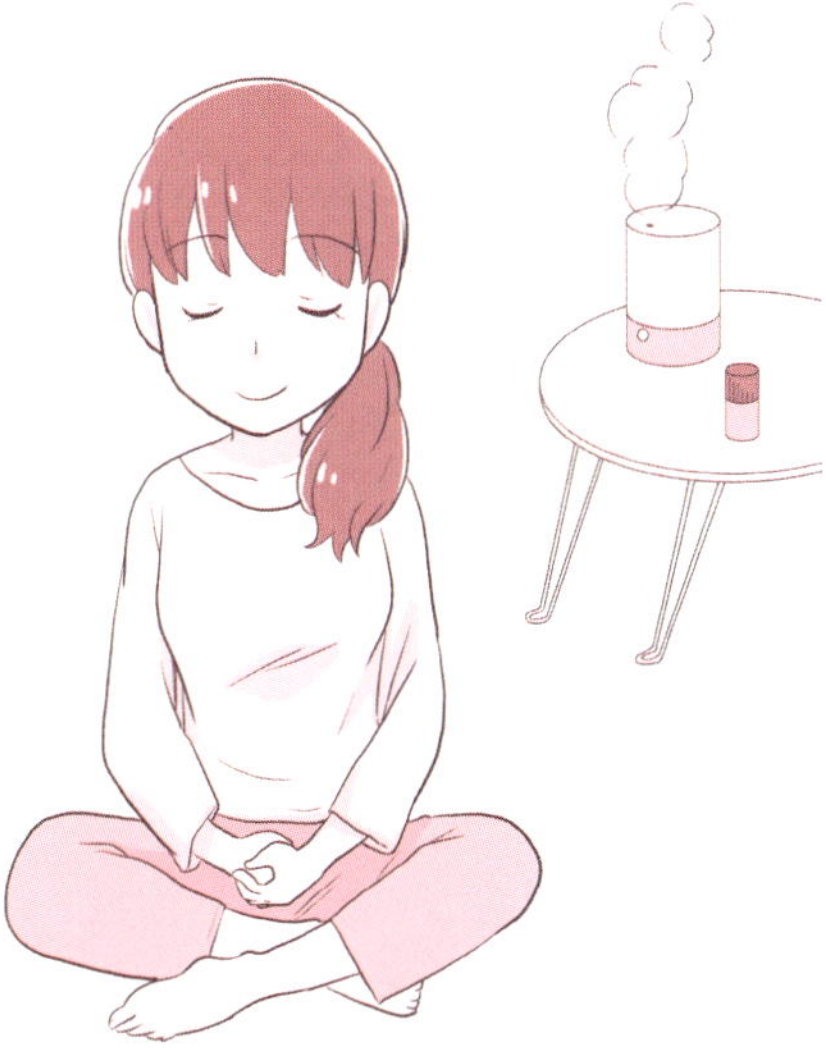

床に座って、ただ呼吸するだけでいい。どんな思考が浮かんでもかまわないので、その思考をただ眺め、呼吸に再び注意を向ける。呼吸に伴う身体感覚も、微細に感じられるようになる。

Point

1. 感情や思考が浮かんでもいい。それに気づき、ただ眺める
2. 呼吸法にとらわれず、あるがままに呼吸する
3. 深い洞察や、リラックス効果を求めない

+αの認知レッスン 瞑想は本来、宗教的な洞察や啓示を目的としたものではありません。思考の渦から解放され、自分自身の存在の豊かさと深くふれ合うことが、その本質です。

マインドフルネス

ボディスキャンを習慣にする

思考ではなく、体に意識を向ける

マインドフルネスとは、いまこの瞬間の体感、体験に、心を集中させること。認知にとらわれにくい、心のありようをめざします。いいことも悪いこともありのままに受容し、できごとや思考に執着しないことが、その本質です。

まずは、自分の体に意識を向ける**ボディスキャン**を試してみましょう。スキャンとは、入念に見たり、調べたりすることを意味します。体の各部位に順番に注意を向け、「いま、この瞬間」に気づくためのトレーニングです。体について〝思考〟するのではなく、体の感覚を〝経験〟することが、最大のポイントです。

1日1度は「いま、この時間」に戻る

ボディスキャンは、暖かく静かな場所で、あお向けになっておこないます。Ｐ２０３と同じ方法で、**呼吸**に意識を向けてから、**体感**に注意を集中させます。マットや床に接している、背中側の感覚も意識。〝あたたかい〟〝硬い感じがする〟など、体の感覚をじっくりと〝体験〟しましょう。次に、おなかや足先へと注意の焦点を移し、ともに呼吸するイメージで、全身の各部位の感覚に意識を向けます。

イメージがつかめるまでは、毎日おこなうようにします。慣れてくると、10分程度でもできるので、朝起きたときなどにおこないましょう。

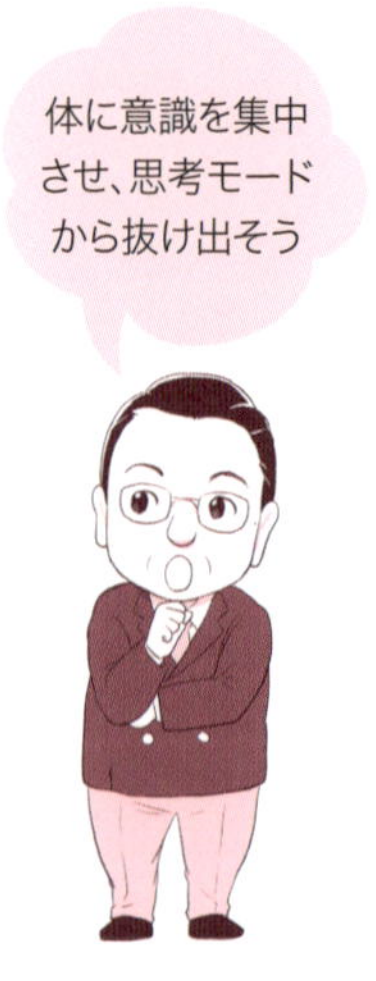
体に意識を集中させ、思考モードから抜け出そう

+αの認知レッスン　疲れてぼんやりしているときは、体にうまく注意が向かず、ボディスキャンの最中に眠ってしまうことも。床に座るか、椅子に腰を下ろすなど、姿勢を変えておこないましょう。

ボディスキャンで、体の感覚に気づく

体の各部位で、息を体内にとり込んだり、外に出したりできるイメージをもって、呼吸と体感に注意を向ける。1か所にしばらく留まってから、次に移るのがコツ。

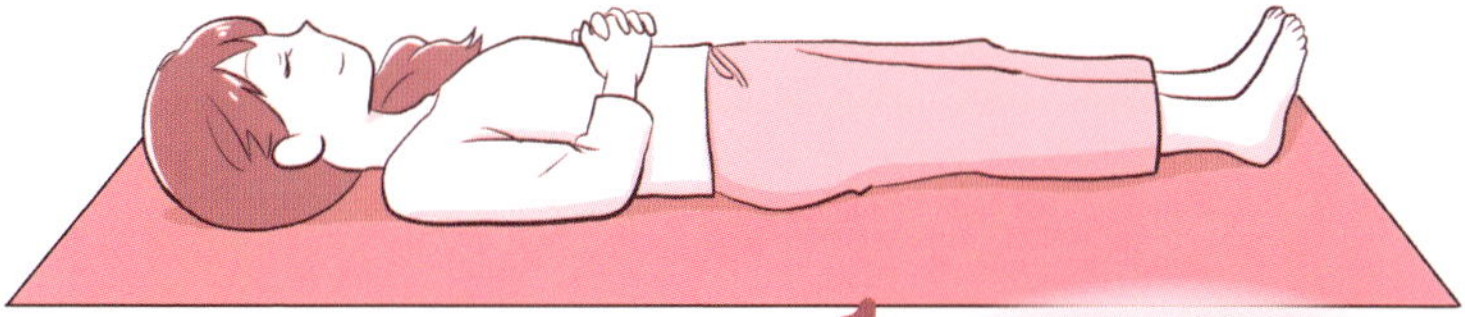

1 「気づき」を意識する

マットやラグの上であお向けになり、目を軽く閉じて、呼吸を意識。自分自身の体に起こるあらゆる感覚に、心の目を向ける。

2 おなかの感覚に気づく

意識をおなかに向ける。呼吸とともにおなかがふくらんだり、へこんだりするのを感じて。次に左足のつけ根から足先へと意識を移し、足の指1本1本まで注意を向ける。

3 吸気、呼気の流れをイメージ

吸った息が肺に入り、左足を通ってつま先まで届くところをイメージ。息を吐くときは、足先から体の外へと呼気が動くのを想像し、感じる。これを数回くり返す。

4 足先に意識を向ける

左足のつま先、足の裏、甲、かかとの感覚を探る。足首、ふくらはぎ、ひざ、太ももへと注意を移し、左足から注意を解き放つ。

5 各部の感覚に気づく

右足、骨盤周辺、背中の下部、おなか、背中の上部、胸、肩、手へと順に注意を移す。さらに両手、手のひら、手の甲、手首、前腕、ひじ、上腕、肩、わきの下、首、顔のパーツ、頭部全体へと進む。

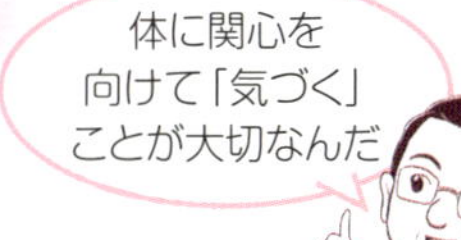
体に関心を
向けて「気づく」
ことが大切なんだ

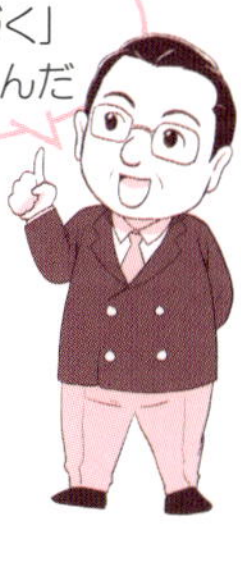

6 全身の感覚、呼吸の流れに気づく

全身をスキャンし終えたら、全体としての体の感覚と、体を出入りして流れていく呼吸の感覚を、数分間感じとる。

+αの認知レッスン　「心をおだやかにして、リラックスしよう」といった目的意識は必要ありません。体に十分な注意を向けるだけで、心が〝いま、ここ〟に留まり、思考にとらわれにくくなります。

マインドフルネス

味わうことだけに意識を向ける

ゆっくり眺め、香りをかいでから

私たちは日常のさまざまな場面で、自動操縦される機械のようにふるまっていることがあります。次々に浮かぶ思考に追い立てられながら、手足を動かしている状態です。

食事をするときも同じ。目の前の料理をただ口に入れ、咀嚼《そしゃく》し、飲み込むことに、すっかり慣れてしまっています。ひと口ひと口を味わう**体験**でなく、作業としての**行為**です。

食べるという営みを味わう体験として、**りんごのエクササイズ**に挑戦してみましょう。はじめて見る食材のようにりんごを眺め、香りをかぎ、口にする方法です。

「いま、ここ」にある喜びを感じる

りんごのエクササイズをおこなうと、「いま、ここ」に意識が向いていない**マインドレス**な状態と、一瞬一瞬を全身で味わい、体感する**マインドフル**な状態の違いが、明確にわかります。

同じ感覚で、日常の営みをマインドフルに感じてみましょう。自分の体験に深く集中すれば、お茶を飲んだり、シャワーを浴びたりというすべての瞬間が、マインドフルに変化します。

このような時間を毎日もつだけで、思考との関わりかたが変わります。自分を動かす強力な存在でなく、ただそこにあるものとして、思考と距離を置けるようになります。

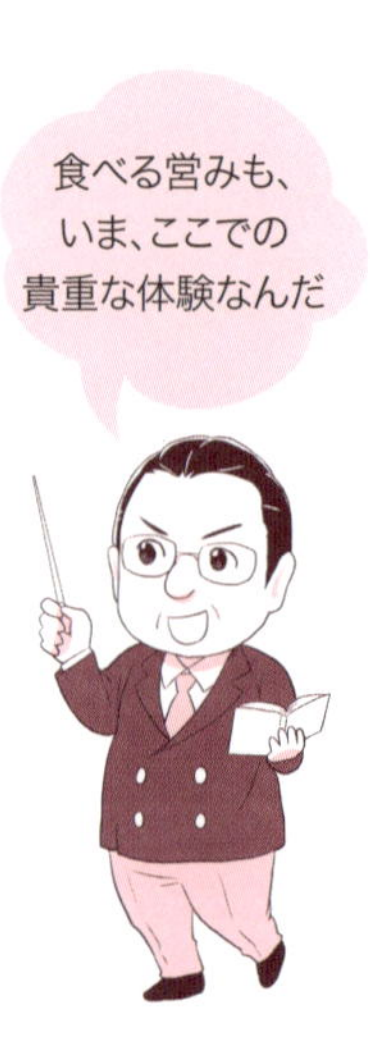
食べる営みも、
いま、ここでの
貴重な体験なんだ

+αの認知レッスン　あたたかい料理は、最初のひと口だけでもマインドフルに。いつものみそ汁やごはんも、じっくりと香りをかぎ、眺めてから口に含むと、豊かな体験をもたらします。

りんごのことだけを考えて、味わう

はじめて見るもののように、1個のりんごを手にとって味わうエクササイズ。
「いまこの瞬間、自分がりんごを食べている」体験だけに、意識を向ける。

りんごのエクササイズ

1 りんごを観察する

りんごを手に乗せ、形、色、ツヤ、細部の凹凸などをじっくり観察。指で感じる手ざわりにも、深く注意を向ける。鼻の下に持っていき、香りも十分に感じて。

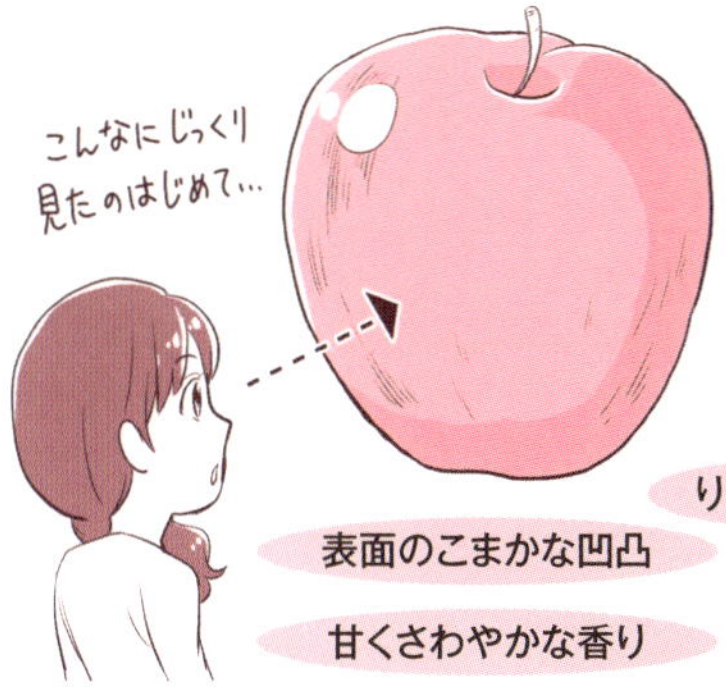
こんなにじっくり
見たのはじめて…
皮のツヤ
へたの形
りんごの形
表面のこまかな凹凸
色のグラデーション
甘くさわやかな香り

2 ひと口かじる

口もとに持っていき、皮ごとひと口かじる。ゆっくりとかみ、口のなかに広がる果汁や、歯や舌にふれる感触を十分に感じとる。

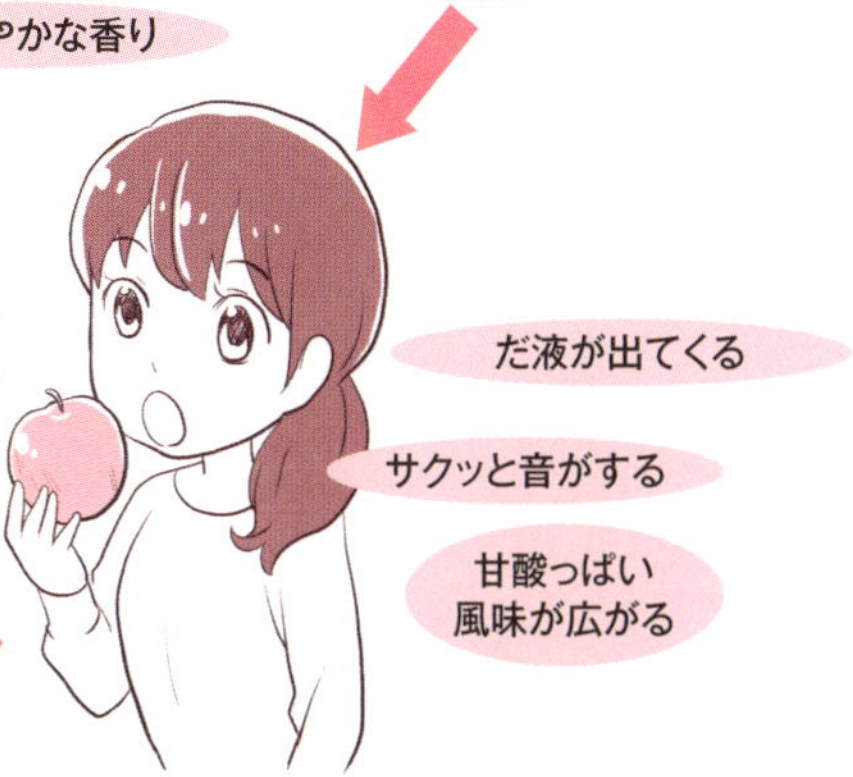
だ液が出てくる
サクッと音がする
甘酸っぱい
風味が広がる

3 20～30回かんで、飲み込む

十分にかみ、口のなかでの変化を感じとってから飲み込む。食道に落ちていく瞬間も、体に生じる変化を深く観察して。

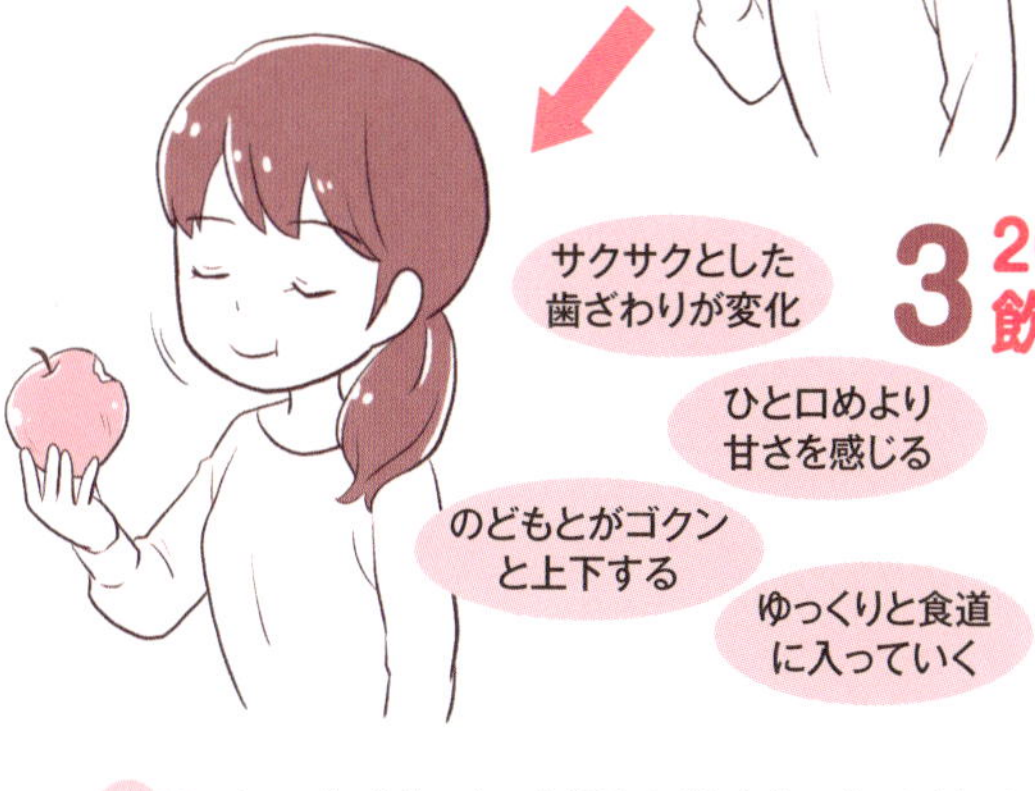
サクサクとした
歯ざわりが変化
ひと口めより
甘さを感じる
のどもとがゴクン
と上下する
ゆっくりと食道
に入っていく

+αの認知レッスン　レーズンを使ったエクササイズも有名です。1粒のレーズンを、細かなシワまで十分に観察。口のなかで転がしてかみ、味の変化を感じてから飲み込みます。

マインドフルネス

マインドフルネス日記をつける

1日1回は、「いま、ここ」に戻る

マインドフルに過ごす一瞬一瞬は、心の目を開いて生きることにつながります。喜び、安心、心地よさなどのポジティブな感情も、悲しみ、落ち込み、怒りなども、ありのままに見つめることで、人生がより豊かになります。

とはいえ、忙しい日常のなかでは、思考や行為に追い立てられてしまうもの。24時間をマインドフルに過ごすことは、容易ではありません。

まずはマインドフルな状態を、1日1回とり戻すことを目標にしましょう。それだけで、心のありようは変わります。慣れるまでは、左のように日記をつけてとり組むといいでしょう。

スマホ依存から脱け出そう

生活におけるどんな行為も、意識しさえすれば、マインドフルにおこなうことができます。

唯一、注意したいのは、テレビやスマートフォンなどをオフにすること。情報を伝える端末は、マインドの注意を内から外へそらします。思考に追われるのと同じく、大量の情報に追われ、心が忙殺されてしまうのです。

時間があくと、すぐにスマホをさわってしまう人は、スマホから離れる時間を意識的に設けましょう。「物質がないと不安」という状態を脱し、「いま、この瞬間の**体験**」を味わうことが、豊かに生きるための秘訣です。

日々の営みをマインドフルに変えていこう

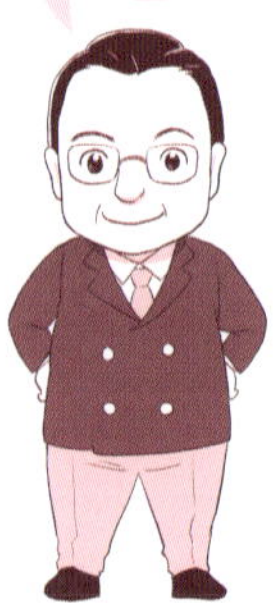

+αの認知レッスン 思考に忙殺されることに慣れている人は、人との会話の最中でも、何らかの思考に追われています。人と過ごす時間も、「集中して味わう」意識が大切です。

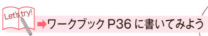

毎日をマインドフルに暮らす

希さんの例

「何か考えていないと落ち着かない」という状態を脱するまでは、1日1回、マインドフルな時間を意識的に設け、記録していこう。

マインドフルネス日記

7/2（月） 朝、会社に行くとき、今日の予定が頭をめぐって心配になった。歩く足どり、朝の空気に目を向けて、ただ歩くようにした

7/3（火） 今日は少し早起き。マインドフルにコーヒー豆を挽いて、部屋中に漂う香り、口のなかに広がる風味を楽しんだ

7/4（水） お風呂から上がり、寝る前に、瞑想を15分くらいやってみた。不安にとらわれず、おだやかに眠りにつけた

7/5（木） 会議で問題点を指摘され、「どうしよう」と頭が真っ白に。デスクに戻ってから、呼吸をゆっくりとしたら、落ち着けた

7/6（金） 早く帰れたので、サンマを買って帰り、じっくり焼いた。香ばしい香り、パリッと焼けた皮……最高の夕飯だった!

7/7（土） 待ち合わせに遅れそうになり、人混みにイライラ……。「急いでイライラする自分」に気づくだけで、感情が落ち着いた

7/8（日） 朝、玄米を炊いて、納豆をのせて食べた。かみしめながら、マインドフルに!

楽しみながら、マインドフルネスをとり入れ始めた希《のぞみ》さん。ささいな営みが新鮮に感じられるようになり、つまらないイライラにとらわれることも減った。

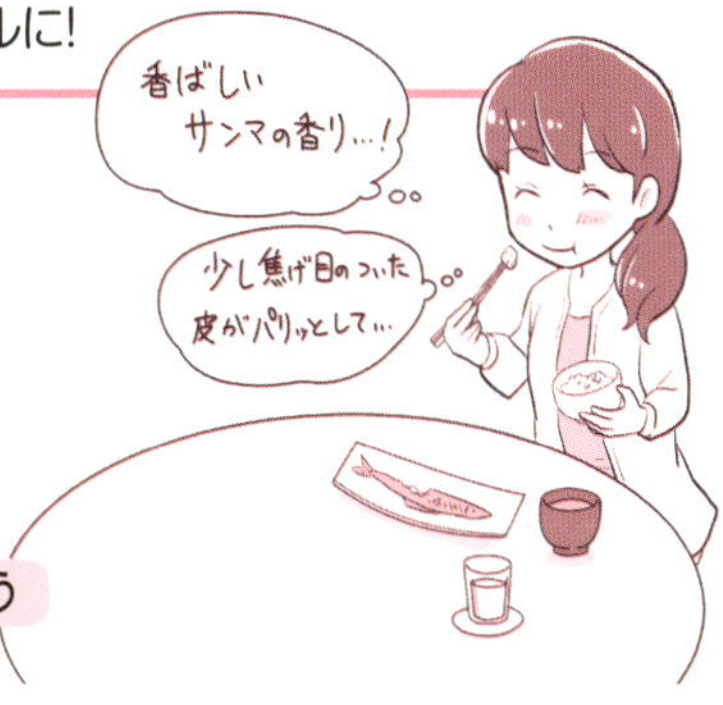
香ばしい
サンマの香り…!
少し焦げ目のついた
皮がパリッとして…

Let's try! ➡ワークブックP36に書いてみよう

+αの認知レッスン 「ひとりの食事なんて味気ない」という決めつけは捨てましょう。マインドフルに味わえば、心のありようしだいで、どんな瞬間も豊かになると気づけます。

ストレングス
&
レジリエンス

認知と行動の変化が人生を豊かにする

よりよい変化は、もう始まっている

ポジティブ認知行動療法では、ポジティブな感情をもてる心のありかたに注目します。鍵となるのは、**ストレングス**と**レジリエンス**です。

ストレングスとは、つらい状況を乗り越えるための強さ。「粘り強さ」「謙虚さ」「好奇心」など、心に備わった強みです。**マインドフル**な態度とともに、ストレングスを強化すると、**困難**な状況においても心が折れにくくなります。この適応力、回復力がレジリエンスです。

ストレングスとレジリエンスを身につけると、心の平穏を保ち、ポジティブな感情をいままで以上にいきいきと感じられるようになります。

心に新たなビジョンを描こう

認知を変えて、つらい気分がなくなったときに、望むことはなんですか？　**現状での変化**と、**今後の希望**を明確にすることが、ポジティブ認知行動療法の最初のワークです。

非適応的スキーマを見つける**下向き矢印法**（→P137）とは逆に、希望に向かって進む**上向き矢印法**を用います。自動思考や行動パターン、スキーマの修正によって生じた変化を、いちばん下に記入。その変化が意味するものを自問し、今後への希望を見出す方法です。

この先、どんな自分になりたいかを思い描きながら、とり組んでみましょう。

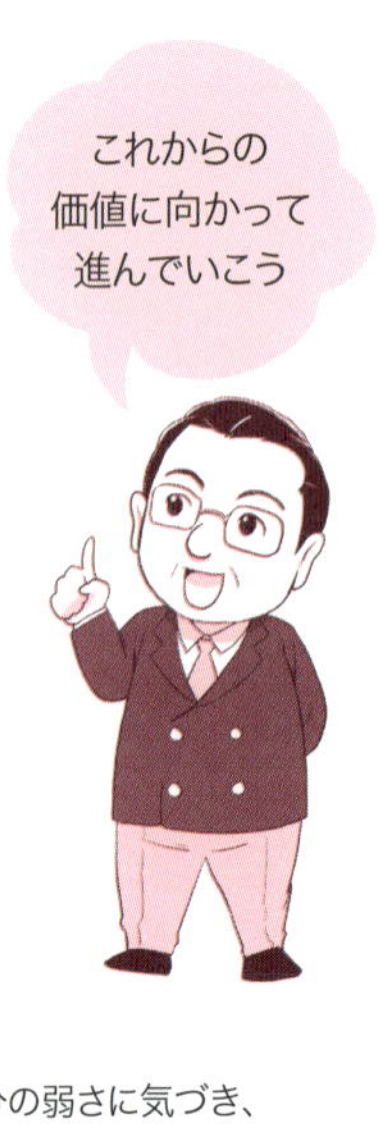

+αの認知レッスン
「自分にはストレングスなんてない」と考える人もいます。けれど、自分の弱さに気づき、人に助けを求めることができれば、それも大きな強みとなります。

負の原因でなく、プラスの結果を導き出す

上向き矢印シート

いちばん下の欄に、現状での肯定的な変化を記入。「それは何を意味するか」をくり返し問い、自分にとっての最高の結果を見つける。

希さんの例

最高の結果
「私はひとりじゃない」と実感しながら、豊かな人間関係のなかで生きていける

↑ それは何を意味しているか？

助けたり助けられたりしながら、信頼関係を築ける

↑ それは何を意味しているか？

自分への信頼感、他者への信頼感が、少しずつでも増していく

↑ それは何を意味しているか？

いまの変化
失敗におびえずに、自分から行動を起こせるようになってきた

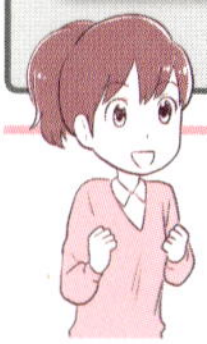

かつては「自分には価値がない」と信じていた希さんだが、周囲の人との信頼関係のなかで生きるビジョンを描くことができた。

Lさんの例

最高の結果
「大切な人たちと支え合いたい」という、結婚の価値を感じられる

↑ それは何を意味しているか？

家庭内の空気がよくなり、娘たちの笑顔も増えるだろう

↑ それは何を意味しているか？

互いの存在が、ストレスや、憎しみの対象でなくなるかもしれない

↑ それは何を意味しているか？

いまの変化
夫を責めることが減り、その結果、夫の態度も軟化してきた

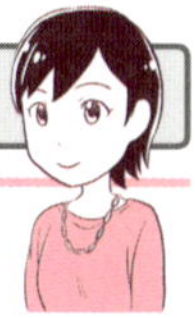

夫との関係が強いストレスだったＬさん。怒りにとらわれにくくなったいま、夫婦関係、家庭生活の価値を、再び見出そうとしている。

Let's try! ➡ワークブックP37に書いてみよう

+αの認知レッスン
「それは何を意味しているか？」の問いがピンとこない人は、「それによる望ましい結果は何か？」「それにより、どんな違いが生じるか？」と問いかけてみましょう。

ストレングス
&
レジリエンス

生きるうえでのあなたの強みは？

心のなかの「得意分野」に注目

人生における希望、新たなビジョンをかなえるために、あなたの**ストレングス**に注目しましょう。生きていくうえでの強みとなる部分です。

おもなストレングスには、あなた自身に備わっている**人格的ストレングス**と、環境面での**リソース**（**資源**）があります。

人格的ストレングスの構成要素は、全部で24項目あるとされています（左図の白い囲み部分）。大別すると、「知恵と知識」「勇気」「人間性」「正義」「節度」「超越性」の6領域です。

このうち、あなたにとくに備わっているものはどれかを考えてみてください。

有能さと強みは、別のもの

人格的ストレングスは、有能さとは別のもの。人よりすぐれているかどうかは、問題ではありません。「人と誠実に向き合っている」など、あなたの心の長所や、得意分野を見つけ、伸ばしていくことが目標です。

リソースにも目を向けてみましょう。困ったときに話を聞いてくれる人、気の置けない友人、励まし合いながら働ける仲間など、心にプラスの影響を与えてくれる人は誰ですか？ **このような人たちの力を借りて、困難を乗り切れた体験を思い出すことが大切。**今後のストレングスを、さらに高めてくれます。

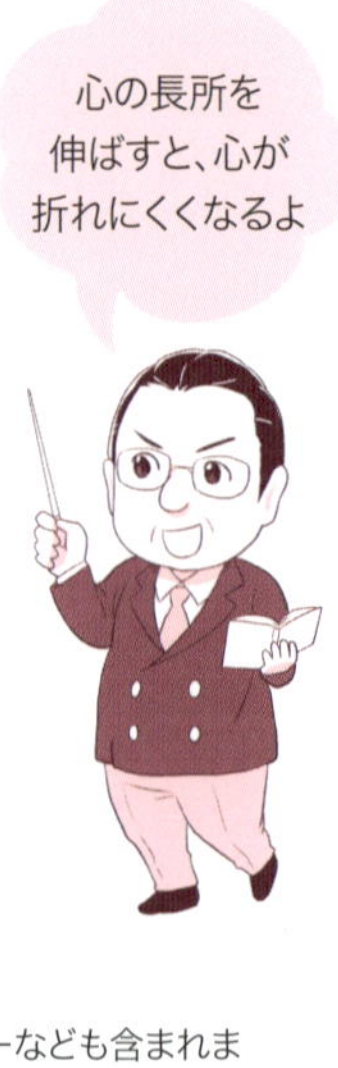

+αの認知レッスン　リソースには、地域のネットワーク、公的サポート、医師、カウンセラーなども含まれます。相談できる先が多いほど、困難を乗り切る強さにつながります。

人の心には、6つのストレングス領域がある

ポジティブ心理学の先駆者である、セリグマンによる分類。あなたの心に当てはまる要素を、ひとつでも多く見つけよう。

Ⅰ 知恵と知識

好奇心 独創性 学習意欲 偏見のなさ 将来の見通しと知恵

問題解決につながり、人生をより豊かにする知識と知恵。または、知識と知恵に価値を置き、成長しようとする姿勢。

Ⅱ 勇気

勇敢さ 粘り強さ 誠実さ 活力

逆境に陥っても、目標を達成するために前に進む力。未来への不安にとらわれず、人生の価値に向かって行動できる。

Ⅲ 人間性

愛 親切 社会的知能

パートナーや友人、知人を気にかけ、助けようとする姿勢。コミュニケーション力を含めた「社会的知能」も該当する。

Ⅳ 正義

社会的責任と忠誠心 公正さ リーダーシップ

他者から信頼され、皆で協力し合いながら、健全なコミュニティをつくる力。チームで円滑に仕事をする力も含まれる。

Ⅴ 節度

寛容と慈悲 謙虚さ 慎重さ 自己統制と自己抑制

過剰な自己非難や他者非難をせず、自分の感情やふるまいを、適度に律する力。他者に対する謙虚な姿勢も含まれる。

Ⅵ 超越性

審美眼 感謝の念 精神性 希望 ユーモアと陽気さ

現実的な利益だけでなく、心を豊かにする価値を見出す力。他者への感謝や、明るさ、あたたかさ、ユーモアも大切な資質。

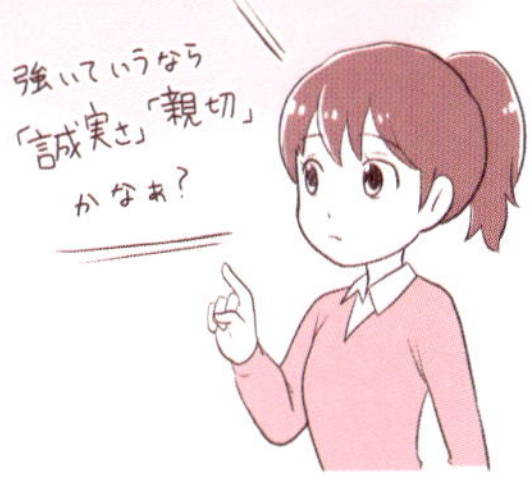

+αの認知レッスン ストレングスは、ビジネスシーンでも注目の概念。よりよいキャリアの選択、仕事における充実感の向上、組織の活性化などに役立つことがわかっています。

ストレングス＆レジリエンス

ストレングスに基づく行動を書き出す

もう、自分の長所を無視しない

あなたがもつ**ストレングス**に気づいたら、よい部分をさらに伸ばしていきましょう。

「よい部分なんてひとつもない」という人もいますが、ストレングスがひとつもない人はいません。よい部分を見ようとしていないことが原因です。低下していた**自尊心**をとり戻し、**新たな認知**をより確かなものにするために、自分の長所を素直な気持ちで認めてください。

見つけられないときは、最近のできごとで、うまくいったことを思い出しましょう。そのときの思考、行動の背景に、あなたのストレングスがあるはずです。

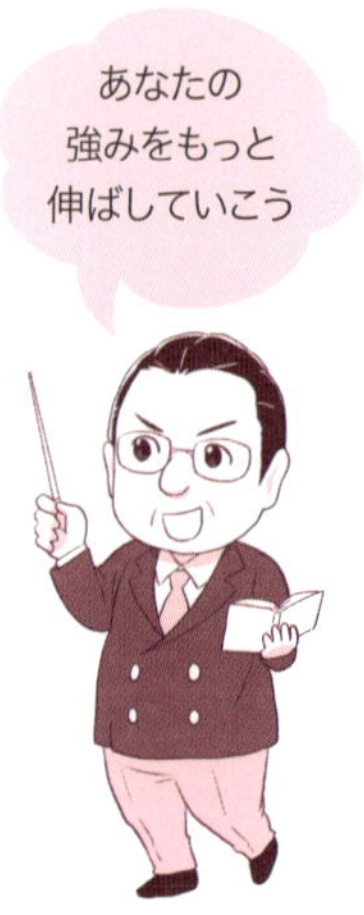
あなたの強みをもっと伸ばしていこう

ストレングスがもたらした、変化に注目

ストレングスを高めるには、別冊ワークブックP38の**行動分析シート**も役立ちます。望ましい結果が得られたできごとを振り返る方法です。どのような**思考**と**行動**が、よい**結果**に結びついたかを考え、それにまつわる**ストレングス**を特定してください。

最後に、ストレングスを今後の行動にどう生かすかを考え、記入します。うまくいったときの思考と行動は、さまざまな場面で応用できるはず。よい部分を伸ばし、これからの困難を乗り越えること、ポジティブな感情や経験を増やすことにつながります。

+αの認知レッスン

左のシートは、レジリエンスの向上のためにも活用できます。つらい思いをしたとき、どのような思考と行動で乗り切れたかを記入。今後のよりよい対処につなげましょう。

うまくできたことを、次につなげる

希さんの例

ここ最近でうまくいったこと、肯定的な感情が得られた場面を振り返ってみよう。ストレングスを、今後の行動にどういかせるかが見えてくる。

ストレングスな行動分析

できごと

先週、中途採用で入社した川添さんが、クライアント用の提出資料をつくっているのを見かけた。私たちが普段つくっているものとは違い、綿密だが、とても見づらい印象を受けた

ストレングス行動 ［親切さ／誠実さ／将来の見通しと知恵］

「遅くまでお疲れさまです」と声をかけ、普段つくっている提出資料を見てもらい、これまで教わってきたことも簡潔に伝えた。「よけいなことかなって思ったんですけど、もしやり直しになっちゃったら大変なので……」と言った

よりよい変化

川添さんにとても感謝され、「困っていたけれど、聞きにくかったの。本当にありがとう!」と言われた。いままでなら、下手な口出しで状況を悪化させないよう黙っていたが、思い切って自分から動けたのは、大きな変化だと思う

気　分 ［　誇らしい　］　80 点

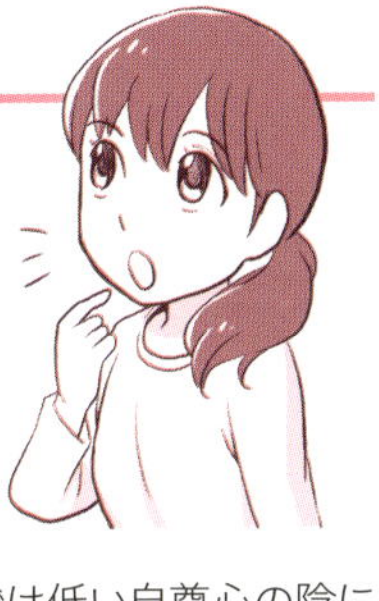

次にできそうなことは？

自分が役に立てるかもしれない場面がまたあったら、自分から人に声をかけて、動いてみよう。見て見ぬふりをして、あとから胸を痛めるよりも、ずっと気分よく過ごせるとわかった

希さんのストレングスは、親切、誠実さなど。いままでは低い自尊心の陰に隠れていたが、思い切って行動した結果、人の役に立つ喜びにつながった。

Let's try! ➡ワークブック P38 に書いてみよう

+αの認知レッスン　最近の脳科学では、他人の苦しみに共感する「慈悲」の心で、見返りや感謝を求めない親切な行動をとると、幸福感に関わる脳内ネットワークが活性化するとわかっています。

あなたにとって価値ある人生をめざす

問題のない人生はない

長い人生のあいだには、さまざまなできごとが訪れます。しかし、これまでに身につけた**認知のワーク**が、あなたの支えとなるはず。つらい**感情**や**思考**が一時的にわき上がってきても、それにとらわれず、前に進むことが大切です。

そのときに必要なのが、**人生の価値**。どこへ向かって進んでいきたいか、生きかたを明確にすることが、最後のワークです。

別冊ワークブックP39のシートには、人生で大切な7つの領域が記されています。それぞれの領域において、あなたが大切にしたい価値を書き込んでください。

ゴールではなく、「価値」を大切に

価値は、“生きる姿勢”をあらわすもの。“いつまでに何を成し遂げるか”という、ゴールとは異なります。「誠実でありたい」「家族と支え合いながら生きていきたい」など、よりよく生きるための指針を見つけてください。

社会的成功や、高い収入も、人生の価値とは別のもの。単一の物差しで測れるような価値基準は、人生の豊かさや喜びにつながりません。

大切なのは、あなただけの価値を考えること。この先の人生で迷いが生じたとき、苦しくなったときにも、立ち直って前に進む原動力となるはずです。

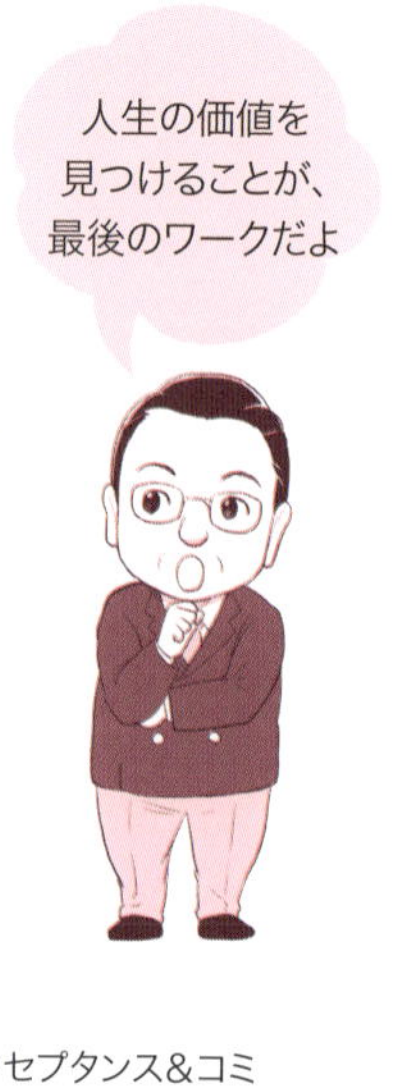
人生の価値を見つけることが、最後のワークだよ

+αの認知レッスン　価値に沿って生きることは、認知行動療法の新たな手法「ACT（アクセプタンス&コミットメントセラピー）」における、重要な考えかたのひとつです。

人生で大切な「7つの価値」を見つける

7つの領域について、あなたにとっての価値を記入。記入後は、各領域の重要度と、いまの実現度を100点満点で採点。重要度から実現度を引いた「ギャップ」の点数は、"いまの生活にもっと必要なもの""時間を割くべき領域"を意味する。

パートナーシップ（夫婦、恋人）

どんな関係性で どんな時間を 過ごしたい？

夫または妻、恋人とのあいだで、どのような関係性を求めているか。どのように向き合うことを望んでいるかを言葉にしよう。パートナーがいない人は、どのような人と親密になり、どのような関係を築いていきたいかをイメージして。

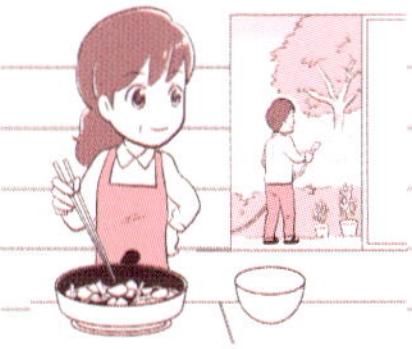

例
- 関係が悪化することはあっても、いざというときに支え合う気持ちをもち続ける
- 個人として尊重し合える関係でいたい　など

実現度 □ 点　重要度 □ 点 ➡ ギャップ □ 点

家族関係

親きょうだいや 子どもと どう関わって いきたい？

家族とどのような関係を築いていきたいかを考えよう。「相手にこんなふうに変わってほしい」「こんな大人に成長してほしい」という願望ではなく、よりよい関係のために、自分に何ができるかに着目して。

例
- 子どもに愛情を注ぎ、何があっても見守る
- 親きょうだいとは、別々に暮らしていても、ときには思いを伝えるようにする　など

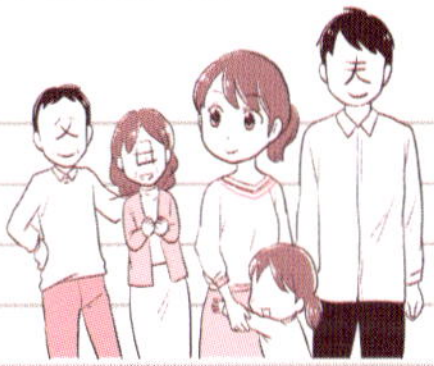

実現度 □ 点　重要度 □ 点 ➡ ギャップ □ 点

+αの認知レッスン　人生の価値の3つは、関係性にまつわるもの。「最後に残るのはご縁」とも言えます。マインドフルネスと関わりの深い仏教でも、あらゆる人やものとのご縁を大切にします。

友人関係

あなたにとって友人とは？あなたはどんな存在でありたい？

友人関係に何を求め、大切な友人にどのように向き合っていきたいかを考えてみよう。いまの友人関係に限定せず、これから出会う人と、どんな時間を過ごしたいかも思い描いて。

例
・知り合いや、SNS 上の友人の数は大事じゃない。
素のままでつきあえる友人が、
数人でもいればいい
・本当に困ったとき、
助けを求められる存在でありたい　など

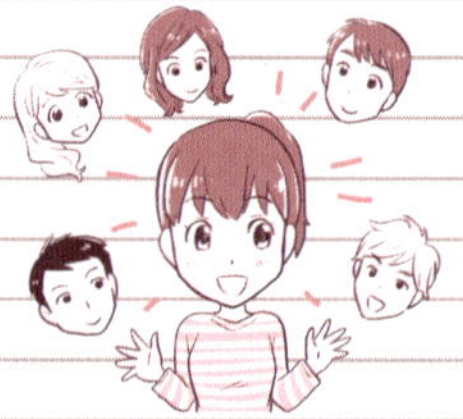

実現度 □ 点　重要度 □ 点 ➡ ギャップ □ 点

仕　事

どのような姿勢で、何のために働きたい？

目先の業績ばかりにとらわれると、価値を見失いがち。仕事における価値とは何か、どんな姿勢でとり組みたいかを考え、実践することが、喜びや生きがいにつながる。

例
・生活のための仕事とはいえ、
社会の役に立てたらうれしい
・チームワークを大切にして、
ひとりではできないことを成し遂げたい
など

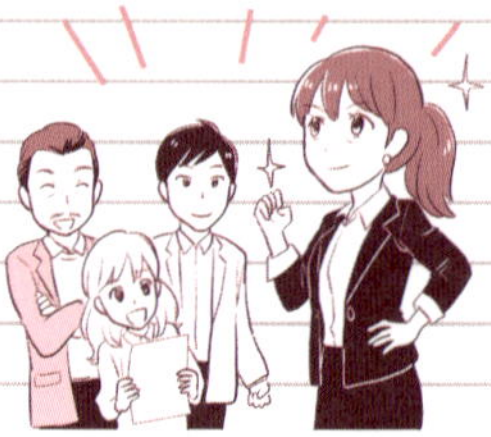

実現度 □ 点　重要度 □ 点 ➡ ギャップ □ 点

+αの認知レッスン　人間関係の価値を考えるとき、友人・知人の数にとらわれないようにしましょう。たったひとりの友人が、あなたにとって大きな意味をもつこともあります。

教養・成長

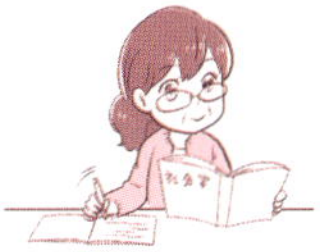

あなたが大切に思う学び、個人的成長とは？

長い人生のなかで得られる、あらゆる学びが対象。何をどう学びたいか、あなたにとっての個人的成長とは何かを考えて。

例
・ビジネスに必要な知識とは別に、人間理解に役立つ教養書をもっと読みたい
・年齢に関係なく、知的好奇心をもてる人でいたい　など

実現度 □ 点　重要度 □ 点　➡　ギャップ □ 点

趣味・娯楽

余暇をどう過ごす？夢中になれるものはある？

余暇をどう過ごすことが、人生の豊かさにつながるか。現在の趣味とともに、これから挑戦したいことも書き出そう。

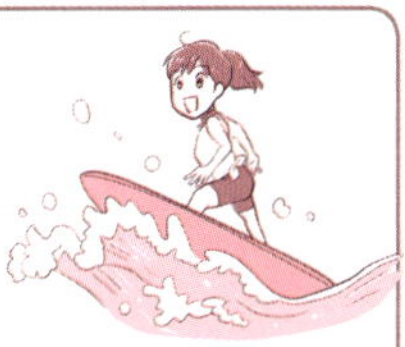

例
・体を動かす活動を長く続けたい。いつかはサーフィンもやってみたい！
・家族との時間だけでなく、自分の時間も大切にしたい　など

実現度 □ 点　重要度 □ 点　➡　ギャップ □ 点

健　康

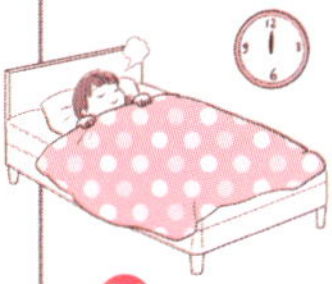

これからの健康のためにどんなことができる？

よりよい人生のために、どのような健康状態でありたいか、健康のためにできる行動は何かを考えてみよう。

例
・自分の心身を犠牲にするような働きかたはしない。毎日の睡眠時間は確保する
・旬の食材をマインドフルに食べる　など

実現度 □ 点　重要度 □ 点　➡　ギャップ □ 点

Let's try!　➡ワークブック P39 に書いてみよう

+αの認知レッスン
7つの価値に、年齢は関係ありません。「いまからでは無理」と決めつけるのも、認知のゆがみ。自分の生きかたに制限をかけず、望む価値を大切にしましょう。

ま

や

ら

た

な

は

さくいん

参考文献

『ACT（アクセプタンス＆コミットメント・セラピー）を実践する』パトリシア・A・バッハ、ダニエル・J・モラン著、武藤 崇・吉岡昌子・石川健介・熊野宏昭監訳、2009（星和書店）

『アサーションの心　自分も相手も大切にするコミュニケーション』平木典子著、2015（朝日新聞出版）

『味わう生き方』ティク・ナット・ハン、リリアン・チェン著、大賀英史訳、2011（木楽舎）

『あなたの自己回復力を育てる　認知行動療法とレジリエンス』マイケル・ニーナン著、石垣琢麿監訳、柳沢圭子訳、2015（金剛出版）

『怒りをコントロールできる人，できない人　――理性感情行動療法（REBT）による怒りの解決法』アルバート・エリス、レイモンド・C・タフレイト著、野口京子訳、2004（金子書房）

『いやな気分よ、さようなら　コンパクト版』デビッド・D.バーンズ著、野村総一郎・夏苅郁子・山岡功一・小池梨花訳、2013（星和書店）

『うつのためのマインドフルネス実践 ―慢性的な不幸感からの解放―』
マーク・ウィリアムズ、ジョン・ティーズデール、ジンデル・シーガル、ジョン・カバットジン著、越川房子・黒澤麻美訳、2012（星和書店）

『改訂版　アサーション・トレーニング　―さわやかな〈自己表現〉のために―』
平木典子著、2009（日本・精神技術研究所）

『くよくよ悩んでいるあなたにおくる幸せのストーリー　重～い気分を軽くする認知行動療法の34のテクニック』中島美鈴著、2015（星和書店）

『心がスッと軽くなる　認知行動療法ノート ―自分でできる27のプチレッスン』
福井 至・貝谷久宣監修、2015（ナツメ社）

『孤独な人が認知行動療法で素敵なパートナーを見つける方法　バーンズ先生から学ぶ、孤独感・内気さ・性的不安の克服法』デビッド・D・バーンズ著、林 建郎訳、2016（星和書店）

『実践家のための認知行動療法テクニックガイド ――行動変容と認知変容のためのキーポイント――』坂野雄二監修、鈴木伸一・神村栄一著、2005（北大路書房）

『図解　やさしくわかる認知行動療法』福井 至・貝谷久宣監修、2012（ナツメ社）

『スキーマモード・セラピー　チェ・ヨンフィ（崔永熙）の統合心理療法から』チェ・ヨンフィ著、福井 至・日本行動療法学会第37回大会・第35回研修会準備委員会監訳、2013（金剛出版）

『図説　認知行動療法ステップアップ・ガイド　治療と予防への応用』福井 至編著、2011（金剛出版）

『人間関係の悩み　さようなら』デビッド・D・バーンズ著、野村総一郎監修、中島美鈴監訳、佐藤美奈子訳、2012（星和書店）

『パーソナリティ障害の認知療法　スキーマ・フォーカスト・アプローチ［第3版］』
ジェフリー・E・ヤング著、福井 至・貝谷久宣・不安・抑うつ臨床研究会監訳、
福井 至・笹川智子・菅谷 渚・鈴木孝信・小山徹平訳、2009（金剛出版）

『フィーリングGoodハンドブック』デビッド D.バーンズ著、野村総一郎監訳、関沢洋一訳、2005（星和書店）

『マインドフルネスを始めたいあなたへ』ジョン・カバットジン著、田中麻里監訳、松丸さとみ訳、2012（星和書店）

『よくわかるACT（アクセプタンス＆コミットメント・セラピー）』ラス・ハリス著、武藤 崇監訳、武藤 崇・岩渕デボラ・本多 篤・寺田久美子・川島寛子訳、2012（星和書店）

『Reinventing your life : the breakthrough program to end negative behavior ... and feel great again』Young, Jeffrey E., Janet S. Klosko, 1994（PLUME）

『論理療法による三分間セラピー ――考え方しだいで、悩みが消える』
M.R.エデルシュタイン＆D.R.スティール著、城戸善一監訳、2005（誠信書房）

監修者

福井　至（ふくい・いたる）

東京家政大学人文学部心理カウンセリング学科 東京家政大学大学院教授。臨床心理士、博士（人間科学）。『図説 認知行動療法ステップアップ・ガイド　治療と予防への応用』（金剛出版）、『図解　やさしくわかる認知行動療法』（ナツメ社）など、編著書・監修書多数。

貝谷久宣（かいや・ひさのぶ）

医療法人和楽会理事長、パニック障害研究センター所長、京都府立医科大学客員教授。医学博士。『気まぐれ「うつ」病―誤解される非定型うつ病』（筑摩書房）、『マインドフルネス 基礎と実践』（日本評論社）、『図解　やさしくわかる認知行動療法』（ナツメ社）など、編著書・監修書多数。

スタッフ

デザイン	バラスタジオ
漫画・イラスト	田中へこ
校正	渡邉郁夫
編集協力	オフィス 201（川西雅子）
編集担当	ナツメ出版企画（森田 直）

本書に関するお問い合わせは、書名・発行日・該当ページを明記の上、下記のいずれかの方法にてお送りください。電話でのお問い合わせはお受けしておりません。

・ナツメ社 web サイトの問い合わせフォーム
　https://www.natsume.co.jp/contact
・FAX（03-3291-1305）
・郵送（下記、ナツメ出版企画株式会社宛て）

なお、回答までに日にちをいただく場合があります。正誤のお問い合わせ以外の書籍内容に関する解説・個別の相談は行っておりません。あらかじめご了承ください。

今日《きょう》から使《つか》える 認知行動療法《にんちこうどうりょうほう》

2018年　5月　1日　初版発行
2025年　7月　1日　第19刷発行

監修者　福井《ふくい》　至《いたる》
　　　　貝谷《かいや》久宣《ひさのぶ》
発行者　田村正隆

発行所　株式会社ナツメ社
　　　　東京都千代田区神田神保町 1-52 ナツメ社ビル 1F（〒101-0051）
　　　　電話　03（3291）1257（代表）　FAX　03（3291）5761
　　　　振替　00130-1-58661
制　作　ナツメ出版企画株式会社
　　　　東京都千代田区神田神保町 1-52 ナツメ社ビル 3F（〒101-0051）
　　　　電話　03（3295）3921（代表）
印刷所　ラン印刷社

ISBN978-4-8163-6443-3

今日から使える　認知行動療法

認知を変えると、心がラクになる！

書き込み式
ワークブック

監修　福井 至
貝谷久宣

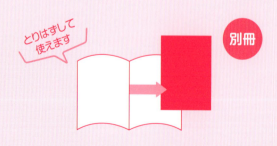

ナツメ社

ワークブックの使いかた

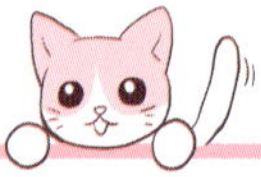

- 本誌の該当ページに記入例が記載されています。
  記入例を参考にしながら、あなたに起きたできごとや、そのときの気分、思考などを自由に記入してください
- くり返しおこなったほうが効果的なワークもあります。
  何度も使うものは、コピーをとっておくと便利です
- 1 回のワークがなかなか終わらず、30 分～ 1 時間以上かかってしまうときは、翌日に続きをやってもかまいません。
  「完璧にやらなくては」という認知にとらわれないようにしましょう!

ワーク 1　いやなできごとシート

この 1 週間で、とくにつらかったできごとを書き出そう。

いつ?

どこで?

何が
あった?

記入例は P47 参照

ワーク 2

気分の点数シート

ワーク1のできごとのときに感じた気分と、その強さを明確にしよう。

[　　　　　　　　] 点

[　　　　　　　　] 点

[　　　　　　　　] 点

[　　　　　　　　] 点

[　　　　　　　　] 点

記入例は P51 参照

ワーク 3

自動思考チェックシート

ワーク1のできごとのときの状況、気分とともに、
どのような自動思考が浮かんだかを記入する。

気分

[　　　　] 点

[　　　　] 点

[　　　　] 点

状況

自動思考

Point
「ホットな思考」を線で囲んでおこう

記入例は P53 参照

ワーク 4

DACS 質問紙

計 50 の質問について、「1. 全くそう思っていなかった」から、「5. 非常にそう思っていた」のうち、もっとも近いものに丸をつける。

		全くそう思っていなかった	あまりそう思っていなかった	どちらともいえない	かなりそう思っていた	非常にそう思っていた
1	私にはこの先うれしいことがないだろう。	1	2	3	4	5
2	私はこの先幸せになれないだろう。	1	2	3	4	5
3	私にはこの先よいことがないだろう。	1	2	3	4	5
4	私の生活はこの先さびしいものになるだろう。	1	2	3	4	5
5	私は幸せになれないだろう。	1	2	3	4	5
6	私はこの先きっと孤独になるだろう。	1	2	3	4	5
7	この先の私の生活は充実感のないものになるだろう。	1	2	3	4	5
8	この先の私の生活は楽しくないものになるだろう。	1	2	3	4	5
9	この先私の努力は報われないだろう。	1	2	3	4	5
10	私にはこの先恋人ができないだろう。	1	2	3	4	5
11	私にはこの先いやな人とつき合わなければならないことがたくさんあるだろう。	1	2	3	4	5
12	私にはこの先いやなことを断れない事態がたくさんあるだろう。	1	2	3	4	5
13	私にはこの先他人に誤解されることがたびたびあるだろう。	1	2	3	4	5
14	私にはこの先やりたくない仕事を無理やりやらされることが多いだろう。	1	2	3	4	5
15	私にはこの先思い通りにならないことがたくさんあるだろう。	1	2	3	4	5
16	私にはこの先恥をかくことがよくあるだろう。	1	2	3	4	5
17	私はこの先うまくいかない人間関係に悩まされるだろう。	1	2	3	4	5
18	私はこの先大きな失敗を犯すだろう。	1	2	3	4	5
19	私はこの先目標を見失うことがあるだろう。	1	2	3	4	5
20	私はこの先人とたびたびけんかすることになるだろう。	1	2	3	4	5
21	私には才能がない。	1	2	3	4	5

活用法は P54 参照

➡ P4 へ続く

		全くそう思っていなかった	あまりそう思っていなかった	どちらともいえない	かなりそう思っていた	非常にそう思っていた
22	私は他人に自慢できる取り柄がない。	1	2	3	4	5
23	私は無能だ。	1	2	3	4	5
24	私は自信がない。	1	2	3	4	5
25	私はだめな人間だ。	1	2	3	4	5
26	私は自己主張できない。	1	2	3	4	5
27	私は皆より劣っている。	1	2	3	4	5
28	私は何をやってもうまくできない。	1	2	3	4	5
29	私は思い通りにできない。	1	2	3	4	5
30	私は意思が弱い。	1	2	3	4	5
31	私は悪口を言われている。	1	2	3	4	5
32	私は人に裏切られている。	1	2	3	4	5
33	私は人に約束を破られる。	1	2	3	4	5
34	私は人から無視されている。	1	2	3	4	5
35	私は人にきらわれている。	1	2	3	4	5
36	私は他人を傷つけてしまう。	1	2	3	4	5
37	私は人から叱られてばかりいる。	1	2	3	4	5
38	私は人から注意されてばかりいる。	1	2	3	4	5
39	私は嘘つきだ。	1	2	3	4	5
40	私は身に覚えのないことで責められている。	1	2	3	4	5
41	人間関係がうまくいかないのはとても恐ろしい。	1	2	3	4	5
42	裏切られるのは恐ろしい。	1	2	3	4	5
43	人から無視されるのは恐ろしい。	1	2	3	4	5
44	人から悪く思われることは恐ろしい。	1	2	3	4	5
45	人から信用されないのは恐ろしい。	1	2	3	4	5
46	いじめられることはとても恐ろしい。	1	2	3	4	5
47	誰も自分をわかってくれないのはとてもいやだ。	1	2	3	4	5
48	自分が必要とされないのはとてもいやだ。	1	2	3	4	5
49	友だちがいないのは恐ろしい。	1	2	3	4	5
50	努力が報われないのはとてもいやだ。	1	2	3	4	5

質問1～40で「4」「5」、質問41～50で「5」に丸がついた項目が、あなたの非適応的思考です

ワーク 5 ・推論の誤りチェックシート・

ワーク3、4で見つけた複数の自動思考を、左欄に記入。どのような推論の誤りがあるかを考え、右欄に書き入れる。

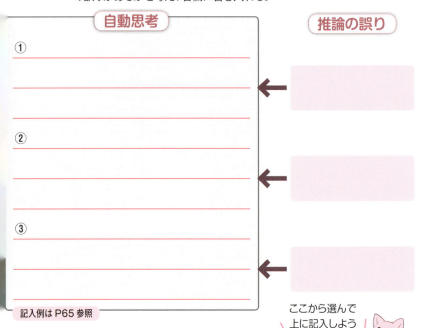

自動思考		推論の誤り
①	←	
②	←	
③	←	

記入例はP65参照

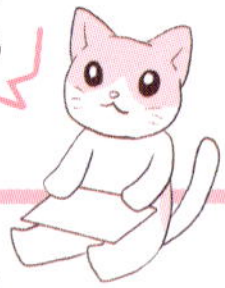

推論の誤り10のパターン

1. **全か無か思考**…ものごとを極端に捉え、100%でなければ失敗と考える
2. **一般化のしすぎ**…たったひとつのよくないことを根拠に、すべてを判断
3. **心のフィルター**…悲観的で、世の中や他人、自分のよい部分が見えない
4. **マイナス化思考**…すべてのものごとにマイナスの意味づけをしてしまう
5. **結論の飛躍**…将来や他人の考えに対して、根拠なく悲観的な結論を出す
6. **拡大解釈&過小評価**…自分の失敗や短所は過大に、長所は過小に評価
7. **感情的決めつけ**…ものごとを理性的に考えず、感情だけで決めつける
8. **すべき思考**…自分や他人の行動に対し「〜すべき」というルールを課す
9. **レッテル貼り**…自分や他人に対し、「○○人間」といったレッテルを貼る
10. **個人化**…関係のないことまで、自分のせいだと考えて、自己嫌悪に陥る

ワーク
6

自動思考の検証シート

ワーク 3、4 で見つけた「ホットな自動思考」について、根拠と反証を書き出す。 自動思考が現実に即したものかを検証できる。

自動思考

根拠

事実に当てはまることは?

反証

事実と違うことは?

結論

記入例は P73 参照

ワーク7

トリプル・カラム

P1～4のできごと(状況)、自動思考、気分を上の欄に記入。
該当する推論の誤りを真ん中の欄に書き、下の欄には、より現実的な思考と、そう考えたときの気分を書き入れる。

状況

自動思考

そのときの気分

推論の誤り

適応的思考

いまの気分

記入例はP75参照

ワーク 8　"できたらいいな"リスト

できるようになりたいこと、やってみたいことを 10 個あげる。
どんなテーマでも OK。実現可能かどうかは考えず、自由に書き出そう。

1.

2.

3.

4.

5.

6.

7.

8.

9.

10.

記入例は P101 参照

ワーク 9

ブレインストーミングシート

行動のためのアイデアを「選択肢」欄に記入し、－５～＋５点の範囲で有用性を採点。総合点がもっとも高いものをベストプランとする。

行　動

選択肢	解決度	感情的好ましさ	時間&労力	メリット／デメリットの比率	**総合点**

ベストプラン

記入例はP105参照

ワーク 10

アクションプランシート

行動のためのプランを上の欄に書き、起こりうる結果と対処法も記入。
行動後は、結果とともに、新たな認知の確信度を数値で書く。

アクションプラン

結果の予測

1.

対処

2.

対処

3.

対処

結　果

新たな認知の確信度　　　　　%

記入例は P107 参照

ワーク 11

不安階層表

不安の克服に役立ちそうな行動を 10 個あげて、不安度の強い順に並べる。
いちばん下の行動から順に挑戦し、不安な気持ちを克服していこう。

強

不安の強さ

点

点

点

点

点

点

点

点

点

点

弱

記入例は P111 参照

ワーク12 気分と活動のモニタリングシート

この 1 週間、またはこれからの 1 週間の活動を記録。 行動内容をまず書いて、その右側に、気分の強さを数値で記入する。

時間	月　日(　)	月　日(　)	月　日(　)
5:00			
6:00			
7:00			
8:00			
9:00			
10:00			
11:00			
12:00			
13:00			
14:00			
15:00			
16:00			
17:00			
18:00			
19:00			
20:00			
21:00			
22:00			
23:00			
24:00			
25:00			
26:00			
27:00			

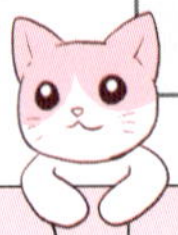

問題となる気分：

月　日(　)	月　日(　)	月　日(　)	月　日(　)

記入例はP114参照

ワーク 13

気分を変える活動シート

P12 のモニタリングシートで、つらい気分がとくに強かった時間帯に注目。どんな行動に変えるとよいかを考えて、記入しよう。

平日編

時間帯

いつもの行動

新たな行動

休日編

時間帯

いつもの行動

新たな行動

記入例は P117 参照

ワーク14

気分の変化チェックシート

P14 の行動を試したときに、気分がどう変化したかを採点して書き込む。
行動してみて気づいたことも、メモ欄に書こう。

平日編

行動

❶ 日時： 月 日（ ） ： 〜 ：

気分とその数値：[ ] 点

❷ 日時： 月 日（ ） ： 〜 ：

気分とその数値：[ ] 点

memo：

休日編

行動

❶ 日時： 月 日（ ） ： 〜 ：

気分とその数値：[ ] 点

❷ 日時： 月 日（ ） ： 〜 ：

気分とその数値：[ ] 点

memo：

記入例は P119 参照

ワーク 15

先延ばしのメリット&デメリット比較表

先延ばししている行動を、まず上の欄に書く。次に、先延ばしを続けることのメリット、デメリットを考えて記入する。

先延ばし行動

メリット	デメリット

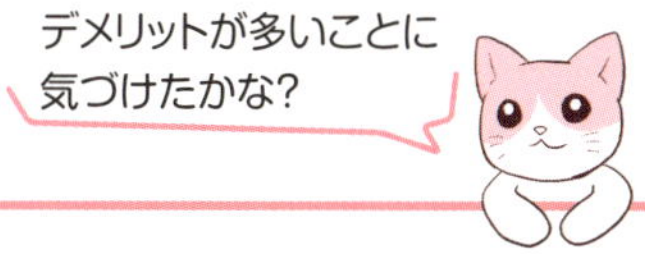

記入例は P121 参照

ワーク16 難易度&満足度シート

先延ばし行動を実行に移す日付と、その内容を記入。予想される難易度と満足度もパーセンテージで書いておく。行動後は、いまの難易度と満足度も記入。

日付	活動内容	難易度		満足度	
		〈予想〉	〈結果〉	〈予想〉	〈結果〉
／					
／					
／					
／					
／					
／					

記入例は P123 参照

ワーク 17

下向き矢印シート

よく浮かぶ自動思考を上の欄に書く。「その考えが正しいとして、それは何を意味しているか?」と問い、自動思考の奥にあるスキーマを見つける。

自動思考

それは何を意味しているか?

それは何を意味しているか?

それは何を意味しているか?

それは何を意味しているか?

それは何を意味しているか?

スキーマ

記入例はP137参照

ワーク 18

JIBT-R 質問紙

以下の質問について、「1. 全くそう思っていなかった」から「5. 非常にそう思っていた」までのうち、当てはまるものに丸をつける。

		全くそう思っていなかった	あまりそう思っていなかった	どちらともいえない	かなりそう思っていた	非常にそう思っていた
1	いつもめざましいおこないをしなくてはならない。	1	2	3	4	5
2	私はすべての点で有能でなければならない。	1	2	3	4	5
3	私はつねに業績を上げなければならない。	1	2	3	4	5
4	いつも申し分ない行為をしなくてはならない。	1	2	3	4	5
5	私はいつも頭がよく働かなければならない。	1	2	3	4	5
6	ものごとは完全無欠に成し遂げねばならない。	1	2	3	4	5
7	私は欠点のない人間でなければならない。	1	2	3	4	5
8	自分の評判が落ちることなどあってはならない。	1	2	3	4	5
9	知らないことがあるなんてがまんできない。	1	2	3	4	5
10	たくさんの仕事を引き受けても立派にこなさなければならない。	1	2	3	4	5
11	いつも自分を引っぱっていってくれる人が必要だ。	1	2	3	4	5
12	相談できる人がつねにいないと困る。	1	2	3	4	5
13	頼れる友人がいなければやっていけない。	1	2	3	4	5
14	自分より有能な人に頼らなければうまくいかない。	1	2	3	4	5
15	つねに指示してくれる人がいなければならない。	1	2	3	4	5
16	大きな組織のなかにいると安心していられる。	1	2	3	4	5
17	偉大な人に頼ってその恩恵をこうむらなければ損だ。	1	2	3	4	5
18	自分で考えるよりまず人に相談するべきだ。	1	2	3	4	5
19	戦争が起こったら私の人生はおしまいだ。	1	2	3	4	5

活用法は P138 参照

➡ P20 へ続く

	全くそう思っていなかった	あまりそう思っていなかった	どちらともいえない	かなりそう思っていた	非常にそう思っていた
20 危険や困難なことには近づかないことだ。	1	2	3	4	5
21 面倒がふりかからぬよう目立たないでいるほうがいい。	1	2	3	4	5
22 リーダーなどを引き受けるとろくなことはない。	1	2	3	4	5
23 いざこざが起こったときには知らん顔をしているのにこしたことはない。	1	2	3	4	5
24 何もしなくてもよい状態が最上の幸福だ。	1	2	3	4	5
25 自分でやるより人にやってもらうほうが楽だ。	1	2	3	4	5
26 人と話をするときは差し障りのないことだけを話したほうがいい。	1	2	3	4	5
27 子どもの頃の不幸せなできごとがいまも尾を引いている。	1	2	3	4	5
28 一度の誤りが破局につながる。	1	2	3	4	5
29 自動車事故に遭って死ぬのではないかと恐ろしい。	1	2	3	4	5
30 飛行機は墜落の危険があるから乗らない。	1	2	3	4	5
31 かつてあったことが自分の人生に大きな影響を与えた。	1	2	3	4	5
32 私の悩みの原因は社会的習慣の圧力のためだ。	1	2	3	4	5
33 いつも人が私を悩ませる。	1	2	3	4	5
34 ゆううつな気分は無意識に生じるものだからどうすることもできない。	1	2	3	4	5
35 怒りや絶望の感情はコントロール不可能だ。	1	2	3	4	5
36 ゆううつや悲しみの感情はコントロール不可能だ。	1	2	3	4	5
37 批判されたり文句を言われたりすると腹が立つのは当たり前だ。	1	2	3	4	5
38 大きな災難に出遭ったら精神的に混乱するのが当たり前だ。	1	2	3	4	5

「4」「5」に丸がついた項目が、あなたの非適応的スキーマです

ワーク 19 スキーマのメリット&デメリット比較表

ワーク 17、18 で見つけたスキーマについて、その考えのメリット、デメリットを書く。 両者を比較し、役に立つ考えかを検証。

スキーマ

メリット	デメリット

結　論

記入例は P141 参照

ワーク
20

スキーマの書き換えシート

古いスキーマのあとに、より柔軟な、新たなスキーマを書き入れる。
問題となるスキーマがいくつもある場合は、下の欄も活用して。

古いスキーマ

新たなスキーマ

問題となるスキーマが
ほかにもあれば、ここに書こう

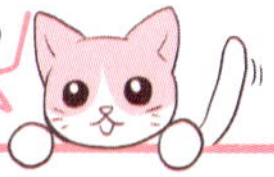

古いスキーマ

新たなスキーマ

古いスキーマ

新たなスキーマ

記入例は P143 参照

ワーク21 ポジティブ・データ・ログ（PDL）

新たなスキーマの裏づけとなるできごとを、1日1個ずつ記入していこう。
1行目には事実を、2行目には、そこで得られた気づきを書く。

／　（　　）

➡

／　（　　）

➡

／　（　　）

➡

／　（　　）

➡

／　（　　）

➡

／　（　　）

➡

／　（　　）

➡

記入例はP147参照

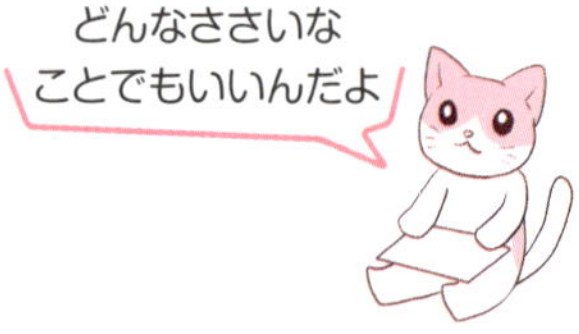

ワーク22 スキーマモード質問紙（SMI）

計 124 の質問項目について、1 ～ 6 のうちで、当てはまるものを選ぶ。数値の右側にある、スキーマモードの記号をもとに採点する（→ P29）。

		全く、またはほとんどない	まれにあった	ときどきあった	よくあった	頻繁にあった	ほとんどいつもあった	
1	私は周囲に自分を尊敬させるために、他人が私をこき使うことを許さない。	1	2	3	4	5	6	BA
2	私は愛され、周囲から受け入れられている。	1	2	3	4	5	6	HC
3	私は楽しいことをするに値しない人間なので、楽しまないようにしている。	1	2	3	4	5	6	PP
4	私は根本的に欠点や欠陥があるような気がする。	1	2	3	4	5	6	VC
5	私は自分に罰を与えるために、自分を衝動的に傷つける（例：体を傷つける）。	1	2	3	4	5	6	PP
6	私はどうしたらよいのかわからない。	1	2	3	4	5	6	VC
7	私は自分にきびしい。	1	2	3	4	5	6	DP
8	私は他人との衝突、対立、または他人から拒絶されることを避けるために、一生懸命他人に尽くす。	1	2	3	4	5	6	CS
9	私は自分自身が許せない。	1	2	3	4	5	6	PP
10	私は注目の的になるように行動する。	1	2	3	4	5	6	SA
11	私は人に頼んだことをやってもらえないと、イライラする。	1	2	3	4	5	6	SA
12	私は自分の衝動を抑えることがむずかしい。	1	2	3	4	5	6	IC
13	私は目標達成ができないと、簡単にくじけてあきらめる。	1	2	3	4	5	6	UC
14	私は怒りを爆発させることがある。	1	2	3	4	5	6	EC
15	私は衝動的または感情的に行動するので、問題を起こしたり、人を傷つけたりする。	1	2	3	4	5	6	IC
16	何か悪いことが起きたら、それは私の責任である。	1	2	3	4	5	6	PP
17	私は満足でき、安心していられる。	1	2	3	4	5	6	HC
18	私は一緒にいる人に合わせるようにしているので、好かれて認められているのだと思う。	1	2	3	4	5	6	CS
19	私はほかの人と心が通っていると思う。	1	2	3	4	5	6	HC
20	問題があるときは、自分で解決するよう一生懸命努力する。	1	2	3	4	5	6	HA
21	私は雑用やいやな仕事をするように、自分を律することができない。	1	2	3	4	5	6	UC
22	もし戦わないと、私は無視されたり、ひどい目にあわされたりするだろう。	1	2	3	4	5	6	AC

各モードの理解と対処は P154 参照

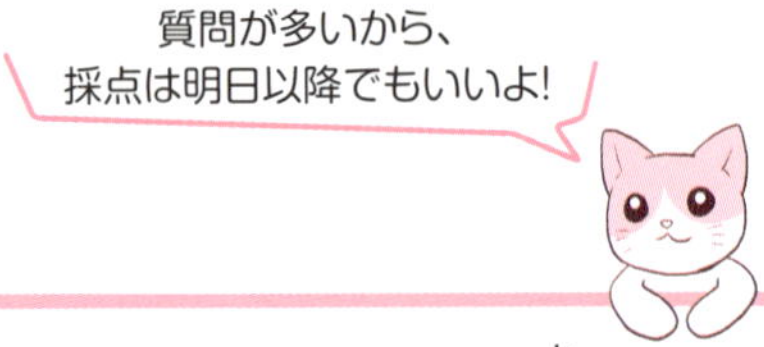

		全く、またはほとんどない	まれにあった	ときどきあった	よくあった	頻繁にあった	ほとんどいつもあった	
23	私はまわりの人たちの面倒を見なければならない。	1	2	3	4	5	6	DP
24	ばかにされたり、いじめられたりする人は負け犬だと思う。	1	2	3	4	5	6	BA
25	人に腹が立ったとき、私は暴力をふるうことがある。	1	2	3	4	5	6	EC
26	いったん怒り出すと、コントロールせずに怒りをぶつける。	1	2	3	4	5	6	EC
27	私にとっていちばんになることが大切である（例：いちばん人気がある、いちばん成功する、いちばん金持ちになる、いちばん権力をもつ）。	1	2	3	4	5	6	SA
28	私はほとんどのことに無関心である。	1	2	3	4	5	6	DPr
29	私は感情に振り回されずに、ものごとを合理的に解決することができる。	1	2	3	4	5	6	HA
30	どう対処するか考えるなんてばかげていると思う。	1	2	3	4	5	6	UC
31	私は二番目では納得できない。	1	2	3	4	5	6	SA
32	攻撃は最大の防御である。	1	2	3	4	5	6	BA
33	私は他人に対して冷たく、思いやりがないと思う。	1	2	3	4	5	6	DPr
34	私はいろいろなものから引き離されているように感じる（自分自身や感情、また他人とのつながりがない）。	1	2	3	4	5	6	DPr
35	私は目先を考えず、感情のおもむくまま行動する。	1	2	3	4	5	6	IC
36	私はやけになっていると思う。	1	2	3	4	5	6	VC
37	他人が私を非難したり、悪口を言ったりしても放っておく。	1	2	3	4	5	6	CS
38	人間関係で、私は相手を優位に立たせる。	1	2	3	4	5	6	CS
39	私は他人とのあいだに距離があるように感じる。	1	2	3	4	5	6	DPr
40	私はよく考えずに話すので、トラブルに巻き込まれたり、他人を傷つけたりする。	1	2	3	4	5	6	IC
41	私は動揺するようなことを考えないよう、仕事やスポーツをしすぎる。	1	2	3	4	5	6	DS
42	私の自由や自主性を奪おうとする人に対して、私は怒りを感じる。	1	2	3	4	5	6	AC
43	私は何も感じない。	1	2	3	4	5	6	DPr
44	他人の気持ちや望みにかかわらず、私は自分のしたいことをする。	1	2	3	4	5	6	SA

➡P26へ続く

		全く、またはほとんどない	まれにあった	ときどきあった	よくあった	頻繁にあった	ほとんどいつもあった	
45	私は期待されていることをやり終えるまでは、リラックスしたり楽しんだりはしない。	1	2	3	4	5	6	DP
46	私は怒ると物を投げる。	1	2	3	4	5	6	EC
47	私はほかの人に対して激しい怒りを感じる。	1	2	3	4	5	6	AC
48	私は周囲の人たちになじめていると思う。	1	2	3	4	5	6	HC
49	私の心は、発散する必要のある怒りでいっぱいである。	1	2	3	4	5	6	AC
50	私は孤独を感じる。	1	2	3	4	5	6	VC
51	私は全てのことに対して、ベストを尽くそうとしている。	1	2	3	4	5	6	DP
52	いやな感情を避けるため、興奮するようなことや気持ちを落ち着かせるようなことを好んでする（例:仕事、ギャンブル、食べること、買い物、性行動、テレビ鑑賞）。	1	2	3	4	5	6	DS
53	世界は平等ではないので、他人よりすぐれているほうがよい。	1	2	3	4	5	6	BA
54	私は怒ると怒りを抑えきれなくなり、人を脅すことがある。	1	2	3	4	5	6	EC
55	私は自分のしたいことは言わず、人がしたいようにさせている。	1	2	3	4	5	6	CS
56	私の味方でない人は、私の敵である。	1	2	3	4	5	6	AC
57	いやな考えや感情に悩まないために、私はいつも忙しくしている。	1	2	3	4	5	6	DS
58	他人に対して怒ってしまったら、私は悪い人間だと思う。	1	2	3	4	5	6	PP
59	私は人と関わりたくない。	1	2	3	4	5	6	DPr
60	私は非常に怒って、人を傷つけたことや殺したことがある。	1	2	3	4	5	6	EC
61	私の人生は、安全で安定していると思う。	1	2	3	4	5	6	HC
62	私は、感情を出していいときといけないときを心得ている。	1	2	3	4	5	6	HA
63	私は置き去りにされたり、見捨てられたので、ある人に怒りを感じている。	1	2	3	4	5	6	AC
64	私は人との絆が感じられない。	1	2	3	4	5	6	DPr
65	自分のためになるとしても、いやなことはどうしてもやる気になれない。	1	2	3	4	5	6	UC
66	私は規則を破り、あとで後悔する。	1	2	3	4	5	6	IC
67	私は自分がはずかしい。	1	2	3	4	5	6	VC
68	私はたいていの人を信頼している。	1	2	3	4	5	6	HC
69	私は考える前に行動する。	1	2	3	4	5	6	IC
70	私はすぐにものごとに飽きて興味を失う。	1	2	3	4	5	6	UC

		全く、またはほとんどない	まれにあった	ときどきあった	よくあった	頻繁にあった	ほとんどいつもあった	
71	自分のまわりに人がいたとしても、私は孤独を感じる。	1	2	3	4	5	6	VC
72	私は悪い人間なので、楽しまないようにしている。	1	2	3	4	5	6	PP
73	私は、適切に自分の要求を主張できる。	1	2	3	4	5	6	HA
74	私は特別な人間で、大半の人よりすぐれていると思う。	1	2	3	4	5	6	SA
75	私にとってはすべてがどうでもよいことである。	1	2	3	4	5	6	DPr
76	誰かにどう考えるべきか、またどう行動すべきかを指図されると、私は怒りを感じる。	1	2	3	4	5	6	AC
77	他人を服従させないと、他人に服従させられることになると思う。	1	2	3	4	5	6	BA
78	私は結果を考えずに思ったことを言ったり、衝動的に行動したりする。	1	2	3	4	5	6	IC
79	私は、人々の私に対する扱いに文句を言いたい。	1	2	3	4	5	6	AC
80	自分のことは自分でできる。	1	2	3	4	5	6	HA
81	私は他人に対してとても批判的だ。	1	2	3	4	5	6	SA
82	私には、ものごとを成し遂げなければならないというプレッシャーがつねにある。	1	2	3	4	5	6	DP
83	私はつねにミスをしないように気をつけているが、もしそうしなければ自分を責めるだろう。	1	2	3	4	5	6	DP
84	私は罰せられても仕方がない人間である。	1	2	3	4	5	6	PP
85	私は学べ、成長でき、変化していける。	1	2	3	4	5	6	HA
86	動揺するような考えや気持ちから、意識をそらしたい。	1	2	3	4	5	6	DS
87	私は、自分自身に腹が立っている。	1	2	3	4	5	6	PP
88	私には感情があまりないように感じる。	1	2	3	4	5	6	DPr
89	私はどんなことでも一番でなければならない。	1	2	3	4	5	6	SA
90	私は自分の基準を満たすために、健康や喜び、または楽しみを犠牲にしている。	1	2	3	4	5	6	DP
91	私は人への要求が多い。	1	2	3	4	5	6	SA
92	私は怒ったら全く自制ができないので、他人を傷つけかねない。	1	2	3	4	5	6	EC
93	私は傷つかない。	1	2	3	4	5	6	BA
94	私は悪い人間である。	1	2	3	4	5	6	PP
95	私は安心していられる。	1	2	3	4	5	6	HC
96	ほかの人は私の話をわかってくれ、認めてくれると思う。	1	2	3	4	5	6	HC
97	私は、自分の衝動を抑えるのがむずかしい。	1	2	3	4	5	6	IC
98	怒っているときに、私は物を壊す。	1	2	3	4	5	6	EC
99	他人を服従させれば、何も悪いことは起こらないと思う。	1	2	3	4	5	6	BA
100	自分が気に入らないことでも、私は言いなりになる。	1	2	3	4	5	6	CS

➡ P28へ続く

		全く、またはほとんどない	まれにあった	ときどきあった	よくあった	頻繁にあった	ほとんどいつもあった	
101	私の怒りは、自分ではどうしようもない。	1	2	3	4	5	6	EC
102	私は他人をばかにしたり、いじめたりする。	1	2	3	4	5	6	BA
103	私にひどいことをした人に対して、どなりつけたり傷つけてやりたい。	1	2	3	4	5	6	AC
104	私は正しいやりかたと間違ったやりかたがあるのを知っているので、正しいやりかたをしようと努めているが、そうしないと自分を責めることになる。	1	2	3	4	5	6	DP
105	私はこの世界で独りぼっちな感じがする。	1	2	3	4	5	6	VC
106	自分は弱くて無力な感じがする。	1	2	3	4	5	6	VC
107	私は怠け者である。	1	2	3	4	5	6	UC
108	私は自分の大切な人たちからされることなら、どんなことでもがまんできる。	1	2	3	4	5	6	CS
109	私はだまされたり、不当に扱われてきた。	1	2	3	4	5	6	AC
110	私は何かしたくなったら、衝動的にそれをする。	1	2	3	4	5	6	IC
111	私はほっとかれたり、仲間はずれにされているような感じがする。	1	2	3	4	5	6	VC
112	私は他人をけなす。	1	2	3	4	5	6	BA
113	私は楽観的である。	1	2	3	4	5	6	HC
114	私は、他人が従っているルールに従わなくてもいいはずだと思う。	1	2	3	4	5	6	SA
115	現在、私の人生でもっとも大切なことは、もろもろ正しく成し遂げることである。	1	2	3	4	5	6	DP
116	私は、ほかの人たちより信頼されるよう努めている。	1	2	3	4	5	6	DP
117	不当に非難されたり、ひどく扱われたり、また都合のいいように利用されたと感じるときは、私はそうされないように立ち向かうことができる。	1	2	3	4	5	6	HA
118	私は自分に何か悪いことが起きても、同情されるに値しない人間だと思う。	1	2	3	4	5	6	PP
119	私は誰にも愛されないような気がする。	1	2	3	4	5	6	VC
120	私は基本的にいい人間であると思う。	1	2	3	4	5	6	HA
121	価値があると思うことを成し遂げるために、必要であれば決まりきった退屈なことも、がまんして仕上げることができる。	1	2	3	4	5	6	HA
122	私はのびのびとでき、また遊び心もあると思う。	1	2	3	4	5	6	HC
123	私は誰かを殺せるように感じるほど、怒る可能性がある。	1	2	3	4	5	6	EC
124	私は、自分がどんな人間で、どうすれば幸せになれるかわかっている。	1	2	3	4	5	6	HA

スキーマモード質問紙の採点法

数値の右側にあった記号を見て、記号別に点数を計算。平均値を求めて下の表に書き入れ、チェックマークをつける。「重要」に近い項目は、とくに対策が必要なスキーマモード。

	VC	AC	EC	IC	UC	HC	CS	DPr	DS	SA	BA	PP	DP	HA
P24～25														
P26～27														
P28														
合計														
÷	10	10	10	9	6	10	7	9	4	10	9	10	10	10
平均値														

平均値を記入して、下の点数欄にチェックをつけよう

モード名		平均値	とても低い	平均	中程度	高い	とても高い	重要
例		3.69	1	2.20	2.80	3.10	✓ 4.60	6
チャイルドモード	VC 脆弱《ぜいじゃく》なチャイルド		1	1.47	1.98	3.36	4.47	6
	AC 怒れるチャイルド		1	1.18	2.29	3.09	4.03	6
	EC 激怒するチャイルド		1	1.20	1.49	2.05	2.97	6
	IC 衝動的チャイルド		1	2.15	2.68	3.05	4.12	6
	UC 非自律的チャイルド		1	2.27	2.87	3.47	3.89	6
	HC 幸せなチャイルド		6	5.06	4.52	2.88	2.11	1
回避モード	CS 従順・服従		1	2.51	3.07	3.63	4.27	6
	DPr 遮断・防衛		1	1.59	2.11	2.95	3.89	6
	DS 遮断・自己鎮静		1	1.93	2.58	3.32	4.30	6
過剰補償モード	SA 自尊自大		1	2.31	2.90	3.49	4.08	6
	BA いじめと攻撃		1	1.72	2.23	2.74	3.25	6
ペアレントモード	PP 懲罰的ペアレント		1	1.47	1.86	2.75	3.72	6
	DP 要求的ペアレント		1	3.06	3.66	4.26	4.86	6
ヘルシー・アダルトモード	HA ヘルシーアダルト		6	5.16	4.60	3.60	2.77	1

ワーク23 ・アサーション度チェックリスト・

計20の質問に、「はい」「いいえ」で回答を。質問1～10では「自分から人に働きかける力」、11～20では「人にうまく対応する力」がわかる。

1	あなたは、誰かにいい感じをもったとき、その気持ちを表現できますか。	はい	いいえ
2	あなたは、自分の長所や、なしとげたことを人に言うことができますか。	はい	いいえ
3	あなたは、自分が神経質になっていたり、緊張しているとき、それを受け入れることができますか。	はい	いいえ
4	あなたは、見知らぬ人たちの会話のなかに、気楽に入っていくことができますか。	はい	いいえ
5	あなたは、会話の場から立ち去ったり、別れを言ったりすることができますか。	はい	いいえ
6	あなたは、自分が知らないことやわからないことがあったとき、そのことについて説明を求めることができますか。	はい	いいえ
7	あなたは、人に援助を求めることができますか。	はい	いいえ
8	あなたが人と異なった意見や感じをもっているとき、それを表現することができますか。	はい	いいえ
9	あなたは、自分が間違っているとき、それを認めることができますか。	はい	いいえ
10	あなたは、適切な批判を述べることができますか。	はい	いいえ
11	人からほめられたとき、素直に対応できますか。	はい	いいえ
12	あなたの行為を批判されたとき、受け応えができますか。	はい	いいえ
13	あなたに対する不当な要求を拒むことができますか。	はい	いいえ
14	長電話や長話のとき、あなたは自分から切る提案をすることができますか。	はい	いいえ
15	あなたの話を中断して話し出した人に、そのことを言えますか。	はい	いいえ
16	あなたはパーティーや催しものへの招待を、受けたり、断ったりできますか。	はい	いいえ
17	押し売りを断れますか。	はい	いいえ
18	あなたが注文したとおりのもの（料理とか洋服など）が来なかったとき、そのことを言って交渉できますか。	はい	いいえ
19	あなたに対する人の行為がわずらわしいとき、断ることができますか。	はい	いいえ
20	あなたが援助や助言を求められたとき、必要であれば断ることができますか。	はい	いいえ

（『改訂版　アサーション・トレーニング　―さわやかな〈自己表現〉のために―』平木典子著、2009、日本・精神技術研究所より、許可を得て転載）

「はい」が10個以上なら、一般的なアサーション度。10個未満の人は、人間関係で悩まされることが多い

活用法はP170参照

ワーク24 スキーマ・フラッシュカード

何らかのできごとでつらくなったとき、感情とスキーマモード、認知、行動の４つを検証。より適応的な認知とともに、新たな対処行動を見つける。

感情

いまの感情は？ [ ] 点

きっかけとなったできごとは？

モード

どのモードが原因？

➡P149

モードのもとになった体験は？

いつものコーピング反応は？

認知

できごとをどう理解した？ 〈否定的認知〉

ほかの捉えかたはない？ 〈適応的認知〉

行動

いつもならどう行動する？ 〈非機能的行動〉

別の対処行動はない？ 〈機能的行動〉

記入例は P179、189 参照

ワーク 25　STAXI日本語版

計44の質問について、「1. 全く当てはまらない」から「4. とてもよく当てはまる」のうち、該当するものを選ぶ。A～Eの各項目について合計点を算出。得点が高いほど、怒りの問題を抱えている。怒りの強さだけでなく、怒りを表出しやすいのか、内にためやすいかなどの傾向を見ておこう。

あなたが、いま感じていることを答えてください。あまり時間をかけずにすばやく答えてください。

	全く当てはまらない	あまり当てはまらない	当てはまる	とてもよく当てはまる
1 怒り狂っている	1	2	3	4
2 イライラしている	1	2	3	4
3 怒りを感じている	1	2	3	4
4 誰かをどなりつけたい	1	2	3	4
5 何かを壊してしまいたい	1	2	3	4
6 逆上している	1	2	3	4
7 机をバンバンたたきたい	1	2	3	4
8 誰かを殴りたい	1	2	3	4
9 精根つきてしまった	1	2	3	4
10 口汚くののしりたい	1	2	3	4

A 合計　　　　点

あなたが自分自身についていつも感じていることについて答えてください。

	全く当てはまらない	あまり当てはまらない	当てはまる	とてもよく当てはまる
11 気が短い	1	2	3	4
12 怒りっぽい	1	2	3	4
13 せっかちである	1	2	3	4
14 他人のまちがいで自分が遅れたりすると腹を立てる	1	2	3	4
15 よいことをしたのに認められないとイライラする	1	2	3	4
16 すぐカッとなる	1	2	3	4
17 怒ると意地悪なことを言う	1	2	3	4
18 人の前で非難されたりすると怒りを感じる	1	2	3	4
19 自分のしたいことができないと誰かをたたきたくなる	1	2	3	4
20 よいことをしてもほめられないと腹が立つ	1	2	3	4

B 合計　　　　点

活用法はP180参照

（STAXI日本語版〈重久 剛訳〉を、鈴木・春木〈1994〉より許可を得て転載）

あなたが普通怒ったり腹を立てたりするときのようすについて答えてください。

		全く当てはまらない	あまり当てはまらない	当てはまる	とてもよく当てはまる
21	怒りを抑える	1	2	3	4
22	腹を立てたりしないでがまんする	1	2	3	4
23	冷静さを保つ	1	2	3	4
24	自分の行動を抑制する	1	2	3	4
25	気を静めてかんしゃくを起こしたりしないようにする	1	2	3	4
26	大部分の人たちと比べると、より早く冷静になる	1	2	3	4
27	気を静めて相手を理解しようとする	1	2	3	4
28	自分で腹立たしい気持ちを静める	1	2	3	4

C 合計　　点

29	怒っていても外にあらわさない	1	2	3	4
30	すねたり、ふくれたりする	1	2	3	4
31	人から離れてひとりだけになる	1	2	3	4
32	心のなかでは煮えくり返っていても、それを外にはあらわさない	1	2	3	4
33	誰にも言えないような恨みをいだくようになる	1	2	3	4
34	誰にも知られないように、自分の胸のなかだけで他人を非難する	1	2	3	4
35	外から見るよりも、じつは自分はもっと怒っている	1	2	3	4
36	はたの人が思うよりも、はるかに苛立っている	1	2	3	4

D 合計　　点

37	怒りをあらわす	1	2	3	4
38	人に皮肉なことを言う	1	2	3	4
39	ドアをバタンと閉めるような、荒々しいことをする	1	2	3	4
40	人と言い合ったりする	1	2	3	4
41	自分を怒らせるものは何でもやっつけようとする	1	2	3	4
42	口汚いことを言う	1	2	3	4
43	落ち着きを失って不機嫌になる	1	2	3	4
44	誰かにイライラさせられると、その人に自分の気持ちを伝える	1	2	3	4

E 合計　　点

STAXI 日本語版の採点法

A. 状態怒り（計10問）
いま現在の怒りの強さ
26点以上…非常に強い
21～25点…強い
合計　　点

B. 特性怒り（計10問）
あなたの怒りやすさの指数
36点以上…非常に強い
30～35点…強い
合計　　点

C. 怒りの抑制（計8問）
怒りを抑えることができるかどうか
27点以上…非常に強い　23～26点…強い
合計　　点

D. 怒りの制御（計8問）
怒りを心にため込みやすいか
32点以上…強い　（平均は26点）
合計　　点

E. 怒りの表出（計8問）
怒りを表に出し、外にぶつける傾向
26点以上…非常に強い　22～25点…強い
合計　　点

ワーク26 怒りのメリット&デメリット比較表

怒りによって得るもの、失うものを考えて、できるだけ多く書き出し、両者を比較。あなたの利益になっているかどうかを検証しよう。

メリット	デメリット

結論

記入例は P183 参照

ワーク 27

・怒りのコミュニケーションシート・

この 1 週間で怒りを強く感じた場面を振り返って、あなたの言動が結果にどう影響したかを検証してみよう。次回からのよりよい対応も考える。

状況

相手のセリフ 「

」

私のセリフ 「

」

結果

よりよい対応 使用する技法：[ ]

「

」

記入例は P185 参照

ワーク28 マインドフルネス日記

1日1回、マインドフルな時間を設け、記録していこう。少しずつでもとり入れて、毎日の習慣にすると、思考や感情にとらわれにくくなる。

／（　）

／（　）

／（　）

／（　）

／（　）

／（　）

／（　）

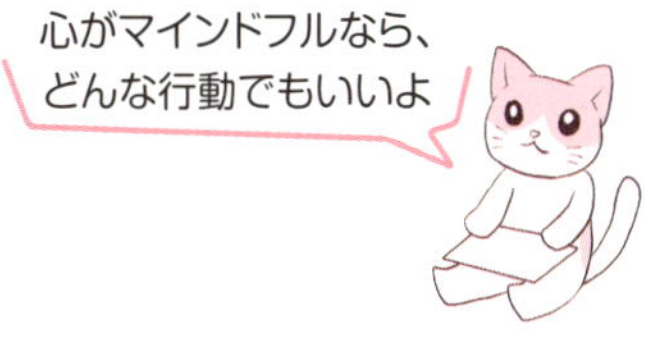
心がマインドフルなら、
どんな行動でもいいよ

記入例は P209 参照

ワーク
29

上向き矢印シート

いちばん下の欄に、現状での肯定的な変化を記入。「それは何を意味するか?(それによる望ましい結果は何か?)」をくり返し自分に問い、あなたにとっての望ましい結果に気づく。

最高の結果

それは何を意味しているか?

それは何を意味しているか?

それは何を意味しているか?

それは何を意味しているか?

それは何を意味しているか?

いまの変化

記入例はP211参照

ワーク30　ストレングスな行動分析

ここ最近でうまくいったこと、肯定的な感情が得られた場面を振り返ろう。
そのときの思考や行動に着目し、これからのよりよい行動につなげる。

できごと

ストレングス行動　[　　　　　　　　　　　　　　　　]

よりよい変化

気分　[　　　　　　　　]　　　　点

次にできそうなことは？

記入例は P215 参照

ワーク31

・人生の「7つの価値」シート・

7つの領域について、あなたにとっての価値を考えてみよう。実現度、重要度とともに、両者の差を「ギャップ」として点数で記入する。

パートナーシップ（夫婦、恋人）

実現度 □ 点　重要度 □ 点　➡　ギャップ □ 点

家族関係

実現度 □ 点　重要度 □ 点　➡　ギャップ □ 点

友人関係

実現度 □ 点　重要度 □ 点　➡　ギャップ □ 点

記入例はP217～参照

仕　事

実現度 ☐ 点　重要度 ☐ 点 ➡ ギャップ ☐ 点

教養・成長

実現度 ☐ 点　重要度 ☐ 点 ➡ ギャップ ☐ 点

趣味・娯楽

実現度 ☐ 点　重要度 ☐ 点 ➡ ギャップ ☐ 点

健　康

実現度 ☐ 点　重要度 ☐ 点 ➡ ギャップ ☐ 点